Bewußt sein - Oder krank

oder

Über Krankheit und Heilung
Über Streß und Streßbewältigung

Erster Teil: Über Manipulation, Impfen, Silva Mind, NLP und anderes

Wollen wir Krankheit z.B. durch Impfen vermeiden, müssen wir uns folgendes vergegenwärtigen:
Krankheit entsteht infolge der Spannung aus dem Konflikt zwischen innerer und äußerer Wirklichkeit.
Auch die Angst, daß unsere Kinder erkranken und daraus Schaden nehmen könnten, stammt daher.

Ein Modell der Stellung des Menschen im Kosmos; Chancen und Gefahren.
Hinweise zu einzelnen Mechanismen der Krankheitsentstehung
und deren Vermeidung;
kurzer Leitfaden zur Wiedererlangung und zum Erhalt der Gesundheit.

Von Dr. W. Splittstoeßer

Die Deutsche Bibliothek – CIP-Einheitsaufnahme

Splittstoeßer, Wulf:
Bewußt sein – oder krank oder über Krankheit und Heilung, über
Streß und Streßbewältigung / von W. Splittstoeßer.
- Kelkheim : Splittstoeßer
Teil 1. Über Manipulation, Impfen, Silva mind, NLP und anderes.
– 2., überarb. Aufl. – 1999
    ISBN 3-934022-32-4

Impressum:
2. überarbeitete Auflage September 1999
Herstellung: Libri Books on Demand
© by Dr. med. Wulf Splittstoeßer

Gewidmet allen Kindern dieser Welt.

Alle in diesem Buch gemachten **Äußerungen sollen Anregung** sein, das Bekannte **zu hinterfragen und** Neues auf seine Bedeutung **zu prüfen.** Bevor Sie für sich selbst oder die Ihnen Anbefohlenen Entscheidungen treffen, deren Umsetzung für die Gesundheit bedeutsame Veränderungen nach sich ziehen kann, **beraten Sie sich** ggf. auch mit mehreren Ärzten Ihrer Wahl, prüfen Sie, und **behalten Sie nur das für sich als wesentlich, was sie bereit sind, selbst zu verantworten.** Nur so können Sie, der Tragweite Ihres Tuns bewußt, eigenverantwortlich handeln. Verantwortung können sie nicht abgeben. **Mit den Folgen ihrer Entscheidungen und Handlungen leben, müssen zunächst Sie ganz allein.**

In diesem Buch finden Sie viele Zitate von den Vordenkern, deren brillante Einsichten mich inspiriert haben. Möge die Folge der Gedanken, wie ich sie hier entwickle, auch für Sie eine „neue" Erkenntnis bewirken.

Die Hervorhebungen in den zitierten Textstellen sind vom Verfasser hinzugefügt.

Dieses Buch kann über den Buchhandel bestellt werden.

Direktbestellungen bitte unter:

Fax: 06123 - 99188

E-Mail: buch@telemail-gmbh.de

Telefonische Bestellung:

Service-Nummer. 0180 – 5 000 150

Vorwort

Als Kinder leben wir in einer Welt voller Geborgenheit – fraglos, ohne Fragen. Als Jugendliche erleben wir viele Beziehungen in der Welt teils chaotisch, katastrophal, wie ohne Zusammenhang, teils ermutigend.

Wie wir als Erwachsene im Leben stehen, hängt davon ab, wie bewußt wir unserer selbst sind. **Dieses Buch ist der erste Teil von zweien,** ursprünglich entstanden **als Antwort auf die Frage „wenn nicht impfen - was dann".** Die hier gegebene Antwort geht weit über das Thema hinaus. Sie will Mut machen. Sie will ermutigen zur Selbsterkenntnis, zur Erkenntnis unserer Herkunft und unseres Zieles.

Die Textstellen, die scheinbar nicht ihre gegenwärtige Frage betreffen, können Sie getrost übergehen. Das gleiche können Sie mit den Textstellen machen, die Ihnen zu theoretisch oder zu „religiös" erscheinen. Eventuell kehren sie dann später zu der Lektüre zurück.

Danksagung

An diese Stelle möchte ich meiner Frau und meinen Kindern, meinen Eltern, meiner Schwester und meinen Lehrern Dank sagen für Liebe, Wärme, Ermutigung und Anregung und für die Erziehung zu Klarheit und Disziplin.

Herzlichen Dank auch an Frau Linda Freytag, die mit unerschöpflicher Geduld bei Satz und bei Gestaltung dieses Buches wunderbares geleistet hat, ebenso wie Herrn Desler von der Georg Lingenbrink GmbH & CO, Frau Winter von der Xerox GmbH und Herrn Kipper von der IF Publication Service Inderfurth GmbH.

Besonders gilt mein Dank all den Müttern, die in ihrem unendlichen Bemühen um die Kinder und Familien die Hoffnung für diese Welt sind.

Über den Autor

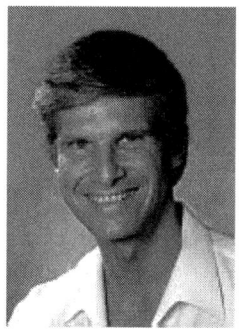 Dr. med. W. Splittstoeßer, Jahrgang 1960, ist seit 1990 in eigener Praxis, als Arzt für Allgemeinmedizin, Homöopathie, Naturheilverfahren, niedergelassen.

Fort- und Weiterbildungen im In- und Ausland, u.a. im Bereich des Neuroassoziativen Konditionierens (NAC) sowie als Lehrer des Kundalini Yoga nach und mit Yogi Bhajan.

Tätigkeitsfeld sind seelenheilkundliche Gespräche und Trancetherapien, Supervisionsarbeit und Coaching, ebenso wie die ganzheitlich-homöopathische Behandlung von Kindern unter Berücksichtigung des psychosomatisch-familiären Zusammenhanges.

Darüber hinaus ist er in der Familienbildung und im Rahmen studentischer Arbeitskreise engagiert.

Wesentliche Gedanken hat er in seinen Büchern, **"Goldrausch oder die Frage, sind Impfungen notwendig, geeignet und zumutbar"**, **"Bewußt sein – oder krank"** und **"Skizzen zur Homöopathie"**, formuliert.

Inhaltsverzeichnis

Bewußt sein - Oder krank	1
Danksagung	18
Über den Autor	22
Inhaltsverzeichnis	24
Träume und Entwicklungen – die Ernte	29
Die Rakete im Kochtopf	42
Den Scheiterhaufen für Andersdenkende? Ordnung und Chaos	49
Kopernikus und Kollegen	54
Kirchengeschichte, Philosophie oder über das Impfen	60
Ich denke, also bin ich	62
Krankheit und Heilung	77
Ein Kind an Diphtherie verstorben	47
Krieg gegen die Krankheit?	48
Industrienationen im Schulterschluß	51
Über Allergien	53
Ich weiß, was ich will – oder?	57
Miteinander verschmelzen	58
Innere und äußere Wirklichkeit	61
In Freud und Leid	68
Psychoneuroimmunologie	71
Gebrauchsanweisung für unseren Verstand Denken, Fühlen, Wollen, Handeln	74
Nicht ich handle - ich bin die Handlung	
Nicht die Erfahrung suchen - Erfahrung sein	78
Der Heiler in uns	80
Im ewigen Jetzt	85
Verführen wir uns selbst?	89
Täuschung und Enttäuschung	90
Du sollst sein wie dieser Baum	91
Major Thompson und Josè Silva	92
Wie funktioniert es?	95
Bloß Wasser?	98
Resonanz	100
Je reiner der Wunsch	101
Worauf es ankommt – Fake it than make it	105
Neun Schritte zum Erfolg	108
Kunst und Wissenschaft, Santa Cruz, Californien, 1972	108
Welt, Geist und NLP	109
Muster	112
Das Dominanz-Unterwerfungs-Modell	121
Gedanken sortieren – Verhalten formen, gesund bleiben, werden; heilen	126
Die Stadien des Lernens, Kommunikation und Gesundheit	131
Niemals wird dir ein Wunsch gegeben, ohne daß dir auch die Kraft verliehen wurde, ihn zu verwirklichen	135
Ich will, daß es Dir besser geht!	139
Die Begeisterung / Yü – 16	142
Gibt es Wahrheit? Über die Grenzen des intersubjektiven Austausches	144
Der Umgang mit dem Wahrgenommenen	147
Stoffwechsel und Brennpunkt Physiologie und Fokus	150
Bedürfnisse und Umsetzung	153

Ziele und wie wir sie erreichen   155
Strategie und Erfolg   164
Übergeordnete Regelsysteme Filter - Metaprogramme   166
Ich handle?   170
Sicherheit und Angst   173
Im Bewußtsein verankert   175
Sicherheit   177
Wenn ich nur die Visage sehe......   179
Mein Beileid   181
Vom Separator zum Erfolg   182
Plus und Minus heben sich auf – das Kollabieren von Ankern   183
Kleider machen Leute oder einen neuen Rahmen braucht das Bild   186
Schluß mit Angst, Übergewicht und Rauchen – Die Swish-Technik   187
Stärke ankern   192
Der Mensch lebt nicht vom Brot allein... (5. Mose 8,3)   193
Gesundheit und Heilsein – Erfolg Wenn es Dir nicht gefällt, ändere es!   197
Seines Glückes Schmied   198
Lernen Sie wieder zu träumen   201

Träume und Entwicklungen – die Ernte

Das Impfstoffgeschäft in der Bundesrepublik Deutschland war 1994 mit etwa 315 Mio. DM Umsatz etwa doppelt so hoch wie 1989. Allein 1996 wurde der Umsatz von nahezu 566 Mio. DM zu etwa 36 % (203,6 Mio. DM) durch das Geschäft mit dem Hepatitis B-Impfstoff erreicht. Die Verkäufe dieser Substanz bewegen also mehr Geld als vorher für alle Impfungen insgesamt aufgewendet wurde. So erscheint die Frage nicht nur berechtigt, sondern dringlich, ob durch diese Aufwendungen das Wohlbefinden des Einzelnen und der Gemeinschaft wirklich gebessert wurde.

Wirkt diese vermeintliche Prävention, die dort verkauft wird, wirklich dort, wo die Gemeinschaft krankt?

Wenn wir nun überlegen, daß nach den Angaben des Statistischen Bundesamtes in Wiesbaden in der Bundesrepublik Deutschland durch Haemophilus-Meningitis, Diphtherie, Polio, Keuchhusten, Tuberkulose, Hepatitis B, Masern und Tetanus bei ca. 81 Mio. Menschen im Kindesalter in den Jahren 1994 (1996) insgesamt 68 (58) Kinder verstorben sind, während z.B. 1994 47 Kinder sich bis zum 15. Lebensjahr das Leben genommen hatten, 412 durch Unfälle zu Tode kamen, und 15.096 Kinder in beinahe 40 % aller Fälle von Verwandten oder Bekannten sexuell mißbraucht wurden, denke ich, daß das eigentliche Problem unserer Gesellschaft weit weniger körperliche Erkrankungen sind, die wir durch Hygiene und Ernährung sowie durch ganzheitliche Behandlungsverfahren bis hin zur Gabe von Antibiotika und Kortikoiden in der weit überwiegenden Mehrzahl der Fälle heilen sehen. Das wirkliche **Problem liegt in den Familien** und in den Menschen, die in den Familien leben, sowie in den sozialen Beziehungen untereinander und miteinander.

Der Verlust der Mitte im Menschen und die zunehmende Orientierungslosigkeit sind es, die den Boden für körperliche Erkrankungen bereiten.

Das Modell, das ich beschreibe, soll nicht endgültig sein. Es erhebt nicht den Anspruch, eine allumfassende schlüssige Theorie von Krankheit und Heilung zu sein. Stattdessen will ich zu einer Diskussion anregen. Es soll eine förderliche Auseinandersetzung entstehen über das, was, wie es sich vielleicht schließlich herausstellt, fraglich fälschlich als Segen gepriesen und verkauft wird.

Sodann will ich eine „neue Sichtweise" darstellen, deren Wurzeln sich viele tausend Jahre in der Vergangenheit verfolgen lassen. Wieso eine neue Sicht so alte Wurzeln haben kann, findet seine Erklärung im ewigen Jetzt, in dem das Echo der Vergangenheit und die Vorahnung des Morgen stets gegenwärtig sind.

Es ist nur eine Frage des Fokus, eine Frage, wohin ich den Brennpunkt der Betrachtung richte, ob ich Probleme oder Lösungen sehe. Auf dieser, unserer Seinsebene, der Ebene des täglichen Lebens mit den Sorgen um Gesundheit, Familie und Geld, hat jedes Ding seine zwei Seiten. Es ist dies die berühmte Unterscheidung der Betrachtungsweise und all ihrer Folgen, ob das Glas halb voll sei oder halb leer. Die eine Betrachtungsweise sowie die andere werden mit dem gleichen Energieaufwand unterhalten.

Sie brauchen die gleiche Kraft, zu lieben oder zu hassen, für Zuversicht oder für Angst, zum Lachen oder zum Weinen.

Die eine Betrachtungsweise wie die andere sind beide frei wählbar. Wir alle entscheiden in jedem Augenblick, ob wir uns auf diese oder auf jene Seite stellen, ob wir diesen oder jenen Gesichtspunkt als Maßstab, als Orientierung wählen. Indem wir aber dieses oder jenes entscheiden, treffen wir auch die Wahl über unsere Möglichkeiten und Erfolge oder Niederlagen.

Es ist die Entscheidung zwischen Erfahrung oder Verletzung, Erkenntnis oder Niederlage, Lektion oder Mißerfolg. Aus halb leer, alles vorbei, alles geschehen, wird – die Chance im ewigen JETZT. Aus halb voll, Lektion, Erfahrung, Erkenntnis wird: **Sequenz hat Konsequenz, Ursache hat Wirkung.**

Was hat das alles mit Impfungen, Krankheit und Heilung, Heilen und Heilwerden, Streß und Gesundbleiben zu tun? Ich will mich bemühen dieses im Folgenden darzustellen. **Es handelt sich um einen Entwurf, frei von spezifischen religiösen Absichten.**

Es gilt zu **erkennen, wo ich bin,** zu **erfassen wer ich bin** und zu **entscheiden wohin ich will.** Die Verbindung dieser Punkte offenbart ganz zwanglos den Kurs, den Weg und damit auch die Notwendigkeiten, die damit verbunden sind.

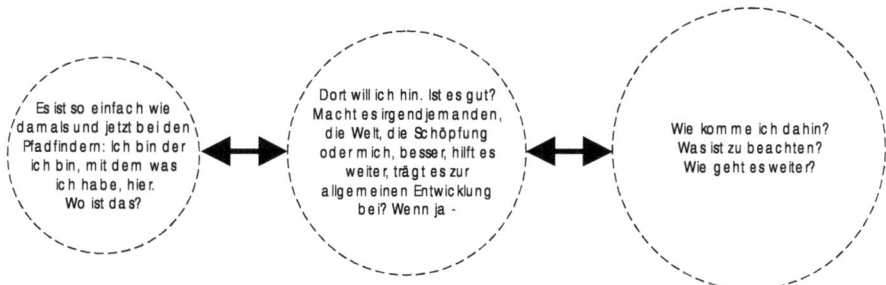

Es ist so einfach wie damals und jetzt bei den Pfadfindern: Ich bin der ich bin, mit dem was ich habe, hier. Wo ist das?

Dort will ich hin. Ist es gut? Macht es irgendjemanden, die Welt, die Schöpfung oder mich, besser, hilft es weiter, trägt es zur allgemeinen Entwicklung bei? Wenn ja -

Wie komme ich dahin? Was ist zu beachten? Wie geht es weiter?

Wenn im Folgenden, neben anderen, Texte aus der Bibel und Zitate aus dem Yoga-Schrifttum Verwendung finden, so dann deswegen, weil ich in der Bibel ein wunderbares Yoga-Lehrbuch erkenne und die Wurzeln des Yoga wenigstens 40 000 Jahre zurückreichen, so daß praktisch alle Fragen des Menschseins, alle Fragen von Krankheit, Heilung und Gesundbleiben, alle Fragen auf dem Weg zwischen Werden und Vergehen in irgendeiner Form kommentiert sind. Es sollen aber **alle hier gemachten Äußerungen**, auch die in den ersten Teilen dieses Buches, die **nur modellhaften Charakter** haben, gleichsam **Stein des Anstoßes zur eigenen Entwicklung, Anregung zum Nachforschen, zum Zusammen- und Auseinandersetzen im Austausch mit seinen Mitmenschen** über die gefundenen Ansichten und Fragen, zur Selbstfindung sein.

Die hier geschilderten Gedanken sind in dieser oder jener Form nachvollzogen, selbst erlebt oder empfunden und sind keineswegs nur theoretisch. Sie haben ihre Nützlichkeit, ihre praktische Anwendbarkeit, in meinem und meiner Familie Leben sowie für viele Patienten, die ich im Laufe der Jahre beraten habe, bewiesen. Sie befinden sich in stetem Wandel, Wachsen und Entwicklung und ich will mein Bestes geben, Ihnen ein Werkzeug zur Bewältigung der Fragen des täglichen Lebens vorzustellen. Ich werde mein Bestes geben, es so zu beschreiben, daß es nachvollziehbar ist, so daß Sie in die Lage versetzt sind, es sogleich auf seine Anwendbarkeit zu überprüfen. **Taugt es, so nutzen sie es getrost als das Ihre. Taugt es für Sie nicht, lassen Sie es getrost zurück.**

Inspiriert es Sie zu eigenen Entwicklungen, wird es meine größte Freude sein. Träume werden zu Entwicklungen und die Ernte wird wunderbar sein.

Sie alle, ich, wir, sind unserer Natur nach Substanz der Schöpfung, heilig. Seiend, sind wir mit allem und jedem verbunden und haben, je nach Entwicklungsgrad und innerer Bereitschaft, Zugang zu allen Qualitäten und Kräften des Seins.

Wer über Wahrheit, Weg und Leben, über Licht und Kraft, über Geist und Materie meditiert, das heißt, sich öffnet, den Bedeutungen nachspürt, wird immer mehr **seine urmenschlichen Potentiale erkennen, entfalten und anwenden** können.

All das, was als paranormal, PSI, übersinnlich gilt, all das und vieles darüber hinaus, sind ganz normale Fähigkeiten des Menschen, die wir bis dahin jedoch in den allermeisten Fällen zu entwickeln nicht erzogen wurden. **Der magische Begriff unserer Zeit heißt Ablenkung.** Aus dem Lot gekommen, **vom Licht abgewendet**, verdunkelt sich unsere Erkenntnis. Angst breitet sich aus und mit ihr das Verlangen nach Sicherheit. **Alle möglichen Angebote, diese Sicherheit im weitesten Sinne zu kaufen, lenken weiter ab von der Tatsache, daß die Sicherheit in uns selbst begründet ist.**

Die folgenden, aus der Bibel entnommenen Zitate, können Sie gelassen übergehen, wenn Sie diesbezüglich irgendwelche Widerstände in sich bemerken. Sie sollen nur als Hinweis auf eine der Wurzeln dienen, aus denen sich die folgenden Ansichten ableiten. Darüber hinaus können sie zum Ausgangspunkt eigener Nachforschungen und Meditationen werden.

> „Und das Volk saß um ihn. Und sie sprachen zu ihm: Siehe, Deine Mutter und Deine Brüder draußen fragen nach Dir.
> Und er antwortete ihnen und sprach: Wer ist meine Mutter und meine Brüder?
> Und er sah ringsum sich auf die, die um ihn im Kreise saßen und sprach: Siehe, das ist meine Mutter und meine Brüder!
> **Denn wer Gottes Willen tut, der ist mein Bruder und meine Schwester und meine Mutter.**"
> (Markus 3; 32-35)

„Alles was Ihr bittet in Eurem Gebet, glaubet nur, daß Ihr es empfangen werdet, so wird's Euch werden.
Und wenn Ihr stehet und betet, so vergebet, wo Ihr etwas wieder jemand habt, auf daß auch Euer Vater im Himmel Euch vergebe Eure Fehler.

Wenn Ihr aber nicht vergeben werdet, so wird Euch Euer Vater, der im Himmel ist, Eure Fehler nicht vergeben."

(Markus 11; 24-26)

> **„Gehe hin; Dein Glaube hat Dir geholfen."**
>
> (Markus 10; 52)

„Was Ihr getan habt einem unter diesen meinen geringsten Brüdern, das habt Ihr mir getan. Was Ihr nicht getan habt einem unter diesen geringsten, das habt Ihr auch mir nicht getan."

(Matthäus 25; 40,45)

> „Ein Beispiel habe ich Euch gegeben, das Ihr tut, wie ich Euch getan habe.
> So Ihr solches wisset, selig seid Ihr, so Ihr es tut."
>
> (Johannes 13; 15,17)

„Wer mich sieht, der sieht den Vater."

(Johannes 14; 9)

> **„Wer an mich glaubt, der wird die Werke auch tun, die ich tue, und wird größere**
> **denn diese tun."**
>
> (Johannes 14; 12)

„Ich bin der Weg, die Wahrheit und das Leben; niemand kommt zum Vater, denn durch mich."

(Johannes 14; 6)

> **„Das ist mein Gebot, daß Ihr Euch untereinander liebet, gleich wie ich Euch**
> **liebe. Niemand hat größere Liebe, denn die, daß er sein Leben läßt für seine**
> **Freunde."**
>
> (Johannes 15; 12, 13)

Ob heilig oder nicht heilig, ob Schöpfung oder Evolution à la Darwin, ob Kleinigkeiten wie **Quecksilber**, **Aluminium** und **Formaldehyd** in Impfstoffen oder gar ob Impfstoffe selbst nur Kleinigkeiten mit einer großen, erwünschten Wirkung sind, ob das alles eine Rolle spielt – wer weiß es? Ob diese Dinge für Sie persönlich eine Bedeutung haben – ich lade Sie herzlich ein, mit mir ein paar Gedankengänge zu vollziehen, auf daß Sie anschließend Ihre eigene Entscheidung über deren Sinn und Unsinn, Nutzen und Überflüssigsein entscheiden können.

Die Rakete im Kochtopf

Bei genauerer Betrachtung erweisen sich **die vermeintlich großen und wichtigen Dinge häufig als sehr wenig bedeutend. Grobe Fehler haben wir alle zu vermeiden gelernt.** So kommt es dann, daß durch ihre „Größe" **„Kleinigkeiten" zu schicksalshaften Folgen** führen. Man denke an den Schneeball, der die Lawine auslöst oder die Eintagsfliege im Auge des Schützen, die einem Menschen das Leben rettet. Wenn Sie anfangen darüber nachzudenken, werden Ihnen sicher viele solcher vermeintlicher Zufälle begegnen. Mir begegnete der Fall eines Kindes, das nur noch ein Gesundheitszeugnis für den Aufenthalt in einem Ferienlager brauchte. So brach die Mutter mit ihm zum Arzt auf. Auf der anderen Straßenseite war in einem Geschäft ein Badeanzug zur Dekoration ausgestellt, auf den sich die Aufmerksamkeit des Kindes wandte. Und dennoch waren Schicksal und Erziehung mächtig genug, daß sie am Zebrastreifen wartete, bis der Wagen anhielt, bevor sie sich anschickte auf die andere Straßenseite zu wechseln. Und gerade als sie diesen Wagen passiert hatte, geschah es, daß ein zweiter Fahrer, der es, aus welchem Grunde auch immer, sehr eilig zu haben schien, das stehende Fahrzeug überhollte und das Kind überfuhr. **Zum Glück** wurden dann doch noch Ferien im Krankenhaus daraus.

Hängt eines Menschen Leben an einem seidenen Faden? Hatte das Kind nicht vielleicht schon genug Badeanzüge oder hatte der Fahrer nicht in Wirklichkeit Stunden, seine Angelegenheiten zu erledigen? **Innerhalb weniger Sekunden entscheidet sich so oft das Schicksal eines ganzen Lebens.** Hätte die Mutter nicht auch eine halbe Stunde früher oder später mit dem Kind zum Arzt aufbrechen können oder Minuten oder Augenblicke?

Was soll das? Antwort: Wir sind aufgebrochen, uns über **das Thema Impfen** Gedanken zu machen. Die Wirksamkeit kleinster Substanzmengen steht hier zur Debatte. Dabei geht es mir in diesem Zusammenhang nicht so sehr um die Impfstoffe allein, über die anderen Ortes bereits viel geschrieben ist, sondern mir geht es insbesondere um **die unscheinbaren Zuschlagsstoffe** zu den Impfmitteln, die arzneilichen Hilfsstoffe, die Adjuvanzien, deren chronisch krankmachende Potenz ich hier zur Diskussion stelle. Insbesondere aus dem Blickwinkel der Homöopathie erlangen solche kleinen Mengen bis gar Spuren von Substanz größte Bedeutung, da bei dieser Heilmethode es gerade diese höchsten Verdünnungen sind, denen die intensivsten Wirkungen zugesprochen werden. Das geht schließlich soweit, daß allein die Information, die bei der Zubereitung einer Arzneisubstanz verbleibt, wirksam ist. Darüber wird später noch berichtet werden.

Information, das ist z.B. auch der Gedanke, der uns plötzlich durch den Kopf schießt, materiefrei aber möglicherweise doch von höchster Wirksamkeit, wenn er sich schließlich in Worten, Gesten oder Taten und Tatsachen manifestiert. Auch zur Bedeutung von Wort und Klang werde ich später noch etwas sagen.

Winzige, scheinbar groteske „Zufälle", scheinen über Schicksale und Geschichte zu entscheiden:

„Im Falkland-Krieg trifft eine Excocet-Rakete den britischen Zerstörer Sheffield. Volltreffer! Aber der Sprengkopf detoniert nicht. Stattdessen trifft die Rakete die Kombüse des Schiffes und in ihr die Friteuse. Die Flammen des Raketenantriebes entzünden das Friteusenöl, das wiederum setzt die Kombüse in Brand, wodurch schließlich doch noch das ganze Schiff in die Luft fliegt... Der Einfluß winzigster Veränderungen mit gravierenden Folgen." (Breuer, 1993)

Hier wird das Problem langsam spürbar:

Gibt es Zufälle, dann kann man sich auf die Ordnung nicht verlassen. Gibt es Ordnung, dann kann es keine Zufälle geben. Es scheint genauso unvereinbar, wie der kartesianische Denkansatz über die unterschiedliche Natur von Geist und Materie, der immer noch unser Leben beherrscht. Und doch muß ein Übergang da sein, anderenfalls die beiden nicht miteinander interagieren, aufeinander wirken könnten. Wir werden sehen, ob das mit **Wissenschaft**, mit **Impfen** und mit **Gesundbleiben** zusammenhängen kann.

Der amerikanische Wetterkundler Edward Lorenz vom Massachusetts Institute of Technology hatte 1963 versucht, ein Wettermodell mit dem Computer zu simulieren. Als er eines Tages, um Zeit zu sparen, die Zwischenergebnisse einer früheren Berechnung erneut eingab, stimmten zwar die ersten Werte mit den alten Ergebnissen überein, je weiter die Berechnungen aber fortgeführt wurden, desto unähnlicher waren die Endresultate. Unmöglich möchte man meinen, da eine Maschine doch nur stets den gleichen Vorgang wiederholen kann.

Lorenz ging der Erscheinung nach und fand die Lösung in der derzeitig mathematisch unvorhersagbaren Komplexität des Ergebnisses, das aus dem

Zusammenspiel mehrerer Faktoren entsteht, wenn die Verläufe derselben nichtlinearen Gleichungen gehorchen. Für das Wettermodell ergab sich, das selbst kleinste Änderungen unerhörte Folgen haben können. Im Dezember 1979 stellte er auf einer Tagung zum Fortschritt der Wissenschaften unter dem Titel „**Möglichkeit der Vorhersage: Kann der Flügelschlag eines Schmetterlings in Brasilien einen Tornado in Texas auslösen?**" seine Ergebnisse der Öffentlichkeit vor. Auf unsere Region übertragen, „wäre es zumindest theoretisch möglich, daß auch der Flügelschlag eines Insektes im Golf von Mexiko 2 Wochen später ein kräftiges Sturmtief über Europa auslöst." [ii] (Lorenz, E. 1979)

Für uns, die wir mehrheitlich an die mathematische Kalkulierbarkeit, an die Vorhersagbarkeit der Verhältnisse zu glauben erzogen worden und gewöhnt sind, muß das schwer verdauliche Kost sein. Jeder Atemzug, jede Bewegung, jede Tat soll so weitreichende Konsequenzen haben können? Und das alles soll nur daher kommen, daß ein Unterschied wäre zwischen Gesetzmäßigkeit und Zufall, zwischen Ordnung und Unordnung, zwischen Kosmos und Chaos? Jede Handlung ist Ursache und hat Wirkung. Sequenz ist mit einer Konsequenz verbunden.

Entscheiden Sie selbst, ob wir es uns erlauben dürfen, kurzlebigen, vermeintlichen Vorteilen zuliebe die Gesundheit der ganzen Art zu verändern. Sollten Sie das bejahen - dürfen wir dabei Substanzen verwenden, deren gentoxisches, mutationsermöglichendes und anregendes Potential tiefgreifende Folgen haben kann?

Den Scheiterhaufen für Andersdenkende?

Ordnung und Chaos

Um zu wissen, welchen Weg wir einzuschlagen haben, müssen wir begreifen wo wir sind und wohin wir wollen. Um zu begreifen wo wir sind, ist es oftmals hilfreich, zu betrachten, wie wir dort hingekommen sind.

Das allgemeine sowie das wissenschaftliche Denken der Gegenwart und insbesondere in unserem Kulturkreis ist zur Zeit sehr seelenlos, mechanistisch. Da gibt es die Trennung von Geist und Materie, von harten Fakten, Formen und

22

Statistiken und anderen Lebensdingen, die im Reich der harten Fakten gar nichts gelten. **Die Sache mit dem Schmetterling und dem Wirbelsturm zeigt allerdings hinreichend, daß die harten Fakten gar nicht so hart und die Statistiken im besonderen Fall eventuell wertlos sind, da unendlich viele kleine, unbeachtete und unbeobachtete Einflußgrößen über Sinn und Unsinn, über Ausgang und Erfolg nicht nur entscheiden können, sondern entscheiden.**

In der Antike, bei den alten Griechen, galt, daß zu Beginn aller Dinge der grenzenlose Weltenraum existierte. Diesen hatten die alten Dichter und Philosophen das Chaos genannt, maßlos, gähnend, in unermeßlicher Weite, erfüllt mit finsterem Nebel, enthaltend die Grundbestandteile allen Seins, Erde, Wasser, Luft und Feuer. Aus der umgeformten Schöpfung entstanden Gaia, die Erde, und darunter der dunkle Tartaros, der Abgrund. Mit diesen zweien war Eros auf den Weltenplan getreten, die im Weltall wirkende Liebe. Gaia, die Erde, gebar Meer und Himmel, Pontos und Uranos. – Soweit die griechische Sagenwelt.

Was hat das mit uns zu tun in der Moderne und Postmoderne, mit unserem täglichen Leben? Nun, es hat zu tun mit der **Unterscheidung zwischen Geist und Materie** und mit der Frage, **ob alles aus demselben Ursprung stammt** und ob, wenn dem so ist, **Ordnung oder Unordnung** herrschen.

Herrscht die Ordnung, ein alles umfassendes alles betreffendes, ordnendes Prinzip, so wird es Mittel und Wege geben, die Regeln der Natur für sich nutzbar anzuwenden. So hätten all die recht, die in der Aufklärung, im sogenannten modernen Verständnis der Wissenschaft, die Lösung für alle Fragen des Lebens und der Krankheiten erhofften. Herrschten Ordnung und Chaos, so hätten wir Anlaß, uns auf den goldenen **Mittelweg** zu besinnen, weder die einen Verfahren zu verteufeln, noch auf die anderen zu verzichten, sie gering zu schätzen oder zu ignorieren. Diese letzte Möglichkeit, bei der die **Ordnung in der Unordnung** oder **Unordnung innerhalb der Ordnung** existieren kann, ist bei genauer Betrachtung ein Widerspruch in sich, der seine Lösung in einer noch höheren Ordnung findet, deren Erkenntnis wir uns noch nicht ausreichend geöffnet haben. Herrschte das Chaos – worüber wollten wir dann noch reden?

Das ist für mich völlig uninteressant, mögen Sie denken. Bei mir existiert Ordnung neben Unordnung, bei meinen Kindern existiert Ordnung neben Unordnung, in der ganzen Welt existieren Ordnung und Unordnung. Alles nur eine Frage der Disziplin? Sie berücksichtigen dabei jedoch nicht, daß die allgemeine Erziehung vorsieht, diesen Widerspruch als gegeben hinzunehmen und in der gleichen Weise in unser Leben und das unserer Kinder und in die Beziehungen mit der Umwelt zu integrieren.

Wenn es mir jedoch gelingt, Ihnen zu offenbaren, daß auf unserer Seinsebene ein hohes Maß an natürlicher Ordnung verwirklicht werden kann, daß jeder gesunde Mensch in sich alle Werkzeuge zur Verfügung hat, die natürliche Ordnung zu erfahren und zu erhalten, dann erhalten Sie dadurch ein Werkzeug, ihre **seelische und körperliche Gesundheit** zu **steigern und** zu **erhalten**.

Sobald Sie, aus der Idee der Sündhaftigkeit erwachend, auch die Großartigkeit dieser Schöpfung erfassen, sich der Tatsache bewußt werden, daß alles in einem und eines in allem repräsentiert ist und akzeptieren können, daß **im menschlichen Wesen die Begabung zur höchster Vollkommenheit** angelegt ist, können Sie dasselbe für sich und Ihre Kinder in Anspruch nehmen und sich auf den Weg machen, dieses Ziel zu erreichen. In jeder Zelle, in jedem Molekül und in jedem Atom ist ein Abbild der ganzen Schöpfung, genau so, wie im Erbmaterial jeder Zelle der Bauplan des ganzen Menschen niederglegt ist.

Kopernikus und Kollegen

Nikolaus Kopernikus (1473 – 1543) hatte in seinen Theorien die klassischen Lehren über **die Erde als Mittelpunkt der Welt** revolutionär beeinflußt, indem er die **Rotation der Erde um ihre eigene Achse und zugleich um die Sonne** postulierte. Während er die Plantenbahnen noch für kreisförmig hielt, formulierte **Johannes Kepler (1571 – 1630)** die Grundlagen der Himmelsmechanik, indem er die Bahnen der Planten als Ellipsen, das heißt, als eiförmig beschrieb. Als **Galileo Galilei (1564 – 1642)** in einem Brief von der durch einen Holländer erfolgten Erfindung eines Fernrohrs erfuhr, war er sogleich in der Lage, sich ein solches Gerät zu bauen und entdeckte die Gebirge auf dem Mond sowie die bis dahin unbekannten Monde des Jupiter. Durch diese Beobachtung wurde er zum offenen Bekenner des kopernikanischen Weltsystems. Mensch und Erde waren nicht länger, wie von der Kirche behauptet, Mittelpunkt der Schöpfung, sondern wurden Teil des „Räderwerkes", des kosmischen Getriebes. Die kirchliche Macht gefährdend mußte er, wegen Ungehorsams verurteilt, am 22. Juni 1633 in Santa Maria Supraminerva zu Rom seine „Irrtümer und Ketzereien" abschwören und wurde nach dreitägiger Haft im Inquisitionsgebäude schließlich entlassen.

Am 31. Oktober 1992 erst beendete Papst Johannes Paul II. den Prozeß gegen Galileo Galilei, der das Verhältnis von Religion und Wissenschaft auch unserer modernen Zeit kennzeichnet, in dem er in seiner Ansprache an die Akademie sagte: „Wer als Naturwissenschaftler oder Techniker Forschung betreibt, setzt als Bedingung ihrer Fortentwicklung voraus, daß die Welt nicht ein Chaos sei, sondern ein „Kosmos"; damit ist gemeint, daß eine Ordnung existiere und Naturgesetze, die erfaßt und untersucht werden können und die insofern eine Verwandtschaft mit dem Geist aufweisen." [iii] (Richter, 1993). Er postuliert eine **„Verwandtschaft" des Geistes mit seinem Forschungsgegenstand** – nicht aber deren Identität.

Sind Geist und Materie eins, unterschiedliche Äußerungen desselben Schöpfungs-grundes, einfach unterschiedliche energetische Zustände? Wenn ja, kann durch die Veränderung des Geistes eine Veränderung der Äußerung auf der Materieebene bewirkt werden. Wenn das so ist, können Sie, ohne sich zu verbrennen, barfuß über ca. 800°C heiße Kohlen laufen. Wenn das so ist, und das ist so, können Sie Ihren Körper so beeinflussen, daß er gesund bleibt, bzw. gesund wird – denn was ist wohl eindrucksvoller – die Chance nach einem Regenguß einen bakteriellen Infekt zu entwickeln oder sich, auf glühenden Kohlen laufend, zu verbrennen?

So interessant der vorangegangene Satz klingen mag, und so plastisch sich in der Vorstellung der Unterschied zwischen einem Schnupfen und Brandblasen ausbildet, so wenig hilft er hier zunächst weiter. **Sie selbst sind es, die Sie sich den Wirkungen entweder der Bakterien oder des Feuers ergeben**. Sie selbst sind es, die den Wirkumfang bestimmen. **Jedoch wurden Sie bisher nicht dazu erzogen – weder dasselbe für möglich zu halten noch zu praktizieren**.

Anders als Galilei ging es dem italienischen **Philosophen Giordano Bruno (1548 – 1600).** Unter anderem abgeleitet aus den Lehren von Kopernikus, Kepler und Galilei bestand für ihn **das Universum aus unzähligen Welten,** Sonnensystemen, **die Gott, als Ursache aller Dinge, aus sich hervortreten läßt.** Das heißt, Gott und die Welt, Geist und Materie sind eine einzige „Substanz", wobei die Welt nur eine Erscheinung oder Modifikation Gottes ist, daß eine wesentliche Verschiedenheit Gottes und der Schöpfung nicht mehr gedacht werden kann. Das aber heißt, daß **in jedem Element der Schöpfung die Möglichkeit aller Schöpfungsäußerungen** angelegt ist, und **daß jedes Element mit jedem anderen Element verbunden** ist. Im Mai 1592 fiel er durch Verrat der Inquisition in die Hände und wurde 1593 nach Rom ausgeliefert, um dort nach 7-jähriger Gefangenschaft auf dem Campo Fiore am **17. Februar 1600 als Feind der Kirche und der Lehre verbrannt zu werden.** Mit seinem Tode war die Spaltung von Kirche und Welt, von Geist und Materie, in zwei grundsätzliche Sichtweisen für viele Jahrhunderte, bis in die Jetztzeit, festgeschrieben. **Wissenschaft,** so exakt sie auch zu sein versuchte und den jeweiligen Gegebenheiten der Zeit entsprechend zu sein vermochte, **hatte sich mit den Körpern, mit der Materie zu befassen,** während die **Auslegungen der Erkenntnisse in Bezug auf Geist und Seele ausschließlich der religiösen Obrigkeit zugestanden** wurden.

Auf der Suche nach Irrlehren und Irrlehren, im Bemühen um die Festigung der weltlichen Macht war den Kirchenfürsten auf dem 4. Lateran-Konzil 1215 die Bestrafung der von der Kirche verurteilten „Ketzer" zur Pflicht gemacht worden. „Anwendung der Folter, Geheimhaltung der Ankläger und Belastungszeugen, Abweisung des Verteidigers und die Ausdehnung des Begriffs Häresie[1] auf Ungehorsam gegen den päpstlichen Stuhl, auf Zauberei (Hexenverfolgungen) usw. ließen die **Inquisition** in **Willkür und Ungerechtigkeit** ausarten. Rückfällige und Hartnäckige traf der Feuertod und Gütereinziehung; die Ausführung der Strafe oblag dem Staat.... Das letzte Todesurteil geschah 1781." [iv] Der neue Herder, Herder-Druckerei, Freiburg im Breisgau, 1949)

---

[1]   Aus dem Griechischen, Irrlehre, eine dem Dogma (Kirchenlehre, Lehrmeinung) widersprechende Lehre.

Kirchengeschichte, Philosophie oder über das Impfen

Was ist dies? soll es ein Text sein zur Kirchengeschichte, über Philosophie oder über das Impfen? Was haben Impfen, Geist und Materie miteinander zu tun?

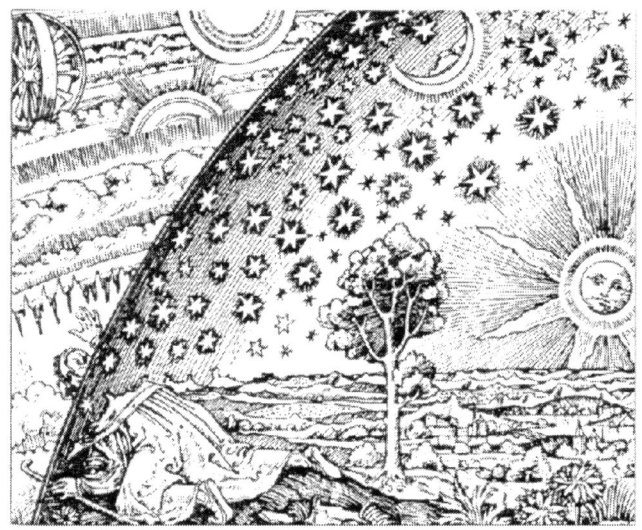

Abbildung 1:   Der Durchblick: Holzschnitt eines unbekannten Meisters aus dem 16. Jahrhundert: Das Bild zeigt den Menschen im Wandel. Das Erwachen aus dem geozentrischen Weltbild mit seiner Überzeugung, daß die Erde und der Mensch im Mittelpunkt des Kosmos und der Schöpfung stünde. Die Himmelglocke durchbrechend erblickt er das Räderwerk des Kosmos und beginnt sich der Ordnung des Seins bewußt zu werden.

Ich denke, also bin ich

Als Giordano Bruno auf dem Scheiterhaufen starb, **war René Descartes (1696 – 1650)** gerade 4 Jahre alt. Er, der als einer der größten französischen Philosophen gilt, wurde bahnbrechend für die **mathematisch-mechanische Naturerklärung**. Als Vater in der modernen Erkenntniskritik beschrieb er das **Universum** als **eine große Maschine**, ähnlich, wie sie der Pilger auf dem obigen Bild nach dem Durchschreiten der Himmelsglocke zu sehen bekommt. **Alle Lebewesen waren für ihn nichts anderes als ebenfalls sehr komplizierte Maschinen, ein System von Zahnrädern, Hebeln, Federn, Reglern, Gewichten und Gegengewichten.** Alle Vorgänge, alle **Abläufe gehorchen eindeutig definierten Regeln,** deren

Gesetzmäßigkeit erfahrbar und unveränderlich ist. Der materiellen Welt gegenüber stehe der Geist, der mit außerordentlicher Geschwindigkeit und Feinheit einer völlig anderen Ordnung angehören müsse als die Materie. Je weiter die „Erkenntnisse" der sogenannten Wissenschaften gediehen, desto größer wurde die Begeisterung für das mechanische Erklärungsmodell aller Vorgänge in der Natur. **Tiere wurden als Automaten verstanden.** Um dem Menschen die Stellung als Krönung der Schöpfung zu bewahren, mußte ihm die Freiheit des Willens darin eingeräumt werden, daß er als einziger von den belebten Schöpfungen mit einem Geist begabt sei. Tiere, Automaten ohne Geist, Seele, würden keine Gefühle haben. Wie sollte eine Maschine fühlen? Zu einer Zeit, als Anästhetika noch nicht zur Verfügung standen, bemühte sich Descartes diese „Automaten" zu erforschen, indem er sie bei lebendigem Leibe in ihre Bestandteile zerlegte. Ihr Schreien und Jaulen wurden auf die druckbedingten Vorgänge des Pfeifens und der Vibration von Maschinenteilen reduziert. (Clapp, 1997, S. 3)

Einen Embryo sieben Jahre in der Tiefkühltruhe zu halten, dann wieder zu implantieren und gebären zu lassen, das ist gelungen. (Ärzte Zeitung 18.2.1998; S.4) [vi] – Welch ein Verdienst? Ist es unser Verdienst, wenn dort ein zunächst scheinbar gesunder Junge zur Welt gekommen ist?

Sehr leicht erkennen wir in diesen Denk- und Handlungsweisen die Grundlagen für die selbst heute noch von so vielen als notwendig propagierten Tierversuche, bei denen sich die äußere Bedingung nur darin geändert hat, daß durch die Einführung der Betäubungsmittel, der Anästhetika, sich die äußere Ruhe in den Forschungsstätten hat vergrößern lassen. **Mehr und mehr jedoch ist der Glaube an die Wissenschaft zu einer Ersatzreligion geworden.** In diesen Tagen, der Zeit des ausklingenden Fische-Zeitalters, in der durch das Aufrechterhalten des vermeintlichen Unterschiedes zwischen Geist und Materie die Wissenschaften völlig seelenlos zu werden drohen, ist es so weit gekommen, daß einzelne Forscher so weit gehen, zu behaupten, „daß der Geist eigentlich überhaupt nicht existiert, sondern daß nur komplexe neurochemische Vorgänge ablaufen, das menschliche Verhalten bestimmen." (Peat, F., 1992, S. 173)

Im Laufe der Jahrhunderte hatten sich viele Veränderungen ergeben. Während das wissenschaftliche Denken anfangs darauf bestand, **daß die Richtigkeit einer Theorie vor deren allgemeiner Annahme zunächst** zu **beweisen** sei, also die **Verifikation** zu erfolgen habe, wird heutzutage vor deren **Ersatz durch neue Erkenntnisse** der allgemeine **Beweis der Fehlerhaftigkeit des zu ersetzenden Denksystems**, die **Falsifikation**, verlangt.

Angesichts des Bestrebens, in einem althergebrachten, gewohnten System zu verharren, ist der Beweis der möglichen Fehlerhaftigkeit erheblich schwerer zu erbringen, da die vermeintliche Gefährdung des Ausbleibens der „Segnungen" des Althergebrachten sowie der fragliche, bestenfalls möglich erscheinende Nutzen des Neuen sehr hemmend, bzw. nur wenig anziehend wirken. Während noch darüber diskutiert wird, daß am Ende, aus bestimmten Blickwinkeln betrachtet, alle Recht haben könnten und genau genommen jeder ein gleichberechtigter Diskussionspartner wäre, haben sich in der Epoche der „Postmoderne" neue Kritiker gefunden. Ihr Ansatz ist die Auffassung, daß bereits die Begriffe „Subjekt" und „Rationalität" unklar sind. Angewandt bei der Prüfung von Maßstäben, gelingt es, daß durch Vereinheitlichung der individuellen Unterschiede der Details andere Denkweisen und Denker im weitesten Sinne gleichgeschaltet, unterdrückt oder gar terrorisiert werden.

Konsensus-Konferenzen, hunderte von Komitees und tausende von Teilnehmern, seitenlange Ausdrucke von Daten werden aufgeboten, die vermeintliche Macht über die Natur zu dokumentieren. **Den verführten Menschen**, die nicht dazu erzogen wurden, ihre heilige, göttliche Natur mitsamt allen innewohnenden Qualitäten und Potentialen zu erfahren oder zu begreifen**, wird der Eindruck vermittelt, daß die Wissenschaften bald für jede beliebige Frage des Lebens eine Lösung anzubieten haben**. Auch unter den Medizinern ist die Auffassung weit verbreitet, daß trotz Jahrhunderten der Forschung bei allen Untersuchungen sich kein Beweis für die Existenz der Seele haben erbringen lassen, und dieselbe daher von sehr vielen Forschern als von höchst zweifelhafter Existenz betrachtet wird.

Es war gelungen, mittels Hirnstromkurven Meßergebnisse der elektrochemischen Vorgänge des Gehirns darzustellen, die einen jeden Vorgang, ein jedes menschliches Verhalten, begleiten. Damit erlebte das mechanistische Denken, das sogar das Bewußtsein als eine bloße Begleiterscheinung der Stoffwechselvorgänge im Gehirn betrachtet, einen enormen Aufschwung. Im Extrem wird das Gehirn gleichsam als eine große Drüse aufgefaßt, während die Erkrankung, z.B. eine Depression, im weitesten Sinne einer Verdaungsstörung gleich komme. Als wäre ein Rad ab oder eine Schraube locker, so argumentieren die Vertreter dieser Auffassung, bedürfe es nicht mehr, als nur der geringfügigen, gleichsam mechanischen Maßnahme, daß ein Psychopharmakon auf der gleichsam mechanischen Ebene der Biochemie durch Veränderungen einzelner Substanzmengen das Empfinden des Problems entfernt. Sehr plastisch findet die Situation ihren Ausdruck in der Antwort des Patienten, der wegen einer Durchfallserkrankung einen Arzt aufgesucht hatte, dem aber irrtümlich ein Psychopharmakon verordnet worden war. Auf die Frage, wie es ihm in den letzten Tagen gegangen sei, sagte er, Durchfall habe er noch, der störe jetzt jedoch nicht mehr.

Die Erkenntnisse, die **aus diesem Bild** zu gewinnen sind, werden so weitreichend sein, wie die Fragen tief sind.

Auf der mechanischen Ebene kann nach einem Mittel gegen Durchfall gesucht werden, kann überlegt werden, ob durch Hygiene und anderen Lebenswandel die Erkrankung hätte vermieden werden können und ob z.B. durch bestimmte Kostrücksichten die Erkrankung ausheilen würde. Auf der mechanischen Ebene wird man auch die unterschiedlichen diagnostischen Werkzeuge, Stuhlprobe, Ultraschall, Röntgen und Magen- bzw. Dickdarm-Spiegelung, bis hin zur Kernspinuntersuchung und zur Untersuchung des Blutes und der Säfte erwägen.

Auf der geistigen Ebene wird sich die Frage offenbaren, wieso es zur Erkrankung kam, was dadurch erreicht bzw. gewonnen und was dadurch verhindert bzw. verloren wird und welche Ereignisse direkt oder indirekt mit diesem Geschehen verbunden sind, vorausgehend, begleitend oder folgend.

Der Maßstab spielt eine Rolle. Sind Ursache und Wirkung nur über kurze Zeit verbunden oder folgt die Wirkung Wochen, Monate oder gar Jahre einem Ereignis oder geht die Wirkung der Ursache sogar voraus? Bewegen wir uns dabei auf der mechanischen Ebene, wäre auch in diesem Zusammenhang der Gedanke an eine Impfung als schützende Maßnahme vorstellbar. Doch sogleich ist wieder zu fragen, ob die Schutzwirkung so ist, wie sie gewünscht wird, ob bei der gegebenen Menge von Substanz tatsächlich alle einen Schutz erfahren, wieviele Menschen durch die gewählte Menge an Substanz Belastungen erleben und für wieviele Menschen die gewählte Menge an Substanz nicht ausreichend wäre, das gewünschte Ziel zu erlangen. **Hinsichtlich der unerwünschten Wirkungen** ist sogleich zu fragen, wie lange warten wir bei der Entscheidung der Frage, ob ein eintreffendes Ereignis im Zusammenhang mit der Maßnahme steht oder nicht. Darüber hinaus wäre zu klären, wie ein unerwünschtes Ergebnis auszusehen hat und sodann, welche Bedingungen vorliegen müßten, damit ein solches Ergebnis eintreten könnte.

Eine Frage ergibt die nächste – der Horizont weicht so weit zurück, wie wir uns ihm nahen.

Auf der geistigen Ebene die Fragestellung betrachtend, reiht sich ebenfalls eine Frage an die andere. **Der Sinn einer Erkrankung liegt auch darin, Bewußtsein zu erhöhen, daß wir beginnen, uns selbst und unsere Umwelt intensiver wahrzunehmen in allen ihren Beziehungen und Möglichkeiten**. Gleichsam aus einer „Bewußtlosigkeit", einer Unempfindlichkeit gegenüber uns selbst, erwachend, stellen wir fest – oh, hoppla, wie ungewohnt, wie unwillkommen, wie schmerzhaft! Sodann fragen wir uns nach der Ursache, das heißt, nach dem „**wo bin ich**", klären das „**wo will ich hin**" und können uns sogleich auf den Weg begeben. Auch mit der Lösung dieser Fragen ist **Reifung** verbunden, formt sich ein neues Verhalten, ein neues Bewerten, ein neues Empfinden. Viele weitere Gedanken lassen sich daran knüpfen, ja in der Tat endlos sind die Verknüpfungen, sowohl auf der mechanischen als auch auf der geistigen Ebene. Schließlich löst sich **die Frage nach Anfang und Ende** in deren Zusammenfließen, in der Endlosigkeit auf.

Was hat das mit dem Impfen zu tun? Es weist darauf hin, daß wir zu klären haben, ob Krankheit allein die Störung des körperlichen, sozialen und seelischen Wohlbefindens ist, bzw. was Krankheit darüber hinaus bedeuten kann und lehrt. Es gilt sich zu beantworten, ob aus diesen Erwägungen Krankheit überhaupt existiert. Das führt zur Frage, ob Schutz vor Krankheit im Sinne von Impfschutz hilfreich, notwendig oder in irgendeiner Form nützlich wäre.

Natürlich gibt es Krankheit, und sie ist lästig, und sie tut weh! So werden viele von Ihnen denken oder gar ausrufen. Das Glas ist halb voll oder es ist halb leer. Die eine so wie die andere Erkenntnis aufrechtzuerhalten kostet genau so viel Energie. **Auf der einen Seite steht Krankheit, auf der anderen Seite steht Bewußtwerdung,** auf der einen Seite steht Leid, auf der anderen Seite steht Erfahrung, auf der einen Seite stehen **Angst und Ohnmacht** und auf der anderen Seite **Sicherheit und Geborgenheit**, auf der einen Seite steht Schmerz und auf der anderen Seite steht – ja, was steht auf der anderen Seite? Auf der anderen Seite können z.B. stehen Ergebenheit, Leidenstoleranz, Duldsamkeit oder Disziplin.

Gleich darauf wird sich die Frage anschließen, was ist Schmerz? Wie groß ist Schmerz? Einer schneidet sich mit der Kreissäge in die Hand und sieht es vielleicht eher, daß das passierte mehr als daß er es spürt. Ein anderer erfährt eine Bagatellverletzung und klagt, als ginge es ihm ans Leben. Das eine wie das andere ist wahr, das eine wie das andere hat volle Berechtigung. **Alle sind wir Herr unserer Welt.** Doch in der Mehrzahl der Fälle sind wir **nicht dazu erzogen**, diese Welt zu beherrschen, **unseres Glückes Schmied zu sein**.

Wir alle haben schon erfahren, wie subjektiv das Empfinden ist, wie in einer Prüfung Minuten zu Stunden werden oder Ferien im Flug vergehen, wie wir aus Angst vor einem Schmerz denselben viel intensiver erleben und in einer anderen Situation, wo wir ganz auf ein Ziel ausgerichtet sind, eine Verletzung vielleicht so lange gar nicht bemerken, bis unsere Aufmerksamkeit frei wird und sich darauf richtet.

Der Feigling, der stirbt tausend Tode heißt es. Auf der anderen Seite geht es nicht nur so weit, Schmerz nicht zu empfinden, sondern sogar, z.B. beim Gehen auf glühenden Kohlen, durch seine geistige Haltung die Stoffwechselebene, die Physiologie so zu verändern, daß auch auf der mechanischen, der materiellen Ebene, keine Verbrennung stattfindet. Wenn aber dies möglich ist, und es ist möglich, wo ist dann noch der vermeintliche Schmerz, der ängstigen kann. Würde es nicht ein wunderbares Ziel sein können, uns selbst, für uns selbst, als Vorbild für unsere Kinder und Mitmenschen in einen solchen wahrhaft menschlichen, gesunden Zustand zu versetzen, uns in den Vollbesitz unserer geistigen und körperlichen Möglichkeiten zu bringen, daß wir einfach gesund bleiben oder wieder werden?

Die Angst vor einem Infekt, die Angst vor einer Erkrankung und andere **Ängste können** genau genommen **durch Impfung oder Vorsorge nicht verschwinden**, sondern **werden nur durch die Manipulation des Bewußtseins**, die durch die begleitende Reklame und Begründung vermittelt wird, **verdeckt**. Einer genauen Prüfung können diese Argumente im Einzelfall nicht standhalten, da eine statistische Aussage zum Ausgang des speziellen Falles nichts exaktes anzugeben vermag. Angst wird durch scheinbare Sicherheit ersetzt. Die Gesetzmäßigkeiten bzw. die

Regeln, nach denen das geschieht, sind uns häufig nicht bewußt. Entscheidungen werden auf Ebenen gefällt, die unserem bewußten Zugriff entzogen sind. In einzelnen Zwangslagen erkennen wir diese Tatsache sehr deutlich daran, daß wir so viele Argumente dafür wie dagegen aufzuzählen in der Lage sind.

Wie wir also schließlich empfinden und handeln, entscheidet sich in der Tiefe unseres Seins. Dort sind auch Krankheit oder Gesundung, Schmerz oder Leidenstoleranz, Trauer oder Glücklichsein begründet. Angst entsteht durch Ablenkung, entsteht, wenn wir das Licht der Erkenntnis aus den Augen verlieren. **Im Zentrum unseres Wesens, uns begreifend, gibt es nur Sicherheit. Dieser „Raum" ist Licht. Wir sind Licht.**

All denen, die nun einwenden, daß sie so viel von sich gar nicht verlangen, sondern einfach nur in Frieden und halbwegs gesund ihr Leben genießen wollen, gebe ich zu bedenken, daß es auch ein Genuß sein kann, das Wunder des eigenen Funktionierens etwas genauer zu erfassen. Einige der Mechanismen will ich im Folgenden, so wie ich sie bisher verstehe, darstellen.

Krankheit und Heilung

Wie vorher schon angedeutet, sind bereits die Begriffe Krankheit und Heilung je nach Betrachtungswinkel mit ganz unterschiedlichen Gesichtspunkten verknüpft. Wenn eine Definition lautet, daß Gesundheit vollständiges körperliches, seelisches und soziales Wohlbefinden sein soll, so wäre jede Störung des körperlichen, seelischen und sozialen Wohlbefindes als Krankheit aufzufassen. Demnach wäre Heilung die Wiederherstellung derselben.

Heilung bedeutet für mich **wieder heil sein**, zum Heilsein gelangen. Das muß nicht notwendigerweise organische Wiederherstellung bedeuten. Dem Heil näher kommen, heil sein, Heilung finden, heißt, **Einsicht in die Zusammenhänge**, die zur Erkrankung führten, **Be- und Verarbeitung der Einsichten** und dem Ergebnis entsprechend, **konsequentes Verhalten** erreichen. Im Heilsein bedeutet es, seinen Frieden geschlossen zu haben und statt des Kampfes gegen den vermeintlichen Feind „Krankheit" den Fortschritt in der eigenen Entwicklung zu betreiben.

Wie wir bei der Diskussion über die ehemals so besorgniserregenden Infektionskrankheiten gesehen haben, ist die Bedrohung durch eine Störung der täglichen Routine, die schließlich zur Erkrankung werden kann, insbesondere in Zeiten von Not und Mangelernährung von schlechter Hygiene und allgemeiner Bedrückung, sehr groß. Heutzutage jedoch befinden wir uns im Zustand der **Wohlstandsmast**. Das heißt, Proteine, Vitamine und Minerale sind in unserem Breiten jedem im Überfluß zugänglich. Über das Ziel hinausschießend sind **weite Teile der Bevölkerung fehl- und überernährt**. Dies kommt auch daher, daß die emotionale und geistige Entwicklung nicht mit der Entwicklung der Produktionskapazitäten Schritt gehalten hat. Des Profits zuliebe werden die Mitglieder der menschlichen Gemeinschaft, auch die der Entwicklungsländer, mit Hilfe der Werbung manipuliert, werden Bedürfnisse geweckt, die dann nach Befriedigung verlangen. **Der Konsum an Alkohol, Rauchwaren, Süßigkeiten, Proteinen und Milch- und Milchprodukten ist weit jenseits jeder Vernunft.**

„Die Empfehlung, viel Milch und Milchprodukte (Quark, Joghurt, Käse) zu sich zu nehmen, scheint nämlich aus neuerer Sicht sogar die Osteoporose zu fördern – und zwar aus folgenden Gründen:

- Am häufigsten tritt die Osteoporose in den reichen Ländern der nördlichen Halbkugel (den Vereinigten Staaten und Europa – besonders Schweden, Finnland und Großbritannien – wo mehr als 135 Kilogramm Milchprodukte pro
- Person und Jahr verzehrt werden) auf.

- Andererseits ist die Osteoporose dort selten, wo Milchprodukte kaum zur Verfügung stehen, nämlich in Asien und Afrika. Die meisten Chinesinnen beziehen ihr Calcium aus pflanzlichen Produkten – insgesamt nur die halbe Calciummenge wie die der Menschen im Westen.

- Bei den Bantu-Frauen in Afrika ist die Osteoporose unbekannt, obwohl sie kaum Milchprodukte zu sich nehmen und andererseits hohen Calciumbedarf haben, da sie im Laufe ihres Lebens durchschnittlich zehn Kinder stillen müssen.

- Milchkühe, die wie keine anderen Tiere große Mengen von Calcium benötigen, beziehen ihren Gesamtbedarf aus Gräsern und Getreide.

- „Eine der wichtigsten Funktionen des Calciums in unserem Körper ist die Neutralisation von Säuren. Milchprodukte sind aber wie alles tierische Eiweiß stark säurebildend. So entsteht die paradoxe Situation, daß die Menschen Milchprodukte verzehren, um genügend Calcium zu erhalten, jedoch das in ihrem Körper vorhandene Calcium für die Neutralisierung der Auswirkungen jener Milchprodukte gebraucht wird. Es geht also nicht darum, den Körper mit Calcium aufzuladen, sondern stattdessen die Eßgewohnheiten zu ändern, so daß weniger Säure im Körper gebildet wird." (Diamond: „Fit für's Leben").

Wichtig ist noch, darauf hinzuweisen, daß unbedingt die Phosphatzufuhr gebremst werden muß. Denn Phosphor hemmt die Calciumaufnahme im Darm, mobilisiert Calcium aus den Knochen und verstärkt die Calciumausscheidung aus den Nieren. Hoher Phosphatgehalt findet sich in Fleischwaren, Schokolade, Schmelzkäse und Weizenbrot." [viii] (Carstens, 1996)

Da nimmt es doch sehr wunder, wenn unter der Überschrift „Experten wollen den Kalziumlieferanten Milch wieder populärer machen" zu lesen ist: „Milch trinken ist besonders bei jungen Leuten nicht eben „trendy". Energy-Drinks und Mineralwasser haben dem altbekannten Muntermacher Milch in den letzten Jahren den Rang abgelaufen. Gut gemeinte Vorträge in Schulen und Kindergärten konnten nicht verhindern, daß etwa an Schulen von Jahr zu Jahr weniger Milch getrunken wird. ... Für Lehrer und Kinder in niedersächsischen Grundschulen heißt es deshalb: „Gemeinsam schmausen in den Pausen". Die Landesvereinigung für Milch würde auch in diesem Jahr über 100.000 Frühstückssets verteilen. Geschäftsführer Karl Osmers bedauert, daß für das No-name-Produkt Milch kaum geworben wird. „Die Milch hat ein Image-Problem" resümiert der Vertreter der Milchwirtschaft. [ix] (Ärzte Zeitung Nr. 164, S. 2). Auch das steht dort zu lesen, und es bleibt zu fragen, ob es nicht sogar unterschätzt ist, „**Ernährungsbedingte Krankheiten verursachen 1/3 aller Kosten im Gesundheitswesen, das sind über 100 Milliarden DM jährlich**", so der Ärztekammer-Präsident von Niedersachsen, Heyo Eckel.

Das führt dazu, daß viele Menschen bereits an einem Punkt angelangt sind, wo infolge von Fehl- und Überernährung das Erkrankungsrisiko im Vergleich zum gesunden Menschen wieder erheblich gesteigert ist. Für die Mehrzahl der Menschen gilt jedoch noch, daß aufgrund einer vergleichsweise guten Ernährungssituation der Körper in der Lage ist, die meisten der ihm innewohnenden Mechanismen zur Krankheitsabwehr, für Wachstum und Entwicklung, optimal zu gebrauchen.

Als **Pathogenität** versteht man eine bleibende qualitative Eigenschaft eines gegebenen Krankheitserregers in einem bestimmten Wirt Krankheitserscheinungen verursachen zu können. Mit dem Begriff **Virulen**z wird die sogenannte Giftigkeit, der Grad der Aggressivität von Mikroorganismen aufgefaßt, das heißt z.B. die Fähigkeit ein bestimmtes Gift zu produzieren und in welcher Menge. Daß aber auch diese beiden Begriffe nicht mehr sehr lange in ihrer Definition werden Verwendung finden können, haben bereits die Untersuchungen von Prof. Enderlein angedeutet, die ergeben hatten, daß einzelne Mikroorganismen, je nach Qualität des Nährbodens, völlig unterschiedliche Eigenschaften ausprägen können. Das extreme Beispiel dieser Tage kommt aus der Gentechnik, wo die spezifische Eigenschaft eines Erregers, diesen oder jenen Wirt zu befallen, auf einen anderen übertragen werden konnte.

Es hat sich erwiesen, daß dieser Vorgang auch in der Natur spontan stattfindet. Für unsere Betrachtungen ist dies insofern von Bedeutung, daß die Angst vor einem hochfieberhaften Infekt, der zu Zeiten der Mangelernährung bereits durch Versagen des Herz-Kreislauf-Systems den Tod herbeiführen konnte, unter den heutigen Bedingungen einfach nicht mehr in der gleichen Weise Berechtigung hat. Wenn nach zwei Weltkriegen die Menschen mangelernährt waren und auch die Neugeborenen angesichts von Angst und/oder Sorgen bedrückten Mütter bei weitem keine optimalen Ernährungs- und Lebensbedingungen fanden, konnte praktisch jede schwere Erkrankung Leib und Leben aufs äußerste bedrohen. Dies ist heute nicht mehr der Fall. Die allermeisten Kinder und sicher auch die allermeisten Erwachsenen „in der zivilisierten Welt" haben so viele Reserven, daß sie mehrere Tage Teefastens, selbst bei hohem Fieber, auf dem Weg zur Heilung, überstehen können.

Doch nicht allein die körperlich-organische Verfassung entscheidet über Gesundheit und Krankheit, Krankwerden und Heilen, sondern auch die innere und äußere Haltung entscheiden. Was heißt das? Jeder von uns kennt die Situation der Familie, in der nacheinander alle erkranken und zunächst nur die Mutter gesund bleibt. Schließlich, nachdem alle gesundet sind, erkrankt auch sie, jedoch nur am Wochenende, kurz. Manchmal läuft es auch etwas anders, wenn die Mutter erschöpft ist. Dann wird sie über längere Zeit, oft jedoch erst wenn alle anderen wieder gesundet sind, erkranken. Auch das haben wir schon an uns selbst oder in unserem Umfeld erlebt: **Sind wir gut motiviert, in Abenteuerstimmung, überstehen wir Regen und Kälte lachend und singend bis zu dem Moment, wo wir wieder in die tägliche Routine einzutauchen hätten**. Dann ist der Zeitpunkt gekommen, wo der scheinbar längst fällige Infekt seinen Anfang nimmt. Enttäuscht, übellaunig, manchmal auch beim Bevorstehen der monatlichen Regelblutung, kann eventuell schon ein Luftzug oder ein kurzer Regenschauer Anlaß zur Erkrankung sein. Das Herzklopfen vor dem Aufbruch in die Oper, der Durchfall vor dem Aufbruch in die Prüfung, all das sind Beispiele wo Geist, Seele und Körper offenbar nicht in Harmonie sind, was uns an den daraus folgenden Beschwerden deutlich werden kann.

Wo ist die Relevanz für unser Thema? Was hat das mit Impfen zu tun? Soll das wissenschaftlich sein?! **Eine „wissenschaftliche Betrachtungsweise" ist nur soviel wert, wie die Gesellschaft, die mit diesen Erkenntnissen umgeht bzw. umzugehen vermag.** Das heißt, der Wandel des Wissenschaftsbegriffs brachte es mit sich, daß „**wissenschaftliche Erkenntnisse" von gestern** zum **Witz von heute** geworden sind, so wie „wissenschaftliche Erkenntnisse" von heute zum Witz oder zur Tragödie von morgen werden. Den Begriff Tragödie beziehe ich dabei durchaus auch auf die möglicherweise katastrophalen Folgen der genetischen Manipulation durch weltweite Impfprogramme und Einsatz der Gentechnologie, die sich erst in wenigen Jahren und Jahrzehnten unmißverständlich offenbaren können. Was das Impfen anbelangt, ist eine neue Betrachtungsweise nach meinem Verständnis dringlichst notwendig.

Zurück zu Prüfungsangst und Gesundsein, zu weltanschaulich gesellschaftlichem Kontext, Zusammenhang zwischen inneren und äußeren Spannungen, Gesundheit und Krankheit. Zu einem Zeitpunkt, als mein Bewußtwerdungsprozeß noch ziemlich in den Anfängen steckte, zu einem Zeitpunkt wo ich noch der Auffassung nahe stand, daß man Lehrstuhlinhaber sein müsse, um eine eigene

Meinung haben zu dürfen, in einer Zeit, als ich auf einer Station für Frauen mit Kinderwunsch und bedrohten Frühschwangerschaften und gleichzeitig für Frauen, die unter keinen Umständen ihre Schwangerschaft austragen wollten und gleichzeitig für krebskranke Frauen zuständig war, hatte ich Gelegenheit, viel über diese Extreme im Lebenslauf des Menschen zu erfahren. Mehr als einmal kam es vor, daß die eine oder andere Frau teils offen, teils hinter vorgehaltener Hand mich zu sich heranwinkend, sagte: „Gell, Herr Doktor, das ist jetzt die Strafe". Sollte eine Krebserkrankung wirklich infolge eines schlechten Gewissens oder infolge jahrelanger, teils verdrängter Niedergeschlagenheit entstehen können? Für viele der Frauen bestand jedenfalls kein Zweifel daran.

Auch ein anderes Extrem konnte ich beobachten: Da gab es zum einen die Frauen in der Chemotherapie, die sich übergeben mußten, wenn ich mit den Medikamenten auf dem Tablett ins Zimmer kam und die anderen, die erzählten, daß sie am spucken waren, seit sie die Schwelle zur Klinik übertreten hatten und die dritte Gruppe, die berichtete, daß bereits der Gedanke, morgen in die Klinik einziehen zu müssen, bei ihnen Übelkeit und Brechreiz auslösten. Andere haben die Chemotherapie völlig ohne jede Beschwerde überstanden.

Da gab es welche, denen war geholfen und andere, denen schien nichts zu helfen. Und wieder waren da welche, die waren nach „wissenschaftlichen Kriterien" aufs Schwerste erkrankt, dem baldigen Tod geweiht, und waren doch ganz ruhig, in Frieden mit sich, ihrem Krankheitsverlauf und der Welt. Wenn Besucher kommen, war es so, daß häufig die Kranken es waren, die ihre Angehörigen und gar die Ärzte und Schwestern trösteten – soviel Kraft und Liebe ging von ihnen aus. Ganz anders waren die Verzweifelten, die in einem scheinbar verlorenen Kampf ihrem Sterben entgegen gingen. Beim Umgang mit ihnen fiel es mir damals schwer, wohlgemut zu bleiben, soviel Leid und Entmutigung schien sie zu umgeben. Und dennoch war es **der Kontrast von Frieden und Ruhe gegenüber Kampf, Leid und Angst**, der mich aufs Intensivste anspornte, nach dem Schlüssel zu suchen, die innere Kraft jedem zu erschließen.

Folgendes Erleben war für mich unglaublich eindrucksvoll. Zur damaligen Zeit war ich wirklich kein Künstler beim Anlegen von Infusionen, die aber gerade bei der Chemotherapie keinesfalls neben dem Gefäß ins Gewebe laufen dürfen und die beim Betreuen einer gefährdeten Frühschwangerschaft manches Mal zum Gelingen des Unternehmens entscheidend beitragen konnten. Ungezählte Male mußte ich anfangs mehrfach meine „armen Opfer" stechen, bevor die Infusion sicher lag. Da gab es einen Kollegen, der kam, tastete den Arm, stach, und die Infusion saß! Phantastisch – ich nehme an, daß er das auch im Dunkeln oder mit verbundenen Augen so beherrscht hätte. Ein guter Mann, vielbeschäftigt und in Eile, der die gestellte Aufgabe rasch und sicher zu erledigen gewohnt war, um sich dann sogleich der nächsten zuzuwenden. Das Phänomen für mich war, daß viele meiner Patientinnen, gleichsam mit Gleichmut und schicksalsergeben baten, ich möge darauf verzichten, jenen gewandten Kollegen zu rufen, daß er die Chemotherapie oder die Infusion anlege. Des Geheimnisses Lösung ergab sich beim Nachfragen jedesmal darin, daß die Angesprochenen offenbarten: Der kommt und geht, hat vielleicht sogar ein kurzes freundliches Wort oder eine kurze Geste, doch ist er weg, bevor Mensch und Mensch einander intensiv begegnen. Da war die Unannehmlichkeit, mehrfach gestochen zu werden, vielen so gering, daß Sympathie und Austausch, ja in gewisser Weise Leidensgemeinschaft – auf der einen Seite die Patientin und auf der anderen Seite ich, der ich teils bis zum Schwitzen bemüht war, der Betroffenen möglichst wenig Unannehmlichkeiten zu bereiten und dennoch diese Infusion so schwierig zu legen schien – viel höhere Güter waren. So kam es, daß schließlich auch ich lernte, Infusionen zu legen. Darüber hinaus hatte ich über und über Gelegenheit, die Menschen, mit denen ich umgeben war und mich in extremen Situationen zu beobachten: Die Angst um ein Kind, die Angst vor einem Kind, die Angst vor dem eigenen Tode, die Angst vor Mißerfolg und um das Gelingen.

Ich nehme an, jeder von uns kennt das Phänomen, daß, wenn wir etwas besonders gut machen wollen, die Wahrscheinlichkeit, es gerade dieses Mal zu verpatzen, steigt: Mit dem neuen Anzug oder dem neuen Kleid gerade noch auf einen Weg in die Küche springend, das Gefühl, daß dies jetzt nicht der rechte Zeitpunkt sei, mißachtend und in der Überzeugung, wir würden unliebsame Zufälle vermeiden, ist es sehr wohl möglich, daß wir gerade dieses Mal den Topf umstoßen, irgendwo hängenbleiben oder einen anderen Unfall produzieren. Wir kennen ein Kind, vielleicht waren wir es selbst, die wir ein Gedicht unzählige Male auswendig vor uns hinsagen konnten, um im entscheidenden Moment, beim Aufsagen stecken zu bleiben. Auch die Prüfungsfrage, die den Prüfling so aus der Ruhe bringt, daß er vor Schreck nicht einmal mehr seinen eigenen Namen nennen konnte – wer kennt nicht die Geschichten von solchen und ähnlichen Vorfällen.

Herzklopfen, die ins Gesicht schießende Röte, die Hitze, die den Rücken hinaufläuft, Schweißausbrüche, Bauchschmerzen und Durchfall, Fieber und Migräne infolge von Aufregung, Anstrengung oder Erschöpfung sind uns allen bekannt. Die Redewendungen **„Krank vor Aufregung"** oder **„Krank vor Kummer und Sorgen"** sind Volksweisheit. Dennoch hält sich seit Jahrhunderten in Wissenschaft und Medizin, nicht zufällig, wie wir vorhin gesehen haben, das Bild der Unversöhnlichkeit von Geist und Materie. Nachdem es gelungen war, mittels Gehirnstromuntersuchungen (EEG) elektrochemische Phänome, die während des Denkens und Handelns im Gehirn auftreten, meßbar zu machen, hat sich eine Gruppe von Forschern gefunden, die behauptet, „daß der Geist eigentlich überhaupt nicht existiert, sondern nur komplexe neurochemische Vorgänge ablaufen, die das menschliche Verhalten bestimmen... Menschliches Verhalten kann in eine komplexen Abfolge einfacher Elemente zerlegt werden, von denen jedes im Prinzip mit einem elektrochemischen Vorgang im Gehirn assoziiert werden kann. Man braucht keinen Geist als *Deus ex machina,* um menschliches Verhalten zu erklären... Einige Wissenschaftler sprechen davon, daß das Bewußtsein eine Begleiterscheinung des Gehirns sei und lehnen jede Berufung auf einen körperlosen Geist ab... So, wie die Bauchspeicheldrüse eine Flüssigkeit absondert, die für die Verdauung der Nahrung wichtig ist, so sondert nach dieser Ansicht das physische Nervensystem das Bewußtsein ab, um die Arbeitsweise des Gehirns anzuzeigen." [x] (Peat, D., 1992, S. 172 ff.)

So einfach ist das: Angst macht nervös. Nervosität verstärkt Angst, Hormone werden freigesetzt. Dann handeln wir unüberlegt, weniger kontrolliert, Fehler werden gemacht. Tatsächlich funktionieren wir häufig auf diese Art und Weise. Doch wie sieht es mit der Möglichkeit aus, durch bewußtes Wahrnehmen unserer Selbst, sicher zu sein? Sodann können Angst und Nervosität weder entstehen noch Raum greifen und statt Fehler zu machen, tut einer jeder was getan werden muß. Hat es mit uns zu tun, mit unserem Nachsinnen über Krankheit und Gesundheit, über Infekte und Impfung? Ja, es hat.

Viele von uns verwenden den Begriff Allergie und verbinden ihn z.B. mit Schockreaktionen, Juckreiz bei Hautausschlägen, Schwellungen und Atemnot.

Streng genommen bedeutet **Allergie**, daß eine feststehende körperliche, das heißt biochemische Reaktionsfolge in gleicher Weise immer durch denselben Reiz ausgelöst werden kann, gleichsam wie eine Leuchte zu brennen beginnt, wenn wir bei intaktem Gerät und Stromkreis den Schalter umlegen. Richtiger sollten wir von **Unverträglichkeitsreaktionen** sprechen, da die Eindeutigkeit der Reaktionsfolge häufig durch mehrere äußere Umstände beeinflußt wird. Meist handelt es sich um ein sogenanntes, **multifaktoriell bedingtes Geschehen**. Viele von Ihnen kennen das, daß Ihr Kind mit Milchunverträglichkeit, das nach Genuß von Milchprodukten gewöhnlich mit Hautausschlägen reagiert, in den Ferien mehrfach Milchspeiseeis mit großem Genuß und großem Vergnügen und ohne Reaktionen vertilgt. Kaum zu Hause angekommen, gehen die Ausschläge und der nächtliche Juckreiz wieder los. In den Ferien verstärkt die Ausgeglichenheit aller offensichtlich die Toleranz gegenüber Fremdeiweißen. Das andere Extrem ist das des angsterfüllten Pollenallergikers, der bereits, angesichts des Fotos einer blühenden Blumenwiese, einen vielleicht sogar lebensbedrohenden Asthmaanfall entwickelt. Sollten Psyche und Gesundheit doch miteinander eng verbunden sein?

Unter der Überschrift „Freunde machen immun gegen Erkältungsviren" wird die Untersuchung des Psychologen Sheldon Cohen von der Carnegie Mellon-Universität in Pittsburgh, Pennsylvania referiert. Er hatte 276 Freiwillige mit Erkältungsviren besprüht und den Einfluß von Nikotin- und Alkoholkonsum, Fitneß und Streßhormonen im Blut und andere Faktoren auf die Abwehrkräfte untersucht. „Zu wenig Schlaf und Vitamin-C-Mangel fördern danach Erkältungen. **Den größten Widerstand gegen Viren haben jedoch die Testkandidaten gezeigt, die ein im Vergleich zu anderen Probanden aktives Freizeit- und Familienleben hatten.**" [xi] (Ärzte Zeitung, 27./28.06.1997, S. 1)

Ganz ähnliches schreibt Prof. H. Pillau, indem er den heimlichen Vorwurf einzelner Patienten, daß sie selber krank, der Arzt aber gesund sei, und daß es offensichtlich geheime, dem Arzt zugängliche Möglichkeiten gäbe, gesund zu bleiben oder schnell gesund zu werden, dieselben aber den Patienten vorenthalten würden, weil sie zu teuer seien, weil er Kranke brauche oder weil er ein Egoist sei, gleichsam scherzhaft mit folgenden Worten kommentiert: „Schon gar nicht nachvollziehbar ist für Patienten, **daß mich meine Einstellung vor Viren schützt**. Alle Viren, die meine

Praxis betreten, spüren oder wissen, daß ich keine Angst vor ihnen habe..." [xii] (Pillau, 1997)

Das kann soweit gehen, daß an Krebs erkrankte Patienten völlig unerwartet komplett gesunden. Prof. M. Heim, Vorstandsmitglied der Arbeitsgemeinschaft für Psychoonkologie der Deutschen Krebsgesellschaft, bezeichnet als „**Spontan-remission**" ein komplettes oder teilweises Verschwinden eines bösartigen Tumors in Abwesenheit aller Behandlungen oder mit Behandlungen, für die bisher kein Wirksamkeitsnachweis geführt werden konnte. Dabei kann es sich um eine Teilrückbildung handeln, oder auch eine Rückbildung, die vorübergehend ist oder nur an einer Tumorlokalisation auftritt. Immer deutlicher wird die Verknüpfung zu immunbedingten Abläufen. Vor vielen Genesungen hat man bakterielle und virale Infekte beobachten können, so daß sich die Vermutung erhärtet, daß die infektbegleitenden Immunreaktionen in Einzelfällen eine Tumorrückbildung bewirken können. „Dr. Ullrich Abel vom Institut für medizinische Biometrie der Universität Heidelberg hat die vorhandene Literatur gesichtet. Allerdings blieben die bisherigen Studien nach seinen Angaben den klaren Beweis schuldig, daß ein Infekt oder Fieber Krebs heilen kann. Dagegen sei gut belegt, daß Infekte in einigen Fällen das Risiko, an Krebs zu erkranken, senken. So verringern Infekte im Säuglingsalter das Leukämierisiko... Andererseits glaubt Hirshberg, einige Hinweise auf beteiligte Faktoren gefunden zu haben. Die etwa 50 „Überlebenden", die sie interviewt hat, waren zwar in vieler Hinsicht sehr verschieden; bei den meisten war jedoch **ein sehr starker Lebenswille** zu beobachten, das heißt, wie Hirshberg es ausdrückte: **Sie akzeptierten die Diagnose aber nicht die Prognose**. Außerdem nannten sie spirituelle Faktoren wie Gebete (bei 67 %). Auch die soziale Unterstützung scheint eine große Rolle zu spielen (über 70 % der in ihrer Studie Befragten waren seit mehr als 20 Jahren verheiratet)." [xiii] (Glomb, 1997)

Während Hirshberg nach der Analyse von mehr als 4.000 Berichten über Selbstheilung, die ihr von Ärzten aus aller Welt zugeschickt wurden, unterstreicht, „daß eine **Heilung nur möglich** ist, **wenn körpereigene Kräfte mitspielen**", und daß viele Menschen, deren Tumore sich spontan zurückbilden, Kämpfergeist entwickeln und zugleich Unterstützung durch Familie und Freunde finden [xiv] (Internationales Symposion „Spontanremissionen bei Krebserkrankungen", Heidelberg, 17.-19.04.97), wirkt es frustrierend, wenn anschließend H. Kappauf, Nürnberg, zitiert wird: „Ein voreiliger Themenwechsel zur seltenen Möglichkeit einer

Spontanremission hilft allenfalls dem Arzt, angstbesetzten Gesprächsthemen auszuweichen." Auf die Frage: Gibt es denn Verhaltensweisen oder Lebensstiländerungen, mit denen der Patient die Chance einer Spontanremission erhöhen kann, anwortet er: „Die bisherige, seriöse Spontanremissionsforschung erlaubt derartige Empfehlungen nicht. Spontanremissionen sind genauso heterogen wie Krebserkrankungen und die biologische Endstrecke einer Differenzierung von Tumorzellen oder deren Absterben wird wohl über sehr verschiedene endogene Mechanismen induziert." [xv] (Münchner Medizinische Wochenschrift; 139, 1997)

Wieviele von uns kennen die Bemerkung von sich selbst oder von einem Mitmenschen „ich bin sauer". „Daß der pH-Wert des Gehirns Einfluß auf die Intelligenz eines Menschen hat, publizierte (in: Proceedings of the Royal Society of London) kürzlich ein britisches Forscher-Team des John-Radcliffe-Krankenhauses in Oxford. Demnach haben Menschen mit einem alkalischen pH einen höheren IQ. Wie in New Scientist (15.08.96) berichtet, wurden 42 Jungen zwischen 6 und 13 Jahren untersucht. Mittels Magnet-Resonanz-Spektroskopie (MRS) ermittelte man den pH-Wert des Gehirns, parallel dazu den Intelligenzquotienten in einem gängigen Test. Im pH-Bereich zwischen 6,99 und 7,09 wurde der IQ von 63 auf 138 sogar mehr als verdoppelt. Nach Ansicht von R. Lynn, em. Professor für Psychologie an der Universität in Ulster, wäre es möglich, daß der pH-Wert die Geschwindigkeit der neuronalen Signalübertragung und damit die Intelligenz beeinflußt. Andere Experten sind dagegen skeptisch: D. Attwell vom University College in London gibt zu bedenken, daß der pH-Wert im Gehirn eines Menschen stark schwankt. Aufschlußreich wäre seiner Ansicht nach den IQ derselben Person zu verschiedenen Tageszeiten zu bestimmen und wenn der pH-Wert des Gehirns z.B. durch Hyperventilation künstlich verändert wurde." [xvi] (Münchner Medizinische Wochenschrift; 138, 1996)

Langweilig? Wo ist der Bezug? Ein Teil des Problems entstand dadurch, daß wir bei der Untersuchung der Phänomene versäumt haben, den Menschen als ganzheitliches Wesen zu betrachten. Beim Bemühen, Phänomene des Lebens zu untersuchen, haben wir einzelne Vorgänge voneinander getrennt und schließlich die Gestalt des ganzen aus den Augen verloren. So betrachten wir auch das Nervensystem als vom Immunsystem getrennt, da sie sich zunächst sehr unähnlich scheinen. Dennoch aber sind die Organe des Immunsystems, Thymus, Milz, Lymphknoten, Peyer'sche Plaques und das Knochenmark nicht allein durch Nervenfasern miteinander verbunden, sie stehen auch durch die in Blut und Lymphe sich frei bewegenden immunkompetenten Zellen in Verbindung.

Je differenzierter die Forschung in der Lage ist, ihre Fragestellungen zu untersuchen, desto mehr wird offenbar, daß diese Systeme, wie schließlich alle Systeme des Körpers, ein aufs engste miteinander verbundenes Netzwerk darstellen. Das Wissen um die Wirkungsweise und den Informationsgehalt von Endorphinen, Neurotransmittern und Hormonen und Zytokinen und um ihre Rolle bei der Kommunikation der Systeme miteinander wächst von Tag zu Tag.

Candace Pert, Direktor des Bereichs Brain-Biochemistry am amerikanischen NIH (National Institute of Health), kommentiert sinngemäß, daß die Unterscheidung zwischen Gehirn und Körper nicht länger haltbar sei. [xvii] (Wilson, 1997) Tatsächlich hat sich nachweisen lassen, daß auch die weißen Blutkörperchen Rezeptoren für Steuersubstanzen des Nervensystems besitzen. [xviii] (Borysenko, 1990, S. 46). Das heißt, unser Denken beeinflußt unseren Körper und unser Körper beeinflußt unser Denken. Nichts ganz neues, das ist wahr. Jedoch benehmen wir uns die meiste Zeit, als würden wir davon nichts wissen, als vertrauten wir ausschließlich auf Chemie und Technik, auf die Erzeugnisse der Pharma-Industrie und die Dateien der Wissenschaftsfabriken. Die Dringlichkeit einer Neubesinnung wird von Tag zu Tag deutlicher.

Es ist ein sehr populärer Mythos, daß die Infektionskrankheiten sich durch Antibiotika und Impfungen kontrollieren ließen. Aber **in den USA**, einer der fortgeschrittensten Nationen der Erde hinsichtlich der Anwendung von Medizintechnik, ergab sich folgendes Phänomen: Während **1982 die Sterblichkeit an infektiösen Erkrankungen an 5. Stelle der Sterblichkeitsstatistik** lag, ergab sich bis **1992 ein Anstieg um 58 %**, so daß die Sterblichkeit durch infektiöse Erkrankungen **jetzt auf dem 3. Platz der Statistik der Todesursachen** liegt. [xix] (Wilson, 1997). Auch bei uns häufen sich die Schlagzeilen, die auf das Versagen antibiotischer Therapien hinweisen. Unter der Überschrift „**Penicillin-Resistenzen bei Streptokokken; ein dramatischer Anstieg in Europa**" ist hinsichtlich von Atemwegsinfektionen folgendes zu lesen: Die Resistenzquoten gegen Standardmedikamente wie Penicilline und Makrolide haben bei den häufigsten Erregern – Streptococcus pneumoniae, Haemophilus influenzae und Moraxella catharralis – in einer Reihe von europäischen Ländern ein beachtliches Ausmaß erreicht und nehmen weiter zu. Besorgnis erregt insbesondere der Anstieg der Penicillin-Resistenz bei Pneumokokken. Die Quote resistenter Keime bewegt sich laut A.M. Geddes, Birmingham, zwischen 4 % in Deutschland und Großbritannien und mehr als 40 % in Spanien. In Frankreich, Ungarn sowie in vielen außereuropäischen Ländern, einschließlich der USA, werden Quoten von 20 % bereits überschritten. Auch die Erythromycin-Resistenz von Streptococcus pneumoniae liegt in Ländern wie Frankreich schon jenseits der 20 %-Marke. Haemophilus influenzae-Stämme produzieren mittlerweile bis zu 20 – 30 % Betalactamase (und sind damit immun gegen entsprechende Antibiotika)[2]. Erythromycin besitzt gegenüber Haemophilus influenzae oft nur noch „marginale Effektivität", so Geddes. Bei Moraxella catharralis nähert sich der Anteil der Betalactamase-produzierenden Stämme 100 %." [xx] (MMW, 139, 1997)

Unter der Überschrift „Infektologie / Die zunehmende Antibiotika-Resistenz von Keimen erfordert Umdenken" ist in der Ärzte-Zeitung u.a. zu lesen: „Neu ist jedoch das Ausmaß und die rasche Ausbreitung resistenter Erreger sowie das seit Jahren verstärkte Auftreten von Multiresistenzen. Die Auswahl der verfügbaren Antibiotika wird immer stärker eingeschränkt, **Patienten mit bestimmten Infektionen sind bereits nicht mehr behandelbar.** Diese bedrohliche Entwicklung hinterläßt auch in Deutschland ihre Spuren. Noch ist die Situation zwar nicht so katastrophal wie in anderen Ländern, aber die zunehmende Antibiotika-Resistenz der Erreger erfordert auch hierzulande ein rasches Umdenken, betonte Prof. Bernd Wiedemann von der Universität Bonn beim 6. Hamburger Forschungsgespräch der Glaxo Welcome GmbH. Wo die Probleme tatsächlich lägen und welche Resistenzen es gäbe, könne allerdings niemand so genau sagen, da epidemiologische Daten hierzu fehlten. Ein bedeutendes Problemfeld hat es jedoch schon identifiziert. Wiedemann: **„Das Krankenhaus ist wahrscheinlich unsere größte Fabrik für resistente Bakterien,** nicht der einzelne ambulant behandelte Patient, auch wenn er falsch oder überflüssig mit Antibiotika behandelt wird; und auch nicht die intensive Tierhaltung, die Antibiotika bei der Fleischproduktion einsetzt." So sei die Resistenz gegen wichtige Antibiotika bei Erregern lebensbedrohlicher Krankenhausinfektionen seit 1990 erheblich häufiger geworden, wie die 1975 begonnene Studie der Paul-Ehrlich-Gesellschaft ergeben habe. Besonders kritisch sei die Situation auf den Intensivstationen, da hier pro Patient die meisten Medikamente verabreicht würden

---

[2] Ergänzung durch den Verfasser.

und dadurch ein hoher Selektionsdruck bestehe. Große Sorge bereitet dem Mikrobiologen vor allem der stark gestiegene Anteil Oxacillin-resistenter Staphylococcus-aureus-Stämme sowie die Entdeckung erster Vancomycin-resistenter Staphylokokken. Vancomycin sei, so Wiedemann, die letzte Waffe gegen multiresistente Staphylokokken gewesen... Weitere größere Probleme gäbe es in der Tuberkulosebehandlung von Drogenabhängigen oder AIDS-Patienten. „Vor allem bei atypischen Mycobakterien fehlt uns oft jede Möglichkeit zur Behandlung", betonte Wiedemann. Daneben seien heute **bei Infektionen im Krankenhaus auch schwach virulente Bakterien zunehmend bedeutsam, die noch vor 20 Jahren nicht als Krankheitserreger angesehen wurden.** Die hohe natürliche Antibiotika-Resistenz dieser Bakterien würde durch die Verwendung hochpotenter Antibiotika selektioniert. So könnte es vor allem bei schwerkranken Patienten zu Infektionen kommen, die es früher nicht gegeben habe. Manche dieser Patienten könnten mit den verfügbaren Antibiotika nicht behandelt werden. [xxi] (Nees, 1997)

Als Lösung wird die Überwachung der Resistenzentwicklung und die Suche nach neuen Wirkstoffen, die Aktivierung der Grundlagenforschung und die Verbesserung von Hygiene und Infektionsmanagement skizziert. Steven Mariott vom Glaxo Welcome Forschungszentrum in Verona in Italien äußert sich sehr optimistisch; er gehe davon aus, daß Glaxo Welcome vom Jahr 2000 an in den folgenden 10 Jahren **ein neues Antibiotikum pro Jahr auf den Markt** bringe. In ihrer Beilage zur Ärzte-Zeitung wirbt auch die Firma Bayer damit, daß die Bekämpfung lebensbedrohlicher Krankheiten das vorrangige Ziel von Forschung und Entwicklung in ihrem Hause sei. Unter anderem hätten politische Signale es ermöglicht, daß allein im Jahr 1996 1,7 Mrd. DM in Forschung und Entwicklung investiert werden konnten. Roboter-technologie ermögliche es, daß bis zu 100.000 Substanzen in einer Woche getestet werden können, während es 1993 nur wenige 1.000 im ganzen Jahr waren. Allein von dem neuen Leverkusener Verpackungsbetrieb, der mit einer Summe von 90 Mio. DM errichtet wurde, würden pro Jahr 50 Mio. Arzneimittel-Packungen in alle Welt verschickt. [xxii] (Bayer Vital 9/97)

Ob wir nicht doch an das Zusammenwirken von Geist und Materie oder gar an deren Identität glauben und mit dieser Erkenntnis umgehen lernen sollten? Wie wir an der amerikanischen Todesursachenstatistik sehen konnten, scheint die Natur uns doch um einiges voraus. Unter den Überschriften „Pesterreger sprachen nicht auf

Antibiotika an" und „Multiresistenter Pest-Erreger wurde in Madagaskar isoliert" referierte die Ärzte-Zeitung am 8. und 18. September 1997 einen Artikel aus dem New England Journal of Medicine (NEJM 337, 1997, S. 677). Den Angaben zufolge war ein 16-jähriger Mann an Beulenpest erkrankt. Die vorzugsweise zur Therapie verwendeten Antibiotika Chloramphenicol, Streptomycin, Tetracyclin und Sulfonamide hätten versagt. Auch Ampicillin, Kanamycin, Spectinomycin und Minocyclin seien wirkungslos gewesen. „Besorgniserregend sei, daß der Erreger die Resistenten im Labor schnell an andere Stämme weitergegeben habe. [xxiii] (Ärzte-Zeitung 18.09.97, S. 1). „Der Mann überlebte die Infektion schließlich doch mit Hilfe alternativer Medikamente". [xxiv] (Ärzte-Zeitung 08.09.97, S. 18)

Ein Kind an Diphtherie verstorben ......

Als Ende August 1997 ein Kind in der Gießener Universitätsklinik an Diphtherie verstarb, referierten die verschiedensten Zeitungen das Geschehen. „Angaben des Kreisgesundheitsamtes zufolge hatte sich das Kind, das nicht geimpft war, vermutlich bei Verwandten angesteckt, die von einem Besuch aus Rußland zurückgekehrt waren. **Die Verwandten selbst sind nicht erkrankt, sondern haben den Keim, der in Rußland zur Zeit epidemisch auftritt, nur übertragen.**[3] Weil die Universitätsklinik den Verdacht auf Diphtherie rasch meldete, konnte das Gesundheitsamt alle Kontaktpersonen des Kindes ermitteln und sie einer Behandlung mit Antibiotika unterziehen, um die Keime abzutöten. Nach Angaben des Kreisgesundheitsamtes besteht keine Ansteckungsgefahr mehr. **Dennoch wird nachdrücklich darauf hingewiesen, daß der einzige wirksame Schutz gegen die Diphtherie eine frühzeitige und vollständige Schutzimpfung ist.**[4] [xxv] (FAZ, 02.09.97)

Wie paradox die Argumentation in der Öffentlichkeit vorgetragen wird, belegen die beiden von mir hervorgehobenen Textstellen. Wenn der einzig wirksame Schutz die vollständige Schutzimpfung und die antibiotische Behandlung sein soll, erscheint es doch schwer erklärbar, daß die Verwandten, die den Keim übertragen haben sollen, selbst nicht erkrankten. Auch bleibt die Frage offen, ob bei den Kontaktpersonen, die antibiotisch behandelt wurden, zum Zwecke der Feldstudie, entsprechende Abstriche

---

[3] Hervorhebung durch den Verfasser.
[4] Hervorhebung durch den Verfasser.

mit Resistenztestungen angefertigt wurden, mit anderen Worten, ob es überhaupt Keime gab, die hätten abgetötet werden müssen. Ganz anders liest es sich in der Ärzte Zeitung: Unter der Überschrift „**Verspätete Diagnose: 3-jähriges Kind mit Halsbeschwerden starb am 6. Krankheitstag**" wird vom Stadtgesundheitsamt Offenbach dringlich empfohlen, fehlende Impfungen gegen Diphtherie in jedem Falle nachzuholen und bei begründetem Diphtherie-Verdacht sofort Antitoxin zu verabreichen. **Das Kind hatte, ohne Klärung der Krankheitsursache durch einen Abstrich, zunächst Penicillin erhalten.** Erst bei Verschlechterung des Zustandes am 3. Krankheitstag wurde ein Abstrich entnommen. [xxvi] (Ärzte-Zeitung 23.09.97, Nr. 170, S. 4)

- Man kann zum Impfen aufrufen.
- **Man kann und sollte jedoch zur Grundlage einer jeden antibiotischen Behandlung die Entnahme eines Abstriches fordern**; zum einen, um unnötige Antibioatikabehandlungen zu vermeiden und zum anderen, um bei resistenten Keimen gleich zum richtigen Mittel greifen zu können.
- Man kann und sollte nach alternativen Wegen, auch **nach gesunden Ernährungs- und Lebensweisen suchen, Krankwerden zu vermeiden**, bzw. Heilung zu fördern.

Krieg gegen die Krankheit?

Angst vor Erkrankung fördert das Erkranken. Angst, nicht zu genesen, fördert langwierige, vielleicht anstrengende oder gar schlimme Verläufe. Angst vor dem Tode tötet. Das Sprichwort „Der Feigling, der stirbt tausend Tode, der Tapfere nur einen", ist mehr als eine Plattheit. Die Unfähigkeit des Immunsystems, eine Erkrankung auszuheilen, wird durch unsere innere und äußere Haltung mit bedingt.

Im Falle unserer Kinder oder Schutzbefohlenen sind wir es bzw. ist das Umfeld verantwortlich für das Gefühl von Stärke und Sicherheit bzw. Angst und Niederlage. **Setzen wir weiterhin ausschließlich auf das mechanistische Weltbild, in dem Krankheit als Angriff, Medizin als Krieg und Gesundheit als Sieg über die Eindringlinge verstanden wird, werden wir unterliegen, da wir den größten, den kreativen Teil unserer menschlichen Natur, Geist und Seele außer acht lassen.** Auf Forschung und Statistik vertrauend haben wir die jeweilige Fragestellung aus ihrem Zusammenhang gelöst. Somit kann das Ergebnis nur noch für diesen ganz speziellen, herausgelösten Sachverhalt zutreffend sein. Während wir auf Materie und

Biochemie setzen, lassen wir völlig außer acht, was bereits unsere Großeltern und vor ihnen ungezählte andere Generationen wußten: **Ein Wort vermag oft mehr als eine ganze Armee.**

Vor Aufregung, sei es Angst oder Freude, zu sterben – daß dies möglich sei, hat sich herumgesprochen. Mit der gleichen Kraft zu gesunden – warum sollte dies nicht möglich sein?

Sind es doch Geschäftsinteressen, der Wunsch nach Macht und Ansehen, der Forschung und Lehre, Ausbildung und täglichen Betrieb manipuliert haben, den Geist auszusperren und allein auf der materiellen Ebene das Heil zu suchen?

Es bleibt also zu hinterfragen, ob es stimmt, wenn wieder und wieder in den verschiedensten Artikeln behauptet wird, daß der Impfschutz der Bevölkerung immer größere Lücken aufweise. Unter der Überschrift: „Minister setzt Impfempfehlung jetzt in Kraft" wird da z.B. beschrieben, daß der rheinland-pfälzische Gesundheitsminister eine neue Verwaltungsvorschrift in Kraft setze, die die Immunisierung gegen Kinderlähmung, Diphtherie, Wundstarrkrampf, Keuchhusten, Masern und Röteln empfehle, wobei sich der Minister auf die Empfehlung der Ständigen Impfkommission am Robert-Koch-Institut, Berlin, berufe, um sicherzustellen, „daß sich Rheinland-Pfalz stets am aktuellen Stand der Wissenschaft orientiere." [xxvii] (Ärzte Zeitung Nr. 156, S. 8)

Was ist der derzeitige Stand der Wissenschaft? Nehmen wir die Universität Gießen, die vom 3. Juni bis 3. Juli 1997 eine „Gesundheitsvorsorge-Aktion" durchführte. Beteiligt waren die Techniker Krankenkasse, das Gesundheitsamt, das Studentenwerk, der Betriebsärztliche Dienst der Uni und **die Firma Chiron-Behring**. Im Rahmen der Aktion haben sich 1.069 Studierende und Angestellte der Universität impfen lassen. **„Bemerkenswert ist, daß der Schutz gegen derartige Erkrankungen nur bei 300 der insgesamt 1.500 Personen, die sich aus Hochschule und Uni-Klinikum daran beteiligten, ausreichend war."** [xxviii] (Frankfurter Rundschau, 20.08.97). Im gleichen Artikel steht, daß Infektionskrankheiten weltweit die Hauptursache eines vorzeitigen Todes seien und 1995 17 Mio. Menschen aufgrund einer solchen Erkrankung verstorben sind. Dann wird erwähnt, daß **auch in Mitteleuropa infektionsbedingte Erkrankungen** einen Anteil von **60 % aller akuten Erkrankungen** ausmachten und notwendige Auffrischungsimpfungen oft wenig wahrgenommen würden. „Auch innerhalb Deutschlands gebe es Fälle von

Diphtherie-Infektionen, die unter nicht geimpften Menschen sogar zum Tode führen könnten, so Barbara Breitenbach bei der Vorstellung der Impfaktion. 1996 seien in der Bundesrepublik 3 solcher Erkrankungen, im Jahr zuvor sogar 4 registriert worden. Verbreiteter noch sei der Wundstarrkrampf (Tetanus). 1996 erkrankten daran in Deutschland 17 Personen." (Frankfurter Rundschau, 20.08.97). In einem anderen Artikel über die gleiche Impfaktion steht: „Erhebliche Impflücken bei Erwachsenen sind jetzt erneut in einer Impfaktion belegt worden... Nur bei der Hälfte von ihnen war der Impfschutz gegen Tetanus ausreichend, gegen Poliomyelitis bei einem Viertel und nur bei etwa 12 % gegen Diphtherie." [xxix] (Ärzte Zeitung; 24.9.1997, S. 18)

Tatsächlich dürften bei vielen Erwachsenen die Antikörper-Titer nicht dem entsprechen, was nach laborchemischen Gesichtspunkten einen Schutz vor einem möglichen Infekt gewährt.

Tatsächlich stimmt aber auch, daß die übrigen Mechanismen, die einen Schutz vor Infektionen gewähren, oft nicht bekannt sind bzw. in ihrer Wertigkeit weit unterschätzt werden. Diese sind z.B. **eine gesunde Seelenhygiene, stabile soziale und wirtschaftliche Verhältnisse, gesunde Ernährung und selbstverständlich vernünftige Hygiene.** Wenn der Impfschutz in dem Maße unzureichend sei, wie hier proklamiert wird, um den Umsatz an Impfmitteln und die Impfbereitschaft zu fördern, und wenn tatsächlich Erkrankungsfälle auftreten, was ja der Fall ist, dann müßten sich diese Erkrankungen in Windeseile, wie ein Lauffeuer in der Bevölkerung verbreiten, so daß es keineswegs nur bei 4 Diphtherie-Erkrankungen unter 81 Mio. Bürgern bleiben könnte. Es ist offensichtlich, daß das Risiko der Ansteckung bzw. das Risiko angesteckt, merkbar und heftig zu erkranken, offensichtlich ein anderes ist, als in den Darstellungen diskutiert wird.

Sobald wir uns bemühen, andere Aspekte der Infektionserkrankungen zu erfassen, können wir der Erkenntnis nicht länger entgehen, daß wirtschaftliche Interessen von einzelnen Gruppen und Verbänden bei der Diskussion um die Prävention übertragbarer Krankheiten eine massive Rolle spielen. Schon taucht **das Wort vom „staatlich verordneten Impfzwang"** auf, wenn der auch gegenwärtig noch in der Öffentlichkeit abgelehnt wird. Wenn es dann aber heißt: „Allerdings sollten Mediziner alle ihnen zur Verfügung stehenden Mittel nutzen um hier „Überzeugungsarbeit" zu leisten" [xxx] (Ärzte Zeitung Nr. 176, S. 4), so gibt das sehr zu denken.

Es bleibt unangenehm aber wahr, daß Ärzte und pharmazeutische Industrien sowie medizinisches Personal vorwiegend vom kranken Patienten leben und nicht vom gesunden. Solange das so bleibt, und die Erziehung durch Familie, Medien, Schule und Staat das mechanistische Weltbild stützt, ohne zugleich an die ungezählten Menschen zu erinnern, die unter den härtesten Bedingungen, ungeimpft, ihren Dienst am Menschen verrichten, ohne zu erkranken und die damit beweisen, daß Krankheit und Gesundheit weit mehr Aspekte umfassen als Antikörper-Titer und Krankengeld, müssen wir uns fragen, ob unsere Einstellung und unser Handeln gesunde Kinder bedroht? **Impfen wir gesunde Kinder krank?**

„Vereinbarungen auf Selbstverwaltungsebene könnten beispielsweise sicherstellen, **daß Kinderärzte** bei Impfungen ihrer kleinen Patienten **auch die** sie begleitenden **Erwachsenen vor Polio, Diphtherie und Tetanus schützen dürfen. Diese Leistung müsse dann auch abzurechnen sein.**[5] [xxxi] (Ärzte Zeitung Nr. 176, S. 4) Diktiert die Notwendigkeit solche Vorschläge oder ist es ein billiger Köder, letztlich Milliardenumsätze zu ermöglichen?

Industrienationen im Schulterschluß

„Impfaufklärung" und „Überzeugungsarbeit" werden immer größer geschrieben und belohnt. So erhielten zwei Kinderärzte einen mit 20.000 DM dotierten Preis von der Firma Procter & Gamble Pharmaceuticals für ihre Öffentlichkeitsarbeit im Namen der Förderung des Impfgedankens. [xxxii] (Ärzte Zeitung Nr. 183, S. 16) Doch das scheint nicht genug.

Viel deutlicher ist der Artikel „Das Impfen – Auch in Ihrer Praxis eine ausbaufähige Leistung?", in dem wir lesen können **„Angesichts der Budgetierung des ärztlichen Honorarvolumens und dem damit verbundenen Punktwert-Verfall sind viele Ärzte gezwungen, sich neue Einkommensquellen zu erschließen.** Daran ändern auch die zum 1. Juli 1997 in Kraft getretenen Praxis- und Zusatzbudgets nichts. Nun ist es nicht unbedingt jedermanns Sache, sich zusätzlich zu seiner eigentlichen ärztlichen Tätigkeit dem Verkauf von Gesundheitsprodukten auf Milchpulverbasis oder von orthopädischem Schuhwerk – beispielsweise auf den Namen des Ehepartners – zu widmen... **Man muß aber nicht unbedingt mit Gesundheitspro-dukten handeln, um der Praxis zusätzliche Einnahmen zu sichern. So liegt z.B. ein sofort erzielbarer Zusatznutzen in der konsequenten Durchführung von**

primär-ärztlichen Maßnahmen wie der Durchführung von Schutzimpfungen aller Art. Der Markt hierfür ist riesig... Die WHO hat es sich zum Ziel gesetzt, bis zur Jahrtausendwende den ganzen Planeten von Poliomyelitis zu befreien. Dazu sollen entsprechende Maßnahmen ergriffen werden. So ist neuerdings in den USA in der Diskussion, die Masern-Impfung bei der Einreise zwingend vorzuschreiben.[6] Grundsätzlich gilt, daß alle öffentlich empfohlenen Impfungen der Volksgesundheit dienen. Impfungen zählen zu den ureigenen ärztlichen Aufgaben."
[xxxiii] (Thomae 8/97, S. 4)

Wenigstens zwei Aspekte begegnen uns dort: Zum einen ist dort der wirtschaftliche Anreiz, sein Denken und seine Argumentation so einzustellen, daß **eine Geldquelle erschlossen** wird und zum anderen erhalten wir ein Argument darin, daß wir äußern können: **Der möglicherweise Erkrankende gefährdet den, der um jeden Preis gesund sein will.**

Die nicht geimpften und die nicht impfenden werden zu Außenseitern, zur Gefahr für die Gemeinschaft, zu sozialen Schädlingen. Wenn alles nicht funktioniert – dieser Hebel wird sitzen. Die Mechanik hat Geschichte. Mit unglaublicher Klarheit ist bewiesen, daß diese Argumentation durch alle Schichten und Berufe in der Lage ist, Angst zu mobilisieren, die sich im Druck auf den Mitmenschen äußert und zu Handlungen führt. Wohldosiert, ein Vierteljahr später können wir die große Überschrift lesen: „**Sind demnächst Impfbescheinigungen für Deutsche im Ausland nötig?**". Der Artikel führt weiter aus: Bei den niedrigen Impfraten der deutschen Bevölkerung muß in absehbarer Zeit damit gerechnet werden, daß die USA **und europäische Nachbarländer**[7] Impfbescheinigungen vor einer Einreise verlangen. Darauf wies der Pädiater Prof. Dr. Burkhard Stück vom Berliner Rudolf-Virchow-Klinikum vor Journalisten zum 1. Berlin-Brandenburgischen Impftag hin... Die **Masern-Erstimpfung wird hierzulande bei 70 % der Kinder vorgenommen.** Bei der empfohlenen **zweiten Impfung** sind es aber **nur noch 10 %** eines Jahrgangs. Durch die Impflücken bei fast der Hälfte eines Jahrgangs komme es immer wieder zu Masern-Endemien, die besonders bei den zunehmend betroffenen jungen Erwachsenen mit einer hohen Komplikationsrate verbunden sind."
[xxxiv] (Ärzte Zeitung;20.11.97, S. 12)

---

[5] Hervorhebung durch den Verfasser.
[6] Hervorhebung durch den Verfasser.
[7] Hervorhebung durch den Verfasser.

Daß selbst durch höchste Impfraten Masernausbrüche nicht zu vermeiden sind, konnten Sie im Kapitel über Masern am Beispiel der Vereinigten Staaten lesen. Wenn es nun einmal Menschen gibt, die bei Impfungen nicht reagieren, ist damit nichts anderes bewiesen, als daß es auch Menschen gab und gibt, die bei Epidemien nicht erkranken. Nachdem aber bei einer natürlichen Erkrankung die Immunität für ein Leben anhält – **gibt es dann wirklich genügend Argumente trotz des Risikos, chronische Erkrankungen auszulösen, zu impfen?**

Was den Druck der europäischen Nachbarländer anbelangt, sei auf die Vorgänge in Italien hingewiesen, die im Zusammenhang mit der Hepatitis B-Impfung an die Öffentlichkeit gedrungen sind[8]. Wieder bleibt die Frage ob es stimmt, wenn aus so vielen Mündern im Chor gerufen wird: Impflücken sollten geschlossen werden.

Über Allergien

Nach einer Untersuchung des EMNID-Institutes an 6.000 Bundesbürgern ergab sich, daß zur Zeit fast jeder vierte Mensch in diesem Lande an einer allergischen Erkrankung leidet. 41 % dieser Patienten leiden an Heuschnupfen. Nahezu jeder dritte von ihnen wird später ein Bronchialasthma entwickeln. [xxxv] (Ärzte-Zeitung, Nr. 152, 28.08.97)

Zu Beginn dieses Jahrhunderts waren Heuschnupfen-Erkrankungen, wie weiter vorne in diesem Buche ausführlich erwähnt, äußerst selten. Zeitgleich mit Einsetzen der Massenimpfaktionen wuchs die Zahl der allergischen Erkrankungen sprunghaft an. Ob da wohl ein Zusammenhang besteht? Die meisten von Ihnen haben gelernt, **beim Innenausbau formaldehydhaltige Werkstoffe** zu **vermeiden. Weder wollen Sie Formaldehyd im Teppichboden, noch in den Spanplatten oder in der Lackierung der Schrankwand.** Daß aber Säuglinge, deren Organ- und insbesondere deren Gehirnentwicklung noch nicht abgeschlossen ist, die gleiche Menge davon unter die Haut gespritzt erhalten, wie ein 100 kg schwerer Möbelpacker, der sich vielleicht eben beim Einräumen der besprochenen Schrankwand verletzt hatte, muß sehr zu denken geben. Das Denken muß um so intensiver sein, da Sie alle wissen, daß sogar banale Arzneien wie die Paracetamol enthaltenden Fieberzäpfchen oder die so oft erwähnten Antibiotika nach Gewicht oder zumindest nach Altersklassen dosiert werden. Nochmals nachdenklicher dürfte uns stimmen, wenn wir uns vergegenwärtigen, was zu Beginn dieses Buches über den **Quecksilberanteil von Thiomersal** gesagt wurde, das **häufig zusammen mit Formaldehyd und dem Impfstoff verabreicht** wird. So oft ist **das Ganze mehr als die Summe seiner Teile.** Man denke nur an das explosive Schwarzpulver, dessen einzelne Bestandteile Kohle, Salpeter und Schwefel, jedes für sich, eine völlig andere Charakteristik offenbaren. Es ist also nicht nur das Impfen, das es zu hinterfragen gilt, sondern es ist die Kombination von Impfstoffen mit toxischen Substanzen, der Transport, in gelöster Form, geschüttelt - potenziert - in der besonderen Situation, daß sie den Hoffnungsträgern unserer Zivilisation zu einem Zeitpunkt unter die Haut, das heißt, also unter Vermeidung der gewöhnlichen Schutzbarrieren, zu einem Zeitpunkt verabreicht werden, da die Gehirnentwicklung noch nicht abgeschlossen und die Organreifung in vollem Gange ist. Die Gefahr chronische Schäden, deren Wirkungen sich erst nach mehreren Monaten oder wenigen Jahren offenbaren wird, ist so ungeheuerlich, daß alternative Wege, sich selbst gesund zu erhalten, intensiv studiert werden müssen.

„**Ob ein Kind eine Allergie entwickelt, hängt ganz entscheidend von der genetischen Prädisposition ab:** Sind **beide Eltern gesund**, so beträgt das **Allergierisiko des Kindes nur 10 %.** Hat **ein Elternteil eine Allergie**, liegt das **Risiko des Kindes bei 30 %,** sind **beide Eltern Atopiker** und haben die gleiche Allergie, beträgt es sogar **80 %.** Außerdem können auch die Allergen-Belastungen des Kindes beim Heranwachsen und die Ernährung zur Entstehung von Allergien beitragen... Auch der Konsum allergen-reicher Nahrungsmittel wie Eier, Nüsse und Fische begünstigt die Manifestation von Allergien... Außerdem sollten die Neugeborenen möglichst über einen Zeitraum von 6 Monaten ausschließlich gestillt werden. Typisch für Kinder, die frühzeitig an einer Allergie erkranken, ist eine sogenannte Allergiekarriere: Schon in den ersten Lebensmonaten kann eine atopische Dermatitis auftreten, oft begleitet von einer Nahrungsmittelallergie. Nach Daten der ETAC-Studie sind **32 % der 1-jährigen Kinder mit atopischer Dermatitis bereits gegen Kuhmilch-Antigene sensibilisiert, gegen Antigene in Eiern sind es sogar 45 %.** Eine atopische Dermatitis und Nahrungsmittelallergien klingen beim Heranwachsen der Kinder häufig wieder ab, dagegen treten ab dem 3. Lebensjahr Allergien der Atemwege wie Heuschnupfen und Asthma in den Vordergrund." [xxxvi] (Ärzte-Zeitung, 152, 28.08.97, S. 10)

---

[8] Nachzulesen unter anderen in meinem Buch „Goldrausch"

Nach der Lektüre dieser Studie ist das sprunghafte Anwachsen der Erkankungen des atopischen Formenkreises nicht länger verwunderlich. Das Schlüsselwort, „genetische Prädisposition" weist darauf hin, daß auch konservativ denkende Mediziner sich der Erkenntnis nicht länger verschließen können: Minimale genetische Veränderungen, die, auch unter Berücksichtigung der multifaktoriellen Genese, sich schließlich in der Entstehung allergischer Erkrankungen ausdrücken können, werden an die Kinder weiter gegeben. Diese Kinder aber sind wenigstens im gleichen Maße den krankmachenden Umständen ausgesetzt. Sollten gar die Impfungen mit ihren arzneilichen Hilfsstoffen und dem ins frühe Säuglingsalter vorverlegten Impfalter unter die krankmachenden Wirkungen gezählt werden müssen, sind bei den heutigen Impfempfehlungen die biologischen Systeme unserer Kleinkinder erheblich größeren Gefährdungen ausgesetzt. Zur genetischen Belastung addiert sich das biochemisch statistische Risiko. Zu diesem Gesamtrisiko addiert sich das Angstpotential der Eltern und des Umfeldes. Das alles führt vermehrt zu erschreckenden Verläufen, wodurch sich schließlich dieser Teufelskreis zum Selbstläufer entwickelt und verstärkt. **Das funktioniert so lange, bis, allem zum Trotz, dennoch genügend Menschen eine Form des Bewußtseins entwickelt haben, das es ihnen erlaubt, gesund zu bleiben.**

Die Zweiseitigkeit der Betrachtung können wir am Gegenstand der Tuberkulose erfahren. Während sie in vielen schlecht entwickelten Nationen ein ernstzunehmendes Problem ist, nimmt in den Industrienationen die Häufigkeit der Erkrankungen des atopischen Formenkreises[9] und ihrer Folgeerkrankungen stetig zu. „Jetzt wurde **durch eine japanische Studie die Theorie gestärkt, daß ein unterfordertes Immunsystem zur Atopie beiträgt**. Danach haben **Tuberkulin-positive japanische Kinder eine niedrigere Allergie-Prävalenz und niedrigere IgE-Serumspiegel als ihre Tuberkulin-negativen Altersgenossen** (Sience 275, 1977). 867 Kinder wurden untersucht, von denen im Alter von 12 Jahren bei 58 % der Tuberkulintest positiv war. **Der Anteil an Kindern mit aktuellen atopischen Symptomen war unter den Tuberkulin-negativen Kindern dreimal so hoch wie bei den Kindern mit positivem Test.** Eine Remission atopischer Symptome war bei den Tuberkulin-positiven Kindern sechs- bis neunmal häufiger beobachtet worden." [xxxvii] (Ärzte-Zeitung Nr. 152, 28.08.97, S. 10)

---

[9] Z.B. Allergien, Asthma und Neurodermitis

Was wir weiter vorne schon im Zusammenhang mit den Masern beschrieben gefunden haben, scheint auch für die Tuberkulose zu gelten: Das Überstehen einer Erkrankung kann vor dem Auftreten anderer Erkrankungen schützen.

Prof. A. Seaton von der Universität Aberdeen stellte auf einer Presse-Konferenz anläßlich des 6. Internationalen Inhalationssymposiums in der Medizinischen Hochschule Hannover die Frage, **ob ein gewisser Grad an Luftverschmutzung Kinder dafür schützen könne, Asthma zu entwickeln.** „Trotz stetig abnehmender Luftverschmutzung erkranken immer mehr Menschen in Westeuropa und den Vereinigten Staaten an Asthma... So seien **in Erfurt in den Jahren 1990/91 zwar mehr Menschen an Bronchitis aber weniger Bewohner an Asthma erkrankt als in Hamburg, obwohl in Erfurt die Luft wesentlich mehr Schwefeldioxid und Ruß enthielt.**" Auch fehlende Infektionen im frühen Kindesalter und veränderte Ernährungsgewohnheiten könnten für die Zunahme von Asthmaerkrankungen verantwortlich sein." [xxxviii] (Ärzte-Zeitung Nr. 48, 13.03.97, S. 20)

Auch die Experten sind sich über die Gewichtung der einzelnen Faktoren nicht einig. Das gibt Anlaß zur Frage, ob die Spaltung zwischen Schulmedizin und Erfahrungsheilkunde überhaupt real existiert. Bei genauem Betrachten beweist sich auch klassisches Vorgehen als von Erfahrung abgeleitet. Was schließlich im besonderen Fall über den Ausgang entscheidet, ist häufig dem direktem Zugriff entzogen.

Ob die schnelle Beseitigung eines Infektes durch die Gabe eines Antibiotikums wirklich langfristig eine stabilere Gesundheit bewirkt als die naturgemäße Ausheilung, wie die Werbung Glauben machen will, bleibt sehr fraglich. Wie weit die Unterstützung durch pflanzliche, homöopathische oder andere Mittel der Naturheilkunde in der Lage ist, die Entwicklung der Menschen zu fördern, wird jeweils erst die Geschichte des betroffenen Menschen offenbaren. Auf dessen Lebensweg allerdings spielen soviele „Kleinigkeiten" eine scheinbar unwesentliche Rolle, daß der Versuch, das optimale Vorgehen zu berechnen, sicherlich wenigstens ebenso vielen Variablen unterliegt, wie die Kalkulation eines Tornados, der durch den Flügelschlag eines Schmetterlings würde ausgelöst werden können.

Allzu gern sind wir bereit, unsere Eigenverantwortung an Experten zu delegieren. Dabei lassen wir außer acht, daß Verantwortung niemals delegierbar ist. Aus diesem Dilemma führt meines Erachtens nur der Weg, daß wir uns dieser Verantwortung stellen, daß wir, ein jeder für sich und alle gemeinsam, unser ganzes, uns als Menschen zur Verfügung gestelltes geistiges und körperliches Potential entwickeln.

Ich weiß, was ich will – oder?

Um Eigenverantwortung wahrnehmen zu können, für uns und die uns anvertrauten Kinder und Schutzbefohlenen, ist es unumgänglich, die eigenen Bedürfnisse zu erfassen, dieselben dann zu äußern, anzumelden und durchzusetzen. Kurz – wir müssen wissen, was wir wollen.

Leben bedeutet Kommunizieren, bedeutet in irgendeiner Form miteinander in Resonanz sich zu befinden, bedeutet Austausch von Energie, Information und Nährstoffen.

Der Einzeller, die Pflanze und der Mensch existieren niemals losgelöst von ihrer Umwelt oder gar losgelöst aus dem Kosmos.

Leben bedeutet also auch, Teil einer Gemeinschaft zu sein. Je größer der Zellenstaat, desto größer das Phänomen der Resonanz, das Feld, das er selbst ausfüllt und das ihn umgibt. Das Ganze ist mehr als die Summe seiner Teile. Die Komplexität der Erscheinungen wächst. Aus dem unendlichen Schöpfungsraum manifestieren wir unsere Grenzenlosigkeit in endlichen Dimensionen. So kam es dann, daß wir als Wesen uns verkörperten, die riechen, schmecken, fühlen, sehen und hören können und die darüber hinaus in der Lage sind, sich durch Sprache und allerlei Ausdrucksweisen mitzuteilen. An jeder unserer Lebensäußerungen sind tausende und abertausende von Zellen beteiligt. Der Gefühlsausdruck in der Stimme einer Opernsängerin, der Ausdruck von Mimik und Positur, **alles ist eins. Darin ist** auch **die Lösung** für den Prüfungskandidaten, das Kind mit seinem Gedicht und uns, wenn wir mit einem neuen Anzug zu irgendeinem Vorhaben aufbrechen: Ganz in der jeweiligen Handlung aufzugehen, **authentisch zu sein**, dieses und jenes **im Jetzt** von ganzem Herzen und Gemüte zu leben, heißt Sicherheit anstelle von Angst zu verwirklichen.

Leben bedeutet also, auch mittels der Organe unserer Wahrnehmung, uns und unsere Umwelt zu erfassen. Unsere Bedürfnisse und die Belange und Notwendigkeiten unseres Partners oder der Partnerin und unserer Kinder zu erkennen, und darauf zu antworten, ist Teil des Lebens. Im Idealfall können wir so miteinander in Resonanz sein, so wunderbar miteinander schwingen, daß der eine das verlängerte Organ der anderen ist und umgekehrt.

Miteinander verschmelzen

In die Form einer Geschichte gekleidet berichtet die amerikanische Ärztin Marlow Morgan über ihre Erfahrungen. Aus dem Blickwinkel eines australischen Ureinwohners, der über seinen Stamm berichtet, erzählt sie folgendes:

„Oota glaubt, daß die >wahren Menschen< deshalb **Zugang zu Telepathie** haben, weil sie **niemals lügen, ja nicht einmal die Wahrheit beugen**, Halbwahrheiten akzeptieren oder eine Behauptung ohne Substanz aufstellen. Die Devise lautet: Keine einzige Lüge, und deshalb haben sie auch nichts zu verbergen. Diese Menschen haben keine Angst davor, ihren Geist für neues zu öffnen, und sie sind **immer bereit, die anderen an ihrem Wissen teilhaben zu lassen**. Ooota erklärte mir, wie das System funktioniert. Wenn z.B. ein zweijähriges Kind ein anderes mit einem Spielzeug hantieren sieht – vielleicht einem Stein, den es an einer Schnur hinter sich herzieht – und versucht, diesem Kind sein Spielzeug abzunehmen, spürt es sofort, wie sich die Augen aller Erwachsenen auf es richten. Sofort weiß es, daß sein Vorhaben, das Spielzeug ohne Erlaubnis des anderen zu nehmen, nicht verborgen geblieben ist und nicht gut geheißen wird. Das andere Kind wird gleichzeitig lernen zu teilen und erfahren, daß es nicht gut ist, sein Herz an Gegenstände zu hängen. Dieses Kind hat erfahren, welchen Spaß das Spielen mit dem Stein macht. Die Erinnerung daran hat sich ihm eingeprägt. **Wichtig und erstrebenswert ist das Glücksgefühl, nicht der Gegenstand selbst.** Telepathie – eigentlich ist es die Verständigungsart, die für uns alle völlig natürlich sein müßte. Wenn alle Menschen diese Form der Kopf-zu-Kopf-Unterhaltung nutzten, gäbe es keine verschiedenen Sprachen und Alphabete mehr, die die Verständigung untereinander erschwerten. Aber in einer Welt, wo die Leute ihre Arbeitgeber bestehlen, das Finanzamt betrügen und sich mit Seitensprüngen brüsten, würde sie wohl kaum funktionieren. Es würde wohl niemandem behagen, wenn man ihm im wahrsten Sinne des Wortes >in den Kopf< blicken könnte. Wir müssen zu viele Enttäuschungen, zu viele Verletzungen und zuviel Bitterkeit verbergen... Die >wahren Menschen< glauben nicht, daß die menschliche Stimme zum Sprechen geschaffen wurde. Man spricht mit dem Kopf. Wenn die Stimme zum Sprechen benutzt wird, werden die Unterhaltungen in der Regel nichtssagender, überflüssiger und weniger inspiriert. **Die Stimme ist zum Singen geschaffen**, zur Lobpreisung der göttlichen Einheit und zum Heilen. Sie erklärten mir, daß jeder Mensch über zahlreiche Talente verfüge, und jeder könne auch singen. Auch wenn ich selbst die Gabe nicht schätzte, weil ich mir einbilde, nicht singen zu können, würde dies nichts an der Größe des Sängers in mir ändern. Viel später auf unserem walkabout, als wir zusammen an meinen **Fähigkeiten zur mentalen Kommunikation** arbeiteten, erkannte ich, daß es **solange nicht funktionieren** würde, **wie es in meinem Herzen oder meinem Kopf noch etwas gab, was ich glaubte, verstecken zu müssen**. Ich mußte mit *allem* meinen Frieden machen." [xxxix] (Morgan, 1995)

So kann Kommunikation wirksam funktionieren.

Wir sind oft innerlich gespalten, während wir gleichzeitig unbewußt sowohl nonverbal als auch in Worten Botschaften übermitteln. Dann jedoch sind unsere Aussendungen diskordant, das heißt, nicht inhaltsgleich. Das führt zu Mißverständnissen und Spannungen, sofern der Aufnehmende nicht selbst im Zustand ganzer Bewußtheit ist, die Botschaften den verschiedenen Kanälen zuordnen kann und Hintergründe und Sinn dennoch erkennt.

Ein Beispiel aus dem täglichen Leben macht dies etwas deutlicher: Nehmen wir an, sie beobachten eine Frau, die mit einem Kind in ein Kaufhaus kommt, weil sie versprochen hatte, ihm einen Wunsch zu erfüllen. Sogleich läuft das Kind auf einen großen bunten Luftballon mit Gesicht und Zöpfen zu, der gasgefüllt ist und an einer Schnur nach oben schwebt, zieht ihn an der Schnur zu sich heran und verkündet stolz und unmißverständlich: Den will ich haben! Die Frau stutzt. Man sieht, wie es in ihr zu arbeiten beginnt. Schließlich, nach kurzem oder langem inneren Ringen sagt sie: Aber nein, willst Du denn nicht lieber einen Ball? Sieh doch nur, so schnell ist der Luftballon kaputt und so viel länger hält der Ball. Schau nur, wie schön er ist und die Bilder, die darauf sind. Mit gemischten Gefühlen schaut das Kind auf den Ball, auf den Ballon und wieder auf den Ball und weiter redet die Mutter auf das Kind ein und schließlich stimmt es zu. Schnell ist der Ball bezahlt und beide ziehen von dannen.

Lassen sie uns einige kommunikative Ebenen betrachten und sehen, was sich ereignet hat. Die Mutter war zu der Einschätzung gelangt, daß das Kind einen Mangel litt. Vielleicht hatte sie ihren eigenen Mangel in dem Kinde erkannt. Sie wollte diesen Mangel ausgleichen. Sehr oft werden wir uns und unserer Umwelt nicht gerecht. Daraus entstehen Spannungen, die zur Grundlage weiteren Empfindens und schließlich zu verändertem Handeln werden. Statt auf der inneren, nonverbalen, wortlosen, auf der Herzensebene diesen Mangel liebevoll auszugleichen, entschied sich diese Frau gleichsam, die Gallenblase zu entfernen, ohne die Sorgen zu bereinigen, also einen äußeren Wunsch zu erfüllen, ohne zugleich auf der Herzensebene offen zu sein, austauschen zu können. Erschöpfung infolge eigener innerer Spannungen sind oft die Ursache.

Auf der anderen Seite ist da das Kind, noch ganz erfüllt von schöpferischer Phantasie, losgelassen, glückselig. Denken, Fühlen, Wollen, haben völlig andere Ziele als bei der erwachsenen Mutter, die vielleicht im 36. Lebensjahr an ihrer zweiten Lebenskrise steht. **Krise heißt nicht etwa Katastrophe – Krise heißt Gipfelpunkt.** Diesbezüglich steht sie also auf dem zweiten Lebensgipfel ganz in der Frage befangen **wie lebe ich, welche Dinge sind mir wichtig, was will ich vom Leben**, während **der Phantasie des Kindes kein Ding unmöglich** ist. Ein Tisch wird zum Auto, ein Salatkopf zum wilden Ritter. **Das Kind hat die Welt nach seiner Phantasie gestaltet, blickt wie durch ein Zauberglas auf alle Dinge und verändert die Verhältnisse nach seiner Willkür.** Die Gegenstände seiner Seele sind ihm **so real wie unsere scheinbaren Realitäten**. Freude am Entstehenden, Takt und Rhythmus, niemals ermüdend, sind bestimmende Wesenszüge dieses Alters. Mit dem beginnenden Zahnwechsel klingt die Zeit des Spielens um des Spielens willens vielleicht gerade aus, die Mutter wird wegen ihrer zentralen Stellung in der Familie verehrt und zum Vorbild. Ehrfurcht und damit Empfänglichkeit für die Autorität sind die Grundlage der Kraft zur Nachahmung. Da es für das Kind in dieser Phase selbstverständlich ist, die gesamte Außenwelt in seine Phantasiewelt mit einzubeziehen, rufen die Argumente der Mutter **Enttäuschung oder Verdruß** hervor. Es entsteht eine Spannung zwischen der eigenen Welt und einer scheinbar anderen Welt, der Welt der Erwachsenen. Wenn die Mutter das Kind gewähren ließe, sich gleichsam in die Phantasiewelt des Kindes begäbe, auf der Herzensebene auszutauschen, sich öffnete, was wäre verloren? Sie aber ist befangen in ihrer Situation. **Das Kind erlebt die Spannung, erfährt sich selbst schuldhaft als**

Ursache des scheinbaren Unglücks der Mutter und stimmt schließlich ihren Vorschlägen zu. Damit ist die Erfüllung einer einfachen Lust versagt und es entsteht eine diffuse Spannung. Ein anderes Kind, das den Argumenten der Mutter nicht nachgegeben haben würde, würde die gleichen Spannungen empfinden, da die Argumente der Mutter gleichsam wie ein Echo auf der Seelenebene präsent bleiben. **Wahrscheinlich unbewußt empfindet auch die Mutter ihr Verhalten als unbefriedigend.** Jedes Mal, **wenn sich solch eine Szene so oder ähnlich wiederholt, steigert sich die innere Spannung bis zum bewußten Schuldgefühl, mit der Folge von Strafbedürfnis**, um wieder in den Zustand der Reinheit zurück gelangen zu können. Begleitet wird die Situation von Depression.

Innere und äußere Wirklichkeit

> Krankheit entsteht infolge der Spannung aus dem Konflikt zwischen innerer und äußerer Wirklichkeit. Auch die Angst, daß unsere Kinder erkranken und daraus Schaden nehmen könnten, stammt daher.
>
> Manchmal bringen wir diese Spannung mit, um an dem Konflikt zu reifen.

In unserem täglichen Leben laufen wir sehr oft Gefahr, unseren emotionalen Austausch durch „Sachzwänge" beherrschen zu lassen. **Diese oder jene Sorgen drängen zur Lösung und wir lenken unsere Aufmerksamkeit vom Inneren nach außen und schließlich sind wir abgelenkt, ein Werk, das wir selbst vollbracht haben.**

Der Konsum von **Drogen aller Art**, scheinbar harmlos beginnend mit **Fernsehen, Videos, Kaffee und Zigaretten** führt uns immer weiter weg von der Erfahrung unserer selbst und unserer Bedürfnisse. In unseren Reaktionen führen wir unsere Kinder immer weiter weg von der Erfahrung ihrer Bedürfnisse und von der Fähigkeit, sie sachgerecht zu äußern und zu befriedigen. Durch die Organisation unseres Tagesablaufes bringen wir uns und unsere Umwelt oft genug unter Zeitdruck. Dieser und das durch ungünstige Formatierung von Bedürfnissen oft selbst herbeigeführte Gefühl finanzieller Enge verstärken den Kreislauf von Schuldgefühl und Strafbedürfnis und steigern die Gefahr des Suchtverhaltens.

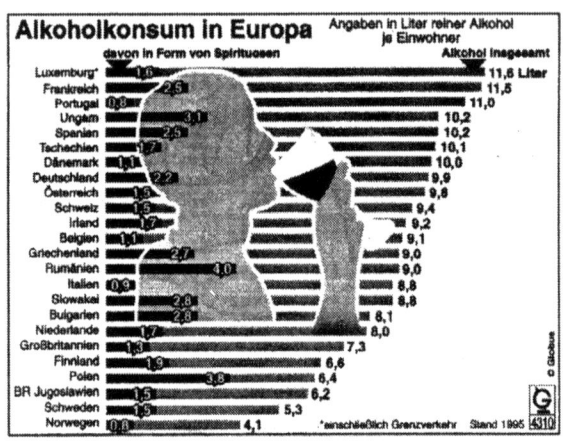

Abbildung 2:
[xi] Kellermann, B., Deutsches Ärzteblatt 94, Heft 39, 26.09.97, S. 2482]

Man beachte, daß es sich bei den Angaben um Liter reinen Alkohols je Einwohner also pro Kopf der Bevölkerung des entsprechenden Landes handelt, daß also die **Ziffern pro Kopf der real trinkenden Bevölkerung erheblich höher** liegen.

Der intra- und interpersonelle Austausch, die Erkenntnis der eigenen Bedürfnisse und die Chancen, sie klar zu übermitteln und zu ihrer Befriedigung zu führen, nehmen im gleichen Verhältnis ab, wie die Ablenkung, das aus dem Lot kommen des inneren Menschen, zunehmen. Der Austausch in uns und zwischeneinander erstirbt bis auf die Klärung von Sachverhalten und organisatorischen Fragen. Die Kräfte von Licht und Liebe, die von jedem Schöpfungswesen ausgehen, da sie seine innerste Substanz und sein Gegenstand sind, werden nicht mehr wahrgenommen und ausgetauscht. Liebe, Kraft, Stärke und Sicherheit, die neben anderen eines jeden Wesens innerste Eigenschaften, Essenz, sind, werden hinter Ablenkungen verborgen. Es ist eine einfache Erkenntnis, für alle nachvollziehbar:

Blicke ich in das Licht so ist es hell, blicke ich in eine andere Richtung so ist es dunkel. Dunkelheit und Angst verschwinden nicht indem wir sagen geh weg, sondern indem wir eine neue Blickrichtung wählen.

Hat das mit Krankheit und Heilung zu tun? – Es hat. In der Beziehung von mir mit mir selbst, intrapersonal sowie von mir mit jedem Menschen meiner Umgebung als auch mit jedem Gegenstand meiner Umgebung und meiner Betrachtung sind **die Regeln des gemeinsamen Austausches** wirksam. Nehmen wir zunächst die Beziehung zwischen zwei Menschen. **Jedesmal, wenn durch mangelnde Resonanz die eigentliche Botschaft nicht erkannt wird und damit auch ihr Ziel nicht erreicht, entstehen Spannungen.** Je mehr Spannungen entstehen, desto mehr wird aus einer Symbiose, einem für alle förderlichen Miteinander, ein Nebeneinander. Der Verlust der vollständigen Resonanz, des wahren Miteinanders führt zu Einbußen hinsichtlich des optimalen Informationsaustausches und der optimalen Informationsnutzung. Lassen Sie uns ein Beispiel willkürlich wählen.

Lassen Sie uns annehmen, daß das Idealbild eine Beziehung sei, wo aus dem Ich des Mannes und dem Ich der Frau, aufgrund ihres Verständnisses auf der Herzensebene und auf der Ebene des Bewußtseins, **eine Herzens- und Seelenbeziehung entstanden ist, etwas Neues, eine neue Einheit, das Bild einer Seele in zwei Körpern.** Ein **neues Bewußtsein** ist geboren, ein **Wir-Bewußtsein**, das Gefühl und die Erkenntnis durch den anderen zur Unendlichkeit **vervollständigt, inspiriert** zu sein. Momente der **Unachtsamkeit**, bei denen das Licht aus dem Zentrum der Betrachtung entgleitet, führen zu **Rückzug**. Von, lassen Sie uns annehmen, 100 Kanälen des Einsseins, sind nur noch 99, 98 und immer weniger in Betrieb. Das Nebeneinander kann Jahrzehntelang funktionieren. Jedoch es ergibt sich, gleich wie in der Natur bei einem langsam dahinfließenden Strom, daß die weniger stark angeströmten Uferzonen versanden. **Eine funktionelle Störung entsteht in der Beziehung und schließlich auch auf der körperlichen Ebene.** Oft bemerkt zumindest einer der beiden Partner recht bald **die sich ausbreitende Leere.** Der Austausch, auch die körperliche Kommunikation, der sexuelle Verkehr befriedigen zunehmend weniger, bereichern nicht länger, ist sinnentleert.

Sexuelle Energie aber war es, die bei der Zeugung weiter gegeben wurde und die ein Aspekt der Urkraft der Schöpfung ist. Ist diese Ebene gestört, entstehen bewußt oder unbewußt **Spannungen, deren Natur es ist, zur Entladung zu drängen.** Die **gestörte Harmonie** in der Person, zwischen Geist, Seele und Körper, der Organe untereinander, führt zunächst zu **funktionellen Störungen** auf der körperlichen

Ebene, z.B., wie erwähnt **Müdigkeit, Infektneigung, Kopfschmerz, Bauch-schmerz, Fieber, Verstopfung oder Durchfall, Gliederschmerz und Migräne**.

Ein Kind, das im Feld einer solchen Person oder einer solchen Beziehung eventuell mit Geschwistern oder Freunden aufwächst, wird in Resonanz mit diesen Erscheinungen geraten. Durch Resonanz werden sich diese Erscheinungen verstärken. **Spannungsgefühl erzeugt Übellaunigkeit, erzeugt Spannungsgefühl, erzeugt die Neigung zu funktionellen Störungen, erzeugt funktionelle Störungen**.

Würde das Konzept des Impfens irgendeinen Nutzen haben, so könnte es doch nur eine Ebene der körperlichen Reaktionen manipulieren. Alles, was geschähe, ist, daß eine andere Ebene, das nächste geschwächte Glied der Kette, die Funktion des Blitzableiters, der die Spannung abführt, übernimmt. Selbst also, wenn weder die Impfstoffe, noch die bekannterweise potentiell gefährlichen arzneilichen Hilfsstoffe im Sinne einer Gefährdung wirkungslos wären, ja gar selbst, wenn sie hilfreich im Sinne des Impfgedankens wären, würde eine Symptomenverlagerung von den spannungsabführenden Infektionskrankheiten im Kindesalter, von denen auch Erwachsene betroffen sein können, zu anderen Erkrankungsformen, wie z.B. zu Erkrankungsformen des atopischen Formenkreises, Neurodermitis und Asthma oder zu Persönlichkeits- und Charakterstörungen im Sinne der Ich-Fragmentation als Folge der gestörten integrativen Funktion des Gehirns und Bewußtseins stattfinden können bzw. müssen.

Funktionelle Störung führt entweder zur Bewußtwerdung, zur Suche nach neuen Formen und zur Neubelebung des Austausches und damit am Ende zu geändertem Verhalten **oder zu Entzündungsneigung**. In der weiteren Entwicklung kann das Ich bzw. in der Beziehung das Wir wieder entdeckt und belebt werden oder im anderen Extremfall gleichsam als Ergebnis einer maximalen Krise der Zusammenbruch erfolgen.

Beim entzündlichen Geschehen ist gleichsam die Temperatur der Abläufe erhöht. Dementsprechend sind auch die Folgen unter Umständen von erheblich größerer Reichweite. Dennoch kann es in manchen Fällen mit und in anderen ohne Narbenbildung zur Heilung kommen, meistens wird dabei das Stadium der funktionellen Störung erneut durchschritten. Auch von dieser Ebene ist die maximale Krise mit der Folge des totalen Zusammenbruchs denkbar. Die **Entzündung ist** gleichsam **die gegen den Organismus selbst gewandte Aggression**, auch das als Krankheit gelebte **Schuldgefühl und Strafbedürfnis**.

Ziel jeder Störung, ob funktionell oder entzündlich, ist Bewußtwerdung, das heißt, hier wird bereits **der erste Schritt zur Gesundung und Heilung** gelebt. Das wiederum heißt allerdings, daß wir uns **weniger gegen Krankheit wehren** sollten **als im Erfassen ihres Sinnes die Grundlagen für Gesundheit neu schaffen**.

Ist der Organismus, die Gestalt des Menschen jedoch so geschwächt, sind die Energien so zersplittert oder aufgebraucht, daß eine Regeneration aus eigener Kraft nur schwer möglich scheint, ist es nicht nur möglich, sondern auch geboten, zu entsprechenden heilenden Maßnahmen zu greifen. Das können Gespräche, Meditationen, naturheilkundliche oder chemische Arzneien, auch Antibiotika bis hin zu Kortikoiden und Zytostatika, und ja, das kann auch Operation oder Amputation sein. Letzteres gilt insbesondere dann, wenn ein anhaltender, entzündlicher Prozeß die nächste Ebene der Aktivität erreicht, in Lyse, das heißt, Auflösung oder Tumorerkrankung übergeht. Auch auf dieser Ebene, die gleichsam für den Betroffenen fast unausweichlich unübersehbar das Leben nach den bisherigen Maßstäben und Gesichtspunkten gefährdet, ist Wiederherstellung des Ich oder Wir nach Bewußtwerdung erreichbar. Oft wird dabei das Stadium der Entzündung und der funktionellen Störung rückwärts durchschritten. Ob es zur narbigen oder vollständigen Ausheilung kommt, unterliegt häufig Regeln, die sich gegenwärtig unserem Bewußtsein noch entziehen. Fortschritt in der anderen Richtung bedeutet Entwicklung durch den Tod, das heißt, über den Tod hinaus.

Auf der Ebene der Beziehung von mir, zu mir selbst bedeutet **die funktionelle Störung** neben den körperlichen Zeichen auch **ein inneres Entfremdungserleben**. Wir begreifen z.B., angesichts der Teilnahme an einer Feier, das wir dabei sind und dennoch freuen wir uns nicht mit. Zunehmend wird die **Entfernung von den eigenen Empfindungen** deutlicher. Auf der Ebene der Beziehung **in einer Partnerschaft** drückt sich die **funktionelle Störung** schließlich im **Rückzug jedes einzelnen**, der zur Versandung und schließlich zum Abbruch der Beziehung führen kann, aus. Der Begriff der Paarbeziehung läßt sich auf jede Beziehung erweitern, auf die Beziehung zu Freunden, zum Arbeitgeber oder zu Kollegen, zum Mitmenschen.

Die Ebene des entzündlichen Geschehens offenbart sich in autoaggressiven Verhaltensweisen, wie z.B. im Suchtverhalten mit seinen destruktiven, das Selbstbild zerstörenden Aspekten. In der Beziehung kommt es zur völligen **Asymmetrie,** oder wenn beide Partner gleichmäßig aktiv betroffen leben, zu heftigen Szenen und Übergriffen. **Der heilige Ort**, der Raum, den wir uns und dem anderen, den wir der Beziehung wie ein Herzstück zur Verfügung gestellt, zugesprochen, respektiert hatten, **wird verletzt und zunehmend belastet.**

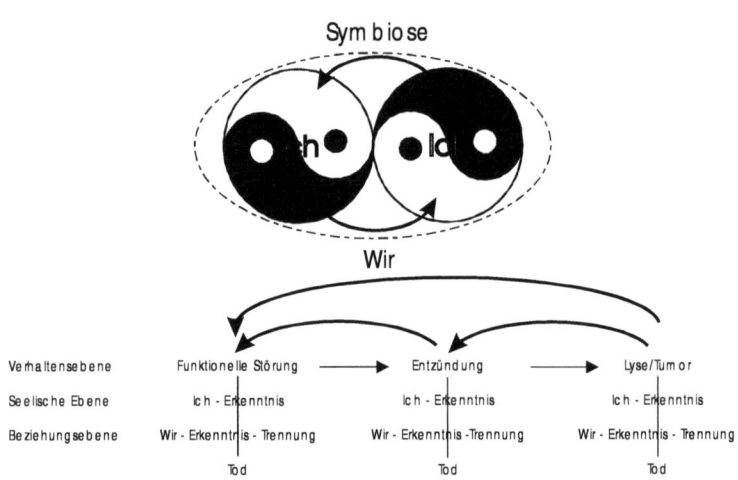

Das dritte Stadium der Tumorerkrankung oder Lyse auf der psychosomatischen Ebene sind **exzessives selbstschädigendes Verhalten** bei völligem **Verlust der Kritikfähigkeit.** Genauso wie beim menschlichen Körper kann dieses Verhalten die Amputation zwingend notwendig erscheinen lassen, um die Gestalt des Menschen zu retten. Hier befinden wir uns an der Grenze einer langen Reihe von Überlegungen zum Rechtsverständnis. Wie weit ist es möglich, notwendig oder unvermeidbar, wenn die Gesamtheit der Gestalt gefährdet ist, einzelne vom Gemeinwesen auf welche Weise auszuschließen. Erziehung oder Entwicklung kann nicht erzwungen werden. In der Paarbeziehung kommt dieses Geschehen der gegenseitigen Zerstörung gleich. Diese kann zur Bewußtwerdung jedes Einzelnen, zum Bewußtwerden des Wir's oder zur Trennung führen. Dann wieder auf sich allein gestellt, eröffnet sich erneut die Möglichkeit zum Durchlaufen des gesamten Zyklus mit der Chance der Bewußtwerdung und defektfreien Heilung, Heilsfindung.

Die Erkenntnis unserer Bedürfnisse ist es, die uns in die Lage versetzt, entsprechend zu handeln. Sind innere und äußere Wirklichkeit in Resonanz, empfinden und handeln wir authentisch, ganz aus uns selbst, sind eins mit unserer Handlung. Wir sind dann, gleichsam wie ein Kind während der Versenkung in ein Spiel oder in seine Tätigkeit, eins mit dem Gegenstand unserer Aufmerksamkeit, unseres Bewußtseins. So gelangt der Geistfunke in uns zum Ausdruck.

Sobald wir unsere Aufmerksamkeit nach außen lenken, ohne zugleich mit den inneren Sinnen wahrzunehmen, erfahren wir innere und äußere Wirklichkeit als getrennt. Je intensiver diese Trennung, desto labiler das Gleichgewicht. Damit einhergehend entsteht eine Spannung, die zur Ursache funktioneller Störung und Erkrankungsbereitschaft bis hin zu entzündlichen und eventuell sogar in höchstem Maße autoaggressiv krebsartig den Organismus bedrohlichen Erkrankungen führen kann. Auch **diese Vorgänge sind nichts weiter als der erste Schritt auf dem Wege der Heilung, Heilsfindung, des Heilwerdens**. Wenn sogar Yogis oder Zen-Meister an Krebserkrankungen zu Tode kommen, ist das nicht etwa ein Ausdruck der Inhaltslosigkeit ihrer Lehren, sondern dokumentiert nur, daß wie im Schulwesen, Grundschule, Unter-, Mittel- und Oberstufe, aufeinander folgend, auch die geistige Entwicklung sich auf unterschiedlichen Ebenen ereignet, so daß Erfahrung und Entwicklung stets möglich sind. Darüber hinaus ist es auch möglich, Leid dieser Welt mit zu tragen.

Sicher falsch ist es, wenn, was recht häufig geschieht, Patienten, deren Erkrankung dem körperlichen Tode sich zuentwickelt, gesagt wird, daß der Verlauf ihr Unvermögen offenbare, den Sinn dieses Leidens zu erfassen und zu transformieren. Das Schuldgefühl und die Verzweiflung, die durch solcherlei Bemerkungen hervorgerufen werden, fallen schließlich mit in ganzer Konsequenz auf denjenigen zurück, der diese Bemerkungen gemacht hat.

Der Biologe Dr. Mae Wan Ho sagte sinngemäß: Lebende Systeme sind ihrer Natur nach weder allein Subjekte noch isolierte Objekte. Sie sind beides, Subjekt und Objekt in einem wechselseitig miteinander kommunizierenden Universum. Jedes

Lebewesen ist mit jedem anderen verbunden. Jeder Moment des Leides läßt uns verarmen, jede Freude, jeder kreative Akt bereichert uns. Die Möglichkeit zur Entwicklung hängt von unserer Fähigkeit zur Kommunikation ab. [xli] (nach Wilson, 1997, S. 6)

In Freud und Leid

Die Vorbildfunktion der Eltern gegenüber ihren Kindern, eines jeden Menschen gegenüber seinen Mitmenschen erstreckt sich durch die Kommunikation auf allen Ebenen soweit, daß unser eigenes Wohlbefinden und unsere eigenen Probleme sich in unserem Gegenüber spiegeln und dann auf uns zurückwirken. So können sie sich verstärken oder zum Anlaß der Bewußt-werdung und des Heilens werden. Wenn die Sozialisation jedoch verstümmelt und bruchstückhaft wird, wie sollen unsere Kinder ihren Kindern zum Vorbild gereichen?

Die gesellschaftliche Entwicklung wurde dahin geführt, daß Medien und Freizeitindustrie **Bedürfnisse geschaffen und** durch ein so großes Angebot **befriedigt haben**, daß der **Austausch** mehr und mehr **verarmt**. In gleichem Maße **verkümmert die Fähigkeit zum Austausch**. Kinder und Erwachsene erfahren sich selbst in ihrer Position unbehaglich. **Unbehaglichkeit führt zu Rückzug,** der seinerseits die Distanz vergrößert. In diesem Zusammenhang meint Distanz sowohl die zwischenmenschliche Distanz als auch die Distanz zu meinen eigenen Gefühlen. **Je weiter der Rückzug nach innen stattgefunden hat, umso schwieriger ist auch der Weg nach außen**. Entfremdung und Vereinsamung wachsen. Daraus resultiert ein **immer mehr gestörter Austausch**, seelisch und körperlich. Das Gleichgewicht ist gestört, was lawinenartig eine ganze Folge von Reaktionen auslöst. Biologisch kommt es zur Verarmung an Synapsen, an Kontaktpunkten zwischen den Zellen. Zwischenmenschlich bildet sich die Bereitschaft zu Offenheit stetig zurück, gestörter Austausch oder **wachsende Spannungen** verstärken sich.

Zunächst unterbewußt und schließlich immer mehr bewußt kommt es zur **Störung des Selbstbildes und der Selbstachtung** mit der Folge einer Spaltung. Ganz in der Tiefe, unbewußt, liegt **der geistige Wesenskern**. Als nächste Ebene folgt **die Ebene des bewußten inneren Wesens**, vereinsamt, entfremdet, vermeintlich mißverstanden, nicht in der Lage, seine Bedürfnisse in ihrer Tiefe zu begreifen, auszudrücken und zu befriedigen. Darüber entwickelt sich **das äußere Wesen, die Fassade, ein oberflächlich begründetes Selbstbild**. Der innere Zusammenhalt geht mehr und mehr verloren, Körper, Seele und Geist harmonieren nicht mehr. Die Resonanz der Ebenen wird stetig geringer. **Die Spontaneität erstirbt.** Befangenheit auch auf der sexuellen Ebene der Beziehung verstärkt sich mehr und mehr.

Rückzug und Entfremdung:

So erlebte Außenwelt/Umwelt

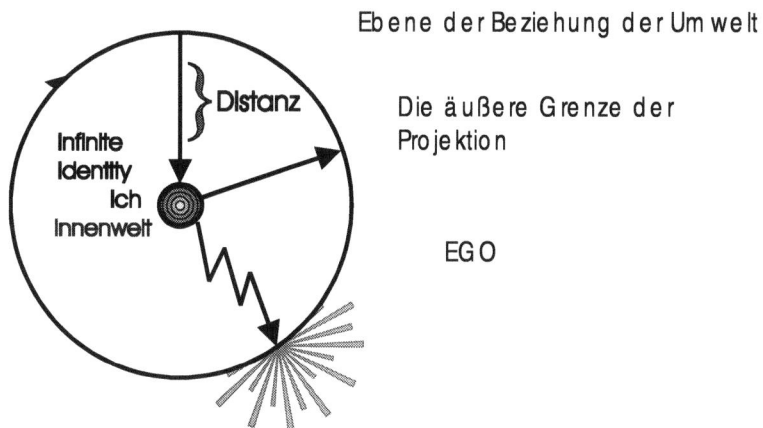

Ebene der Beziehung der Umwelt

Die äußere Grenze der Projektion

EGO

- Bevor Äußeres mich berührt, muß es die Distanz von der Grenze meiner äußeren Person bis zum bewußt erlebten EGO überwinden.
- Bevor ich, EGO, die Welt berühren kann, muß diese Distanz ebenfalls überwunden werden.
- Je größer diese Distanz ist, desto mehr erleben wir uns als entfremdet, gegenüber unseren eigenen Gefühlen und unserer Umwelt.
  Wir sind dann da, dabei, aber nicht Teil davon und vermögen nur Bruchstücke des uns möglichen Erlebens wahrzunehmen und mitzuteilen.
  Gegenüber dem Ich kommt es zur Entfremdung.
- Es kann zu Störung und zur Explosion von verheerender Entladung kommen, deren Echo, deren Folgen dann sowohl uns als auch unsere Umwelt belasten.

Vorzeitiger Samenerguß, Scheidenkrämpfe oder Unfähigkeit zum Orgasmus sind häufig vorhanden. **Widerstand gegen die Erkenntnis** der eigenen Probleme, gegen die stetige, aus dem geistigen Wesenskern gerufene Aufforderung „Erkenne Dich selbst", **führt zur Verfestigung der Fassade** und zur Verstärkung der Verdrängungsmechanismen. Das wiederum **verstärkt die Schwächung der Selbstachtung.** Mangelnde Selbstachtung **fördern kränkendes, verletzendes Verhalten und Kränkung und Verletzung im Empfinden.**

Das Gefühl an allem schuld zu sein, führt zu einem **Strafbedürfnis.** Dessen Inhalt ist die irrige Idee, durch Sühne Reinheit zu erlangen. Der rettende Weg, die eigenen Schwächen zu erkennen, vor sich selbst und eventuell vor den anderen Betroffenen zu bekennen und schließlich, gestärkt, sich anders zu verhalten, wird kaum wahrgenommen. Stattdessen kommt es zu **Verweigerung, Aggression und Autoaggression und Destruktion.** Alle **Spannungen**, die wir uns nicht bewußt machen, **fließen gleichsam in das Unterbewußtsein** über. Dieses **lagert sie im Organismus aus**, wo sie als **Funktionsstörung, Funktionsverlust, Entzündung oder Tumorgeschehen** unsere tägliche Routine stören und so schließlich zu einer Änderung des Bewußtseins führen können.

Ziel der Behandlung muß also die Behandlung des ganzen Menschen sein, und nicht allein der Versuch, die Welt durch Ausrottung des einen oder anderen Krankheitserregers zu retten. Die Menschen mit diesem Gedanken irre zu führen heißt, sie in einer falschen Sicherheit zu wiegen.

Ungezählte Krankenschwestern, Ärzte und Pfleger haben in ihrem stillen, oftmals den Blicken der Öffentlichkeit entzogenen Leben bewiesen, daß man auch unter den unhygienischsten Verhältnissen gesund zu bleiben vermag. Wenn wir uns besinnen, wie ungeheuer groß die Kräfte sind, die in der vermeintlich so wichtigen medizinischen Forschung aufgewendet werden, daß meint sowohl die finanziellen Mittel als auch die unglaublich vielen Menschen, deren Geist und Kapazität in diesen Vorhaben gebunden ist, bekommen wir eine Ahnung davon, um wieviel besser es allen Menschen dieses Organismus Erde gehen könnte, wenn wir dieses Potential zur Lösung menschlicher und sozialer Fragen einsetzen würden.

Ist unser Engagement in den Länder der Dritten Welt nicht nur ein oberflächliches Alibi, die Märkte dort zu erschließen?

Die Zahlen, mit denen für Impfprogramme geworben wird, lassen in den allermeisten Fällen völlig außer acht, daß unsere Einstellung zur Erkrankung, zu deren Verlauf und Sinn, über die Entwicklung des Leidens und den Ausgang entscheiden. Ob das wahr ist und auf welche Art und Weise wir uns selber helfen können, will ich in den folgenden Kapiteln weiter erläutern.

Psychoneuroimmunologie

Über den Asthmatiker, der angesichts des Fotos einer Blumenwiese einen lebensbedrohenden Anfall erleiden kann, hatte ich schon gesprochen. **Angst vor Krankheit macht krank,** hatte ich Ihnen vorgesetzt. Im ausklingenden Fische-Zeitalter verlangt man nach Beweisen. **Gibt es Beweise** überhaupt?

Viele von Ihnen kennen **das Modell des konditionierten Reflexes** nach Pawlow. Hunde bekamen Futter, kurz nachdem ein Glöckchen geklungen hatte. Eine der meßbaren biologischen Veränderungen war der Speichelfluß. Der Stimulus, der den biologischen Effekt auslöste, der unkonditionierte Stimulus, wurde mit dem neutralen Stimulus, dem Klingen der Glocke verknüpft, zum konditionierten Stimulus. Nach einer Weile genügte es allein, wenn die Glocke erklang, daß der Speichelfluß in Gang kam. Niemanden von uns wundert das wirklich, da wir alle, wie auch der Spruch im Volksmund sagt, wissen, daß uns das Wasser im Munde zusammenläuft, wenn wir uns auf eine leckere Mahlzeit freuen.

Jahre später unternahmen Robert Ada und Nicholas Cohen einen Versuch, bei dem sie die Wirkung von Zyklophosphamid als einer den Magen reizenden Substanz, im Vergleich mit aromatisiertem Wasser als Placebo testen wollten. Da sie keine Immunologen waren, war ihnen die immunsuppressive Kompetenz von Zyklophosphamid nicht bekannt. Der Versuchsablauf sah vor, durch Injektion von roten Blutkörperchen, die aus Schafsblut gewonnen wurden, bei den Ratten eine Antikörperbildung gegen die fremden Blutzellen zu erzeugen. Als sie die Antikörperantwort bei den Ratten untersuchten, ergab sich, daß sowohl die Zyklophosphamid-behandelten Ratten als auch die Ratten, die nur das aromatisierte Wasser erhalten hatten, eine gegenüber der Erwartung deutlich verminderte

Antikörperproduktion aufwiesen. Dadurch, daß in der Vergangenheit das aromatisierte Wasser zusammen mit Zyklophosphamid verabreicht worden war, war ein konditionierter Stimulus entstanden. Genauso wie in der Vergangenheit das Klingeln des Glöckchens bei den Pawlow'schen Hunden den Speichelfluß auslöste, schien es im Gehirn der Ratten etwas zu geben, daß die Immunantwort beeinflußte. Diese Erkenntnis wurde zum Ausgangspunkt von vielen Studien, die untersuchten, inwieweit konditionierte Reflexe das Immunsystem modulieren und die Krankheitsabwehr beeinflussen können. Der „wissenschaftliche" Beweis der Interaktion zwischen Geist und Körper war erbracht, und ein neuer Forschungszweig, die Psychoneuroimmunologie entstand. Das war 1975. [xlii] (Wilson, 1997)

Tatsächlich können wir also gesund bleiben, wenn wir uns darauf einstellen, gesund zu bleiben, **wenn wir gesund bleiben wollen**. Das aber kann nur gelingen, **wenn wir ein positives Selbstbild haben und erhalten können**.
Im Gegenteil aber erleben viele Menschen das Universum und die Erde als einen feindlichen Platz, sich selbst als wertlose Kreaturen, ohne Sinn und bestenfalls wert, bestraft zu werden. Eine Studie untersuchte das Selbstbild von 100 Menschen, die alle den gleichen katholischen Hintergrund hatten. Einige von ihnen erlebten Gott als barmherzig, erbarmend und liebevoll, andere sahen ihn als strafenden Richter, voller Vergeltung. In der Bibel finden sich für beide Auffassungen entsprechende Hinweise, doch **die Menschen sehen was sie sehen wollen und argumentieren dann entsprechend**. Die Studie ergab, daß **Gott umso eher als liebevoll erlebt wurde, je höher die Selbstachtung eines Menschen war**. Je niedriger die Selbstachtung der Personen war, desto eher wurde Gott als richtend und bestrafend aufgefaßt. Auf die Frage, was zuerst kam, die geringe Selbstachtung oder das negative Bild von Gott, sagte Joan Borysenko: „Meiner Meinung nach war die geringe Selbstachtung am Anfang. Kinder können, während sie heranwachsen, die eine und die andere Autoritätsfigur nicht unterscheiden. **Wenn die Eltern in ihren Kindern das Beste sehen, und dem hohen Selbst in ihren Kindern ehrfurchtsvoll begegnen, die Kinder stets mit Respekt wie einen Menschen behandeln und ihre Fehler mit einem Gefühl von Liebe, Vertrauen und Wertschätzung korrigieren, dann werden diese Kinder in dieser Wertschätzung hohe Selbstachtung und ein hohes Gottesbild entwickeln**. Tatsächlich aber haben Studien ergeben, daß etwa 90 % von uns aus „dysfunktionellen Familien" kommen, in denen wir weder die Liebe

noch den Respekt erhalten, den wir brauchen. So ist es nicht länger überraschend, daß die Mehrheit der Menschen die Idee eines strafenden Gottes für sich schöpfen." [xliii] (Bodian, 1990)

Im gleichen Zusammenhang erwähnt sie die Antwort Albert Einsteins, der gefragt worden war, was wohl die wichtigste Fragestellung der Menschheit sei: „Das ist einfach: Ist das Universum ein friedlicher Platz oder nicht?" Später im gleichen Interview zitiert sie Robert Bly: Er sagt: **Fern von den Grenzen des Universums kommen wir als runde strahlende Wesen und plazieren uns zu Füßen unserer Eltern und sagen, „Hier bin ich". Und sie sagen, „Dich wollte ich nicht, ich wollte ein kleines braves Mädchen oder einen kleinen braven Jungen. Das ist, wo das Drama seinen Anfang nimmt"**.

Von Joan Borysenko stammt die Theorie von gesundem und krankem Schuldverständnis. **In gesundem Schuldverständnis können wir** begreifen, wenn wir jemandem Schmerz zugefügt haben. Die gesunde Art und Weise damit umzugehen ist **Verantwortung für das** zu **übernehmen was wir getan haben**, soviel als möglich wieder gut zu machen und dann uns zu vergeben, um dann die Sache gehen zu lassen. Wie wir uns so verhalten können lehrt uns das Mitgefühl. **Wenn wir aber innerlich an unserer Schuld festhalten**, entsteht daraus eine innere Quelle der **Schande oder Schmach**, ein grundlegendes **Gefühl der Wertlosigkeit**, das uns den Rest unseres Lebens begleitet. Es entsteht **das ungesunde Schuldverständnis**, dessen Basis in den Erfahrungen der Kindheit liegt, daß wir niemals gut genug sein würden, der Liebe würdig zu sein, die wir so verzweifelt ersehnen. „Ich halte das gleichsam für eine **Autoimmunerkrankung in der Seele**, in der wir unsere eigene Substanz angreifen und uns wertlos erachten. Wir alle kennen Menschen wie diese, die sich stets schuldig fühlen und sich für alles zu entschuldigen scheinen, ganz egal was sie für andere tun. Sie können kein Kompliment annehmen, weil in ihren Augen nichts was sie tun jemals gut genug ist. Diese Verhaltensweise, die ich ungesundes Schuldempfinden nenne – die Unfähigkeit Komplimente anzunehmen, der übertriebene Perfektionismus, das mißbilligen ihrer selbst – stammt von dem, was John Bradshaw „toxic shame", das sich selbst vergiftende Schamgefühl, Scham in bezug auf die eigene Identität nennt. **Dreh- und Angelpunkt dieser Verhaltensweisen ist die Furcht vor Liebesverlust** infolge unserer vermeintlichen Wertlosigkeit – und diese Furcht ist so intensiv, da Liebe für uns als menschliche Wesen primär wichtig ist. Babys, die nicht berührt werden, produzieren nicht genügend Wachstumshormone und werden verkümmern und sterben – das ist was die Wissenschaftler „failure-to-thrive-Syndrom" (mangelndes Gedeihen[10]), nennen. „(ebenda) [xliv]

Wenn wir uns selbst als ungenügend erfahren haben, und eine geringe Selbstachtung mit dem Bild eines racheerfüllten strafenden Gottes verbunden ist, wie sollten wir an die Großartigkeit der Schöpfung und großes, göttliches, menschliches Potential, geschaffen nach dem Bilde Gottes, glauben? Wie sollten wir wagen, ein solches zu entwickeln? In der Schule wird uns Wissen vermittelt und, wenn wir Glück haben, Techniken, mit denen wir anderes, Unbekanntes schließlich selbst erarbeiten können. Religionsunterricht gerät in vielen Fällen zur Pflicht oder wird abgewählt. Mir selbst sagte ein Pfarrer, gleichsam hinter vorgehaltener Hand, daß in der Kirche von Wundern nur noch gesprochen würde, damit wenigstens ein paar Menschen kämen; er selbst könne an solcherlei Geschichten gar nicht glauben. Wen wundert es da, daß soviele Menschen ihr Heil in der Wissenschaft der toten Fakten und Zahlen suchen. Dies ist eine phantastische Grundlage für das Geschäft mit der Angst. Wie weit Ihre eigene Bereitschaft, sich selbst oder Ihre Kinder zu impfen, auf dieser Basis ruht, werden Sie schnell herausfinden.

Gebrauchsanweisung für unseren Verstand
Denken, Fühlen, Wollen, Handeln

Wenn wir denken und skizzieren, wer wir sind und was wir wollen, so sind wir unseres Glückes Schmied hinsichtlich unserer Gestalt im Leben und auch unserer Gesundheit. Wir können uns krankmachen oder gesund.

In den Aphorismen des Hippokrates steht zu lesen: Was die Arzneien nicht heilen, heilt das Messer, was das Messer nicht heilt, heilt das Feuer, was das Feuer nicht heilt, muß für unheilbar gehalten werden. Hatte er recht, der berühmteste Arzt der Antike? Nach meiner Auffassung gibt es andere Wege. Wir können uns fragen, woran **glaubst Du** - an Ordnung oder Chaos oder an die Ordnung im scheinbaren

---

[10] Ergänzung durch den Verfasser.

Chaos, an den Menschen als Abbild Gottes – wobei Gott unzählige Namen hat und hier Begriff, Ursache, Inhalt und Substanz der Schöpfung meint, an die Schöpfung überhaupt, an eine Essenz des Lebens? Wir können uns fragen, **liebst Du**? Das meint, sind wir in der Lage, die elementare Energie dieser Schöpfung aus uns, in uns, an uns und durch uns wirken zu lassen, mitzuteilen, auszutauschen. Wir können uns fragen, **bist Du einfältig**? Das meint, ob wir ohne Hintergedanken ganz Herz, Auge, Ohr, Nase, Mund, Denken, Fühlen, Wollen, Handeln, ganz unschuldig, ganz Kind sind.

Hallo und das hawaianische **Aloha** scheinen mir ganz demselben Sprachstamm entstanden. Alo ist der Laut für teilen, Oha bedeutet freudig, Ha ist zugleich die Lebensenergie, während Alo gleichzeitig jetzt bedeutete. Aloha und Hallo vermitteln der Klanggestalt nach **das Symbol des sich jetzt Zuwendens und des jetzt freudigen Mitteilens der Lebensenergie**. Der Gruß, Berührung durch die Schwingung, ist vielmehr als wir gewöhnlich in der täglichen Routine davon begreifen.

Eine Untersuchung über den **Informationsgehalt verschiedener Kommunikations-kanäle** ergab, daß beim täglichen Kontakt **nur 7 % der Information durch den reinen Wortsinn übermittelt** werden, **38 % durch die Stimme und Tonfall**, hingegen **55 % der Botschaft durch Physiognomie, Körperhaltung, Gestik und Augenkontakt** übermittelt werden [xlv] (Mehrabian/Feris, 1967).
Es sind also nicht nur Hallo, Danke, Bitte und Gute Besserung, die einen Menschen berühren, sondern es ist insbesondere auch die wortlose Botschaft, die Information überträgt und die in Placebo-kontrollierten Doppel-Blind-Studien sicher nicht gemessen werden kann.

Bevor Hippokrates Arzneien verabreichen würde, halte ich die Gabe **homöopathischer Mittel**, die ihm noch nicht bekannt waren, für angebracht. Diese **können gedacht, im Gefäß in die Hand genommen, gerochen, in Wasser gelöst auf die Haut gebracht, in Wasser gelöst eingenommen oder als Globuli eingenommen werden**. Von gleicher Wirkung kann die Einnahme von **Blütenessenzen oder Aromasubstanzen** genauso wie die Verwendung von **Farben, Edelsteinen oder Edelsteinessenzen** sein.

Von gleicher Subtilität, jedoch mit noch weniger Aufwand verstehe ich die Wirksamkeit des Handauflegens. Dies jedoch verlangt den inneren persönlichen Kontakt. Jeder von uns kennt die Redewendungen „Ich denke an Dich" und „ich drücke Dir die Daumen" als Symbol der Zuwendung. **Zuwendung ist Energie, Energie ist Ursache und Wirkung zugleich und hat Konsequenzen**, die wir dann vielleicht den glücklichen Zufall nennen. Ein Sprichwort sagt, daß Zufall der Name Gottes sei, wenn er inkognito bleiben möchte. **Eine besondere Form der Zuwendung ist die Meditation**, die gezielte Betrachtung eines bestimmten Gegenstandes und **eine andere intensive Form der besonderen Zuwendung ist das Gebet**, das wir in Bedrängnis so oft gezielt schließlich doch noch sprechen. Gezielt meint, daß wir trotz unserer Bedrängnis oder in Betrachtung der Bedrängnis eines Menschen oder einer Gruppe, die wir zu der unseren machen, klare Wünsche haben wie die Lage sich ändern möge. Dabei aber engen wir die unbegrenzte Kreativität der omnipotenten Schöpfung auf wenige Lösungswege ein und verhindern unter Umständen einen noch viel wunderbareren Ausgang eben der bedrängten Lage. Über dem Gebet steht das Weilen in bewußter Einheit mit allem, in der Schöpfung, die Liebe.

Einige, vielleicht viele von Ihnen mögen nun stöhnen, mein Gott, warum muß er uns langweilen mit Glaube, Beten und mit Religion! Es ist durchaus nicht meine Absicht, Sie zu langweilen. Doch folgen Sie mir etwas weiter und Sie werden vielleicht auch für Sie aufregendste Dinge erfahren, die frei von jedem Etikett, für jeden Menschen einer guten Gesinnung sich als wirksam erweisen werden; ist doch Religion nichts anderes als die Erkenntnis der Heiligkeit der Schöpfung und all ihrer Bestandteile sowie der Dienst an derselben. Was ist Gebet anders als das Lautbild der Befehlsform „Ihr sollt geben", sich **hingeben, in die Erkenntnis, daß, so klein wir auch sind, in jedem Tropfen Blutes, in jeder Zelle der Plan des ganzen Menschen sich befindet, und daß ein jeder Mensch, so wie in jeder seiner Zellen abgebildet ist**, Abbild ist der ganzen Schöpfung, Bauplan und Straßenkarte des Universums gleichzeitig.

Auch darin ist Hippokrates zu ergänzen, daß die Erkrankungen, die das Feuer nicht heilt, im Sterben, durch den Tod der Heilung näherkommen, da die Seele auf dem

Weg aus dem Licht in das Licht ihrem Heil, der Erfüllung ihres Schöpfungssinnes näherkommt und damit keineswegs einem unheilbaren Verderben zum Opfer fällt.

Die lautliche Verbindung mit dem Wort, unheilbar, dem Tode geweiht, ist aber gerade der Weg, über den das Geschäft mit der Angst abgewickelt wird.
Wer die Medien beherrscht, beherrscht diejenigen, deren Leben, deren Konsum durch die Medien gesteuert, beherrscht wird. Aber es liegt an Ihnen selbst, ob Sie zu diesen oder jenen gehören. Sie und ich wir können, nach entsprechender Vorbereitung, **über glühende Kohlen laufen**, ohne daß wir uns verbrennen. Auch das wurde mir im Physikunterricht nicht beigebracht – **ein schlimmes Versäumnis, bei der Aufstellung der Lehrpläne weiterführender Schulen**; das meine ich kein bißchen scherzhaft! Wieso sollten wir uns von den Botschaften aus den Medien manipulieren lassen?

Als wenn weite Teile von Presse, Radio und Kino zur Massenmanipulation im Kartell zusammengeschlossen seien, besteht der allgemeine Trend darin, negative Botschaften wie Katastrophen-Nachrichten, Horror-, Action- und Gewalt-verherrlichende Filme zu verbreiten. Auch Fernsehen und Musikindustrie suggerieren das Bild einer kaputten Gesellschaft und ohnmächtiger Menschen. Nur schwer wird man sich des Eindrucks erwehren können, daß die **Medien zur Konsumlenkung, zur Manipulation von Ideen, Trends und Meinungen ganzer Bevölkerungs-gruppen, Länder und Länder-Vereinigungen benutzt** werden.

Daß national operiert wird, und daß dabei ungeheure Summen im Spiele sind zeigen die Vorgänge um die Einführung der Hepatitis-B-Impfung als einer gesetzlichen Maßnahme in Italien. Sollte es international wirklich anders sein?

Was ist Gesundheit? Welches sind die Rechte des Kindes? Was ist Leid und wie entsteht leidvolle Erfahrung? Wie entsteht Krankheit? Zu all diesen Punkten habe ich bereits einige Gedanken geäußert.

Wie also können wir dem Zyklus, den Kreislauf aus Ablenkung, Aufgabe der Eigenverantwortung, Verlust der Erkenntnis der eigenen Bedürfnisse und der Fähigkeit, dieselben anzumelden, durchzusetzen und zu erfüllen, der daraus entstehenden Spannung, den Schuldgefühlen, dem Strafbedürfnis, das

seinerseits die Schuldgefühle verstärkt und zum Verlust der Selbstachtung eventuell mit der Folge von Verweigerung, Autoaggression oder Aggression und destruktivem Denken und Handeln führt, der vom Verlust der Symbiose, der Wandlung des Miteinanders zum Nebeneinander, zur funktionellen Störung, zur entzündlichen Erkrankung und zur Lyse oder zum Tumorleiden führen kann, entgehen?

Handeln wir *überlegt*, aus dem Kopf heraus, einem kurzsichtigen Vorteil zuliebe, **entgegen der (inneren) Liebe** (Vernunft), so **begründen wir unser eigenes Leid.** Ursache solchen Handelns ist Angst, nicht geliebt zu sein, der **Verlust des Bewußtseins als Teil der Schöpfung mit der ganzen Schöpfung eins zu sein.**

Nicht ich handle - ich bin die Handlung
Nicht die Erfahrung suchen - Erfahrung sein

> Wenn Ihr nicht werdet wie die Kinder ...
> In der Gewißheit der Liebe die Welt erneut mit reinem Gemüt erfahren, sehen, zurückerobern...

Wer an mich glaubt, der wird die Werke tun, die ich tue und wird größere als diese tun. (Johannes 14, 12).

Wenn in jeder, meiner und Ihrer Zellen in Form der Gene, der komplette Bauplan meiner Natur abgebildet ist, völlig ungeachtet, daß in den einzelnen Organen jeweils nur einzelne Teile dieses Planes, z.B. als Leber-, Herz-, Nieren- oder Gehirnzelle aktiviert sind, so sind wir doch, obwohl wir untereinander so unterschiedlich sind, wie unsere Organe sich unterscheiden, alle Teil des großen Schöpfungsgefüges, wo ein jedes in einem jeden enthält, und ein jedes mit einem jeden verbunden ist, so ist auch in uns allen das ganze Universum abgebildet. Wer also an sich glaubt, z.B. als einen Sohn des Schöpfers und sich entsprechend verhält, der wird die Werke tun, die z.B. Jesus tat und wird größere als diese tun.

Wir können nicht alle Wundertäter werden?! Doch – wir können. Sie wollen nicht? Nun gut, es zwingt Sie niemand. Doch sollte Ihre Lage Ihnen irgendwann unbequem erscheinen, und so probieren Sie es doch zunächst wenigstens ein klein bißchen. So, wie der Appetit beim Essen kommt, kommt die Freude beim Gelingen. **Freude und Liebe verstärken sich, je mehr man davon gibt.**

Vor einigen Jahren hat Randolph Byrd, ein Kardiologe am San Francisco General Hospital, eine **Studie zur Effizienz des Betens** durchgeführt. Er nahm die Namen und Daten von 500 Patienten, die wegen eines Herzinfarktes oder zum Ausschluß eines Herzinfarktes auf die kardiologische Intensivstation eingewiesen wurden und teilte sie nach Losentscheid in zwei Gruppen. Weder die Angestellten, weder das ärztliche, noch das Pflegepersonal wußten, welcher Gruppe der jeweilige Patient zugehörte, so daß gegenüber allen die gleiche Behandlung und Sorgfalt aufgewandt wurden. Die Patienten wurden nach Zufall ausgewählt, so daß Faktoren wie Alter, Geschlecht, Gesundheit und demographische Besonderheiten ausgewogen waren. Er schickte die Namen der Patienten einer Gruppe an verschiedene Gebetsgruppen überall im Land, während die der anderen Gruppe bei ihm verschlossen verblieben. Als am Ende dieser bis dahin beispiellosen Doppel-Blind-Studie der Code veröffentlicht wurde, ergab es sich, daß die **Patienten, für die von unbekannten Menschen auf unterschiedliche Weise gebetet wurde, bei erheblich besserer Gesundheit waren. Sie hatten weniger Infektionserkrankungen erlitten, weniger Antibiotika gebraucht und das Krankenhaus früher verlassen.** Nicht ein einziger der Patienten aus der Gruppe derer, für die gebetet wurde, brauchte eine Beatmungsbehandlung, während 16 aus der anderen Gruppe beatmet werden mußten. Ein Kritiker schrieb: „Nun, **ich kann tatsächlich sagen, daß die Ärzte ihre Notizblöcke zücken sollten und Gebete rezeptieren.**" Da bei dieser Studie auch der Faktor ausgeschlossen ist, daß die Patienten in irgendeiner Form selbstbewußt auf ihren Zustand anders eingewirkt hätten als die der Kontrollgruppe, ist die einzige Erklärungsmöglichkeit, daß **auf irgendeine Art und Weise die Gedanken einer Person das Befinden einer anderen Person auch über große Distanzen beeinflussen** können. Eine zweite interessante Studie wurde von der Spindrift-Foundation in Oregon unternommen. Sie teilten Saatkästen in jeweils zwei Hälften, A und B. Jeweils für eine der Hälften wurde aus Distanz gebetet. Da die Seite, für die gebetet wurde, stets besser gedieh als die andere, untersuchte man die Frage, **welche Form der Zuwendung wohl die beste sei**, das direkte Gebet, das dem Universum sagte, was es zu tun habe, wie z.B. ich will so und soviel Samen keimen lassen oder ich will, daß die Samen mehr Wasser aufnehmen oder das ungerichtete Gebet, das einfach nur sagt „**Möge das System sein bestes Potential manifestieren**". Es erwies sich, daß beide Formen des Gebets wirksam waren, jedoch das ungerichtete Gebet war zwei- bis viermal so wirksam als das gerichtete. [xlvi] (Borysenkow, 1990)

Was also sollte uns länger aufhalten, uns und unsere Herkunft für heilig zu erachten, auf daß wir uns bemühen, unser ganzes Potential zu erfahren, zu entwickeln und zu gebrauchen, anstatt uns wie bisher nur als einen biochemischen Zufall nach darwinistischem Modell zu betrachten, vielleicht wohl von Gott erschaffen, aber zu unwesentlich, als daß er sich länger darum kümmere, wie die Eigner der Medien uns mit Hilfe der „modernen Wissenschaft" glauben machen wollen?

Der Heiler in uns

Geradezu extrem mutet die Geschichte an, in der uns die amerikanische Kollegin Marlow Morgan ihre Erfahrungen mit einem australischen Heiler schildert. Um die Diskussion zu entschärfen sagt sie einleitend: „Dieses Buch basiert auf Tatsachen und ist von wahren Erfahrungen inspiriert.... Dieses Buch ist frei erfunden und von meinen Erfahrungen in Australien inspiriert. Die Ereignisse hätten sich auch in Afrika, in Südamerika oder überall, wo die wahre Bedeutung der Zivilisation noch lebendig ist, zutragen können. Es soll ganz den Lesern überlassen bleiben, ihre persönliche Botschaft aus diesem Buch zu ziehen."

Es geht um die Beschreibung der Heilung eines Eingeborenen, des großen Steinjägers, der in einen Abgrund gefallen war: „Als sie ihn oben auf einem glatten Felsstück ablegten, wurde seine Wunde sichtbar. Er hatte sich zwischen Knie und Fußgelenk einen komplizierten Bruch zugezogen. Wie ein häßlicher großer Stoßzahn ragte der kaputte Knochen gute 5 cm aus der schokoladenmilchbraunen Haut heraus. Sofort zog jemand sein Haarband ab, daß dem Verletzten um den Oberschenkel gewickelt wurde. Der Medizinmann und die Heilerin standen rechts und links an seiner Seite. Andere Stammesmitglieder begannen mit den Vorbereitungen für unser Nachtlager. Ich schob mich immer weiter nach vorne, bis ich neben dem ausgestreckten Körper stand. >Darf ich zuschauen?< fragte ich. Der Medizinmann bewegte seine Hände etwa 2 cm über der Hautoberfläche des verletzten Beines langsam auf und ab: Erst glitten beide Hände in die gleiche Richtung, dann bewegte sich die eine von oben nach unten und die andere von unten nach oben. Die Heilerin lächelte mir zu und sagte etwas zu Ooota. Er übersetzte es mir. >Das ist etwas für Dich<, sagte er. >Man hat uns erzählt, daß Dein Talent darin liegt, für Dein Volk als Heilerin tätig zu sein<. >Ja, ich denke, man kann es so nennen<, antwortete ich. Die Vorstellung, daß Heilung etwas war, daß von den Ärzten oder aus ihrer Trickkiste kam, war mir immer unangenehm gewesen. Vor vielen Jahren, als ich selbst schwer an Polio erkrankt war, hatte ich erkannt, daß Heilung nur aus einer Quelle gespeist wird. Der Arzt kann den Körper unterstützen, indem er Fremdkörper entfernt, bestimmte Chemikalien injiziert und Knochen wieder einrenkt oder an ihren Platz rückt – aber das alles bedeutet noch nicht, daß der Körper heilt. Ich bin sogar davon überzeugt, daß nirgendwo auf der ganzen Welt, zu keiner Zeit und in keinem Land ein Arzt jemals etwas geheilt hat. Jeder Mensch trägt den Heiler in sich. Im besten Fall ist ein Arzt jemand, der bei sich ein besonderes Talent entdeckt und ausgebildet hat. Und es ist ein besonderes Privileg, wenn er mit diesem Talent, mit dem, was er am besten kann und am liebsten tut, der Gemeinschaft dienen darf. Jetzt war jedoch nicht der Moment für eine weitläufige Diskussion. Ich mußte die Formulierung, die Ooota gewählt hatte, akzeptieren und den Ureinwohnern bestätigen, daß ich in meiner Gesellschaft ebenfalls eine Heilerin war. Sie erklärten mir, daß die Handbewegungen über dem beschädigten Körperteil dazu dienten, die ursprüngliche Form des gesunden Beines wieder herzustellen, ohne es zu berühren. Auf diese Weise würde ein Anschwellen des Beines verhindert. Der Medizinmann half dem Gedächtnis des Knochens nach, damit er sich an seine wahre, gesunde Gestalt erinnern konnte. So konnte auch der Schock beseitigt werden, den der Knochen im Moment des Zerbrechens erfahren hatte, als er seine in 30 Jahren entwickelte Position plötzlich verlassen mußte. Sie >sprachen< buchstäblich mit dem Knochen. Als nächstes begannen die 3 Hauptakteure dieses Dramas – der Medizinmann, der zu Füßen des Verletzten stand, die Heilerin, die an seiner Seite kniete, und der auf dem Rücken ruhende Verletzte selbst – eine Art Gebet zu sprechen. Der Medizinmann legte beide Hände um das Fußgelenk des verletzten Beines, wobei er den Fuß jedoch weder zu berühren noch an ihm zu ziehen schien, die Heilerin tat dasselbe am Knie des Verletzten. Ihr Gebet war eine Mischung aus Deklamationen und Gesängen, wobei kein Ton dem anderen glich. Völlig unvermittelt erhoben plötzlich alle drei ihre Stimmen zu einem gemeinsamen Schrei. In diesem Moment müssen sie kräftig gezogen haben, aber ich hatte nichts dergleichen gesehen. Der Knochen glitt einfach an die Stelle zurück, aus der er ausgebrochen war. Der Medizinmann hielt die verletzte Haut zusammen und nickte der Heilerin zu, die jetzt das seltsame lange Rohr, das sie immer bei sich trug, öffnete. Schon vor Wochen hatte ich die Heilerin gefragt, wie die Frauen mit ihren monatlichen Blutungen umgingen, und sich hatte mir eine Art Binde aus Schilfgras, Stroh und feinen Vogelfedern gezeigt. Danach beobachtete ich, wie einzelne Frauen sich manchmal von der Gruppe entfernten, um sich ihren weiblichen Problemen zu widmen. Ähnlich wie ihren Stuhl vergruben sie auch die schmutzigen Binden in Katzenmanier. Manchmal sah ich jedoch eine Frau aus der Wüste zurückkommen, die etwas in ihren Händen verbarg, das sie der Heilerin brachte. Diese öffnete dann das obere Ende ihres langen Rohrs. Ich sah, saß es mit denselben Pflanzenblättern ausgeschlagen war, mit denen sie auch meine wunden Füße und täglichen Sonnenbrände behandelt hatte. Die wenigen Male, die ich näher dabei gestanden hatte, war dem Rohr ein bestialischer Gestank entwichen. Irgendwann entdeckte ich dann, worum es sich bei den geheimnisvollen, im Rohr verschlossenen Objekten handelte – um dicke Blutklumpen. An diesem Tag öffnete die Heilerin das Rohr jedoch nicht am oberen Ende, sondern unten. Diesmal roch ich überhaupt nichts. Aus dem Rohr drückte sie etwas in ihre Hand, das wie schwarzer Teer aussah. Die Substanz war sehr zähflüssig und glänzte. Sie verklebte damit die Hautfetzen der Wunde. Großzügig verschmierte sie die Paste auf dem verletzten Bein und betonierte die Wunde regelrecht zu. Es gab keine Schiene, keinen Verband, keinen Gips, keine Krücken und auch keine Naht. Bald hatten wir alle den Schrecken vergessen und machten uns hungrig über das Essen her. An diesem Abend wechselten sich die Leute dabei ab, den Kopf des großen Steinjägers in ihrem Schoß zu halten, damit er von seinem Ruheplatz aus besser sehen konnte. Auch ich kam an die Reihe. Ich wollte seine Stirn fühlen, um zu sehen, ob er Fieber hatte. Außerdem wollte ich der Person nahe sein, die sich bereit erklärt hatte, meinetwegen Gegenstand dieser Demonstration ihrer Heilkünste zu sein. Als sein Kopf in meinem Schoß lag, blickte er zu mir auf und zwinkerte mir zu. Am nächsten Morgen stand der große Steinjäger auf und wanderte mit uns weiter. Es war keine Spur eines Hinkens festzustellen. Sie hatten mir gesagt, daß ihr Ritual die Schmerzen in dem Knochen lindern und eine Schwellung vermeiden würde. Es hatte gewirkt. Mehrere Tage lang beobachtete ich sein Bein genau und sah, wie die dicke schwarze Masse langsam trocknete und abfiel. Nach 5 Tagen war sie ganz verschwunden. Nur an der Stelle, wo der Knochen herausgetreten war, waren ein paar dünne Narben zurückgeblieben. Der Steinjäger wog gute 150 Pfund und es war mir ein Rätsel, wie er sich ohne Stütze auf den völlig durchgetrennten Knochen hatte stellen können, ohne daß dieser wieder aus seiner Bruchstelle hervorschnellte. Ich wußte schon, daß die Menschen in diesem Stamm generell sehr gesund waren, aber noch dazu schienen sie über besondere Talente bei der Bewältigung von Krisensituationen zu verfügen. Die Menschen, die über diese Heilkünste verfügten, hatten niemals Biochemie oder Pathologie studiert, aber ihre Diplome hatten sie in anderen Fächern erworben: Ehrlichkeit, aufrichtige Absichten und echtes Engagement für die Gesundheit. >Weißt Du, wie lange die Ewigkeit dauert?< fragte mich jetzt die Heilerin. >Ja<, anwortete ich, >ich weiß es.< >Bist Du Dir sicher?< >Ja, ich weiß es<, wiederholte ich. >Dann können wir Dir noch etwas erzählen. Alle Menschen sind Geister, die auf dieser Welt nur zu Besuch sind. Und alle Geister sind ewige Wesen. Alle Begegnungen mit anderen Menschen sind Erfahrungen, und alle Erfahrungen sind ewige Verbindungen. Die >wahren Menschen< (Das ist der Name, den Marlow Morgan dem Eingeborenenstamm gegeben hat, bei dem sie ihre Erfahrungen machen durfte.[11]) schließen den Kreis einer jeden Erfahrung. Anders als die >veränderten< bringen wir alles zu einem Abschluß. Wenn Du einen Menschen verläßt und in Deinem Herzen noch Groll gegen ihn hegst, ist dieser Kreis nicht geschlossen, und die Erfahrung wird sich später in Deinem Leben wiederholen. Du wirst nicht nur einmal leiden, sondern immer wieder, bis Du etwas gelernt hast. Man soll beobachten, aus dem Geschehen lernen und weise werden. Es ist gut, für die Erfahrung zu danken, wie er sagt, oder sie zu segnen und dann in Frieden weiterzugehen.< Ich weiß nicht, ob der Knochenbruch dieses Mannes nun schnell geheilt wurde oder nicht. Es gab kein Röntgengerät für Vor- und Nachuntersuchungen und er war nur ein normaler Mann, kein Übermensch, aber für mich zählte das alles nicht. Er hatte keine Schmerzen, und die Verletzung hatte keine Nachwirkungen. Für ihn und auch für die anderen war die Erfahrung abgeschlossen

---

[11] Ergänzung durch den Verfasser.

und wir wanderten alle in Frieden und hoffentlich ein wenig weiser weiter. Der Kreis war geschlossen." [xlvii] (Morgan, 1975)

Weil es für dieses Buch und unsere Meinung von uns selbst sehr entscheidend sein kann, habe ich Marlow Morgan gefragt, ob es sich hier um eine romanhafte, phantastische Episode handelt oder um den Bericht einer Augenzeugin, um wahrhaftig erlebtes Geschehen. Sie schrieb mir folgende Zeilen, die ich hier möglichst sinngetreu ins Deutsche zu übersetzen mein Bestes gebe:

Letzte Nacht erhielt ich Dein Fax mit der Frage über die Heilung an dem gebrochenen Knochen, die ich in dem Buch „Traumfänger" beschreibe. Wenn Du mich zitierst, so zitiere bitte meine gesamte Stellungnahme, damit Mißverständnisse vermieden werden. Für diese Aufrichtigkeit danke ich Dir im voraus. Das Buch wird international als „Fiktion", als ein Roman verkauft, der auf tatsächlichen Erfahrungen beruht. Das ist wegen andererseits möglicher, rechtlicher Folgen notwendig. Wie auch immer – **absolut alles, was ich beschrieben habe, ist so genau wiedergegeben, wie ich es aus der Erinnerung vermag.** Nirgendwo in meinem Text wird gesagt, daß der Mann geheilt wurde. Wie Du weißt, kann nur ein Röntgenbild oder eine andere Form der wissenschaftlichen Analyse das Ausmaß einer Knochenbruchheilung, wenn eine solche stattgefunden hat, bestimmen. So wie ich es verstehe, glaubte der Mann, daß er geheilt war. Er hatte an der Heilungszeremonie teilgenommen und weiß, daß alle Heilung von innen geschieht. Darüber hinaus nahm er die Heilung als eine Gabe von all denen an, die ihn umgeben haben. Das ist die Art und Weise wie sein Volk seit Tausenden von Jahren mit gesundheitlichen Herausforderungen umgegangen ist und umgeht. Der andere höchst wichtigste Schlüssel, Wulf, ist, daß am Morgen, als sie den Tag zeremoniell begrüßten, sie zum EINSSEIN (oneness) sagten, daß, wenn es zum höchsten Gut für alle Lebewesen hier und überall geschehe, sie bereit wären, mich Augenzeugin einer Heilung sein zu lassen, da meine Berufung in meiner heimatlichen Gesellschaft die einer Heilerin sei. Nach ihrer Auffassung war es unmöglich, daß an diesem Tag irgendetwas passieren könnte, das nicht höchst wichtig wäre. Was auch immer und wem auch immer es passierte, spielte keine Rolle, weil die gesamte Gemeinschaft einen jeden in all seinen Höhen und Tiefen unterstützte. Mit anderen Worten: **Gott ist immer im Dienst und es gibt keine Zufälle oder Unfälle; es gibt keine Opfer.**

Es gibt ausschließlich Möglichkeiten zur spirituellen Bereicherung, die wir manchmal ihrem Erscheinen nach als schlimm bewerten. Diese Menschen vergessen nicht einen einzigen Moment, daß sie geistige Wesen sind, die eine menschliche Erfahrung machen und nicht wie wir glauben, Menschen, die eine spirituelle Erfahrung suchen. Am folgenden Morgen marschierte der Mann ohne jeden Schmerz. Das Blut, das verwandt worden war, die Wunde zu verschließen, bekam eine teerartige Beschaffenheit und begann innerhalb von 3 Tagen abzufallen. Als ich sein Bein nach einer möglichen Infektion untersuchte, lächelte der Mann mich an und fand das sehr komisch, daß ich wegen einer Situation besorgt war, die schon lange vorüber war. Er sagte, „warum suchst Du hier? Dies alles passierte vor einigen Tagen. Wir haben die Lektion gelernt. Heute ist ein neuer Tag, wir marschieren weiter. Warum blickst Du zurück?" Ich hatte keine Antwort.

Es gibt Menschen, die sagen, dieses Buch nutze die Gutgläubigkeit benachteiligter Leute aus; andere sagen, das Beschriebene könne unmöglich wahr sein. Sei also vorbereitet, daß die Menschen Deine Quelle anzweifeln. Ich sage Dir, Wulf, daß die wahrhaftige Heilung aller gesundheitlichen Herausforderungen nicht etwa die körperliche Heilung ist, sondern der Vorgang, der Emotionen, Beziehungen und die Seele heilt. Ich danke Dir für Dein Interesse.

(Hier endet die Antwort von Marlow Morgan auf meine Anfrage)

Im ewigen Jetzt

Alles Leben geschieht im ewigen Jetzt, das ist in der Gegenwart, der gegenwärtigen Zukunft und der gegenwärtigen Vergangenheit. Es gibt nicht das Gestern und das Morgen. Es gibt nur das ewige Jetzt, in dem Vergangenheit und Zukunft eins sind.

In der Vergangenheit zu leben heißt, das Jetzt nicht zu erkennen; ebenso ist es, in der Zukunft leben zu wollen. Die Wirklichkeit ist die Wahrheit der Erkenntnis: **Der Weg ist das Ziel. Soviel Energie, wie wir der Betrachtung von Vergangenheit und Zukunft zuwenden, fehlt uns bei der Bewältigung des Jetzt.** Wenn wir die Schatten der Vergangenheit ins Unterbewußte verdrängen, die Kreise nicht schließen, kann es sein, daß wir mehr als neun zehntel unserer Kapazität, unseres Arbeitsspeichers damit belasten, alte Programmschleifen zu durchlaufen. Mit dem Rest wird uns das Erfassen der gegenwärtigen Zukunft und die Bewältigung des Jetzt immer mühsamer gelingen. Fehler werden gemacht, Spannungen führen zu funktionellen Störungen und der ganze Kreislauf beginnt wie weiter vorne mehrfach beschrieben.

In jedem Gedanken, den wir wahrnehmen, der sich zu einem Gefühl verdichtet, das in einem Wollen mündet und eine Handlung auslöst, sind alle unsere Erfahrungen der Vergangenheit repräsentiert. So bedarf es nur in wenigen Fällen der langen Analyse, des Grabens in die Vergangenheit, was sich ereignet hatte. Mit einem erweiterten Bewußtsein, das Jetzt betrachtend, liegt die Vergangenheit so offen vor uns wie die Zukunft vor uns liegen könnte, wenn wir uns an dem heiligen Schleier, unter dem die Details verborgen sind, vergehen wollten. Im großen und ganzen kann man es vergleichen mit der Erkenntnis eines Betrachters, der gleich einem Adler, über einer großen Schlucht hochfliegend seine Kreise zieht. Nehmen wir an, er sei hoch genug, um von der Quelle bis zur Mündung den Flußlauf zu überblicken. Jeder Tropfen des Wassers ist mit seinem Nachbarn, ist zur gleichen Zeit mit Quelle und Mündung verbunden, im Vollbesitz aller „Erkenntnisse" eines jeden Tropfens von der Quelle bis zur Mündung. Einen Baumstamm betrachtend, der, solange er im Wasser dahintreibt, eins ist mit dem Fluß, könnte der Betrachter in mehr oder weniger groben Grenzen mitteilen, welchen Weg der Stamm bisher genommen hat und welchen er nehmen wird. Damit ist auch der Stamm in gewisser Weise zur selben Zeit an Anfang- und Endpunkt seiner Reise.

Scheuen wir uns nicht länger! Lassen Sie uns aufbrechen, auf daß wir das Ziel erreichen. Im Begriff sein, aufzubrechen, ist nicht genug. Zu versuchen, aufzubrechen, ist nicht genug. Sein Bestes geben, an guten Tagen außergewöhnliches, an mageren Tagen nun gerade eben das Beste, das ist es, worauf es ankommt. Der Weg ist das Ziel.

Ich sage damit nicht, daß Sie, kaum daß Sie sich entschlossen haben Ihr Bewußtsein zu entdecken, den Antibiotika und anderen teils wichtigen und sehr hilfreichen Arzneien verachtungsvoll den Rücken kehren oder gar den nächsten offenen Bruch, dem Sie begegnen mit altem Menstrualblut verkitten sollen. Was ich aber tue, ist, daß ich Ihnen eine Alternative zeige. Es soll Sie befähigen, z.B. auch die Propaganda hinsichtlich des Impfens aus einer neuen Perspektive zu betrachten. **Sie** sollen in die Lage versetzt sein, zu empfinden, zu sehen oder von Ihrer inneren Stimme zu hören, ob der möglicherweise nur geringe Nutzen unter den Umständen Ihres Lebens und denen des Lebens Ihrer Kinder nicht vielleicht wirklich einem unverhältnismäßig hohen und vielleicht brutalen Risiko gegenübersteht. Die Entscheidung fällen Sie allein, denn Sie sind es auch, der oder die Sie am Ende Ihres Lebens einzig und allein über Ihr Denken, Fühlen und Handeln sowie über Ihre Liebe entscheiden.

Was auch immer dieser gegenwärtigen, realen Existenz folgen möge, wir leben im Jetzt.

Wir leben im Jetzt

Wir können Energie aufwenden, um über die Vergangenheit nachzudenken oder über die Zukunft. Denken, Wollen, Handeln jedoch geschieht im Jetzt. **Wenn wir wissen, wer wir sind, wo wir sind und wohin wir wollen, ergeben sich mit den Fragen alle Antworten von selbst.** Es liegt einzig und allein an uns, wohin wir unseren Sinn richten und womit wir uns in Resonanz bringen.

Wer von uns erinnert sich nicht an die Redewendungen „Denk an mich" und „Drück mir die Daumen", die wir doch wenigstens als Kind so oft gesprochen und gedacht haben – wenn Ihr nicht werdet, wie die Kinder .....

Der Gedanke, jetzt gedacht, wird zu Gefühl, Wollen, Handeln, ist Wort und wird zu Tat und Tatsache – mit all den Echos die darauf folgen. Karma, Schicksal, ist der Wille mit all seinen Folgen.

Wenn wir also die Wirkung unseres Denkens aus dem reinen Wunsch heraus, aus dem möchte, könnte, sollte, dürfte heraus ins Jetzt, ins „so ist es" übertragen, so gelangt scheinbar unerreichbares in greifbare Nähe.

„Bittet und es wird Euch gegeben" bedeutet die Bitte erfüllt sich in dem Moment, in dem wir sie eindeutig und authentisch, das heißt, im vollen Einklang mit unserem hohen Selbst, mit dem Geistfunken in uns formulieren. Solange dieser Zustand nicht erreicht ist, können wir die Wirkung unserer Gedanken, unserer Bitten, nicht sofort erfahren. **Tatsächlich aber ist, sobald gedacht, jeder Gedanke manifest und wird auch Wirkung haben – wirkt. Irgendwann werden wir sein Echo erfahren.**

Eine sehr tiefe Erfahrung kann es sein, aus diesem Aspekt heraus, die folgende Meditation, die folgende geistige Übung nachzuvollziehen:

Vater unser, großer Geist, Du Ursache, Inhalt und Sinn der Schöpfung,
der Du bist im Himmel, in uns und um uns, der Du uns sein läßt in Dir
und der Du Dich in uns manifestierst,
heilig ist Dein Name, Liebe, Liebe ist Deine Kraft, Deine Wirkung, bist Du.
Liebe ist Dein Reich.
Dein Wille, welcher ist die Liebe, geschieht wie im Himmel, so auf allen Ebenen der
manifestierten und unmanifestierten Schöpfung und so auch auf der Erde, in
uns, an uns, durch uns und aus uns.
Unser tägliches Liebe-Brot, die Luft zum Atmen, Wasser zu trinken,
Nahrung zu essen und Menschen, Liebe auszutauschen, gibst Du uns stets,
und vergibst und unsere Schuld in der Lieblosigkeit, wie wir uns selbst und unseren
Schuldigern vergeben,
und führst uns nicht in Versuchung, sondern von Erfahrung zur Erkenntnis, zur Liebe,
und erlöst uns von dem Übel, der Bewußtlosigkeit der Liebe, in die wir geraten, da
wir außer uns sind, abgelenkt, aus dem Lot.
Du bist das Reich, die Schöpfung, die Liebe,
Du bist die Kraft, Sinn, Gehalt, Ursache und Wirkung, Liebe,
Du bist die Herrlichkeit, wunderbarer Glanz, Fülle und Erkenntnis, Liebe,
Du bist die Ewigkeit, von Anbeginn, durch die Jahrhunderte, jetzt und in Zukunft,
Liebe.

Ich bin ein Staub an Deinem Fuß und habe teil an Dir, Kraft, Stärke, Sicherheit,
Liebe.

Amen

Ein kurzes Mantra: I am a little god and I am relaxed;
und ein anderes: Ang sang wa_he guru – jede meiner Zellen ist EINS mit Gott

Verführen wir uns selbst?

„Wenn wir sagen, wir haben keine Sünde, verführten wir uns selbst, und die Wahrheit ist nicht in uns" (Br Joh 1,8) – ein heiliger Text, ein NLP[12]- Lehrsatz, Yoga-Literatur oder Silva-Mind–Anleitung?

Wir müssen wissen, zumindest zu wissen uns bemühen, wer und wo wir sind. Denn wie sollte es uns sonst nutzen zu wissen, wohin wir wollen; denn dem Impuls Richtung zu geben, bedarf es der Erkenntnis, von wo nach wo der Weg verläuft. Erst in der Wahrheit – der Weg ist das Ziel – erübrigt sich diese Frage. Einzelne werden z.B. für andere dahineingeboren, andere gelangen schnell und scheinbar leicht dorthin, aufgrund vieler Wege, die sie früher bereits gegangen sind und wieder andere scheinen einen schweren Kampf bestehen zu müssen.

Eine junge Studentin, die in der Hirnstromkurve phasenweise Muster aufwies, wie sie z.B. auch bei einem Zen-Mönch, der 23 Jahre im Kloster verbracht hatte, abgeleitet werden konnten, versetzte mich damit in großes Erstaunen. Als sie dies bemerkte, kommentierte sie lächelnd, ich solle bloß keine falschen Schlüsse ziehen, meditiert hätte sie nur im Labor und sonst gar nicht. Ich fragte sie, was sie denn stattdessen täte. Sie antwortete, daß sie, wenn sie Gelegenheit habe, am liebsten den ganzen Tag über Geige spielte, stundenlang. Das erfülle sie ganz und gar. Das war für mich ein sehr wichtiger Moment. Im selben Augenblick wurde mir klar, daß es **vollkommen gleichgültig** ist, **was wir tun**, **sofern wir es mit ganzem Herzen, ganzer Seele und ganzem Gemüte tun.** Wir können es uns kaum leisten, uns stundenlang der Welt zu entziehen, zu meditieren, zu beten, Geige zu spielen. **Wenn es uns aber gelingt, daß das, was wir denken, fühlen, wollen und tun, unseren innersten Bedürfnissen entspricht, werden wir voll des Geistes sein und in unseren Handlungen Geist und Liebe manifestieren.**

Während wir auf dem Weg dahin sind, unseren Kindern ein Vorbild im Guten wie auch in dem, was vermieden werden kann, zu sein, ist jeder bewußte Moment gleich einem Geistesblitz, der uns die Karte, den Weg, erkennen läßt, auf dem wir uns befinden, uns ahnen macht, wie wunderbar die Landschaft im vollen Licht der Sonne der Erkenntnis ist.

Täuschung und Enttäuschung

„Wenn wir aber unsere Sünden bekennen, so ist der treu und gerecht, daß er uns die Sünden vergibt und reinigt uns von aller Untugend". (Br Joh 1,9)

Um unserer ganzen Kraft teilhaftig zu werden ist es unumgänglich, daß wir unsere Schwächen erkennen und vor uns selbst bewußt bekennen, auf daß wir in Zukunft, aufmerksam, anders handeln können. Das ist es, was zählt, die Manifestation eines „neuen" Bewußtseins.

„Gott ist die Liebe; und wer in der Liebe bleibt, der bleibt in Gott und Gott in ihm". (Br Joh 4,16)

Wir sind Teil der Kraft, haben die Kraft, manifestieren die Kraft, in jedem unserer Gedanken und Gefühle, in jedem Blick, in jeder Geste, in jeder Handlung.

Statt uns dieser Tatsache bewußt zu sein, gleichen wir sooft **einem Fisch, der fürchtet, die See könnte austrocknen.** Ins Sein eingetreten, Teil der Schöpfung, die uns umgibt, vergessen wir woher wir kommen und wer wir sind. Statt das wunderbare Zusammenspiel allen Seins zu erfahren, zu begreifen und uns, darin geborgen, einzufügen, beginnen wir einen angstvollen Kampf gegen die Naturgewalten, gegen Natur und Umwelt und fassen die Schöpfung als lebensfeindlich auf. Alles was dieser Kampf erreichen wird, ist, daß er unsere Existenz und alle aus ihr folgenden Handlungen durch Angst vergiftet und uns schließlich einer neuen Transformation entgegenführt.

Manchmal gleichen wir auch **einem Fisch, der losschwimmt, das Wasser zu suchen,** weil er gehört hatte, es solle Fische geben, die im Wasser schwimmen. Wir könnten uns darauf einlassen, von ganzem Herzen, mit ganzem Sinne und Gemüte das zu tun, was im Sinne unserer eigenen inneren Stimme aus unserem höheren Selbst als Liebestat gilt. Wir könnten das, was geschieht, als Lektion erkennen, die uns immer mehr der Erkenntnis der Liebe nahebringt, **auf daß wir nicht länger Liebe suchen, sondern Liebe sind**, und **nicht Kraft in künstlichen Maßnahmen suchen, sondern manifestieren**, wie z.B. die australischen Eingeborenen, von denen und deren Fähigkeiten Marlow Morgan als Augenzeugin berichtet.

---

[12] Neurolinguistisches Programmieren

Ein Gedanke, ein Gebet, ja eine Arznei oder eine Operation zur rechten Zeit – der Weg ist das Ziel. Wir sind alle auf dem Weg, geführt von der Ordnung im Chaos, selbst wenn wir es nicht wissen.

Unsere und unserer Kinder Gesundheit hängt davon ab, ob wir die Einheit von Geist und Materie ahnen, spüren oder darum wissen, bzw. ob wir diese Einheit verneinen. Es bedarf der gleichen Menge Energie, die Auffassung zu unterhalten, „die Tasse ist halb leer" wie auch der Auffassung „die Tasse ist halb voll". Vertreten wir aber die Ansicht, daß die Tasse bereits halb leer sei, führt das automatisch zu Ängsten; was wird sein, wenn sie leer ist, wir müssen einteilen, wir werden Einschränkung erdulden müssen, ja vielleicht leiden – Ach und Weh angesichts dessen, was bereits verbraucht ist und dessen, was bald nicht mehr zur Verfügung zu stehen droht. **Können wir uns aber für den anderen Aspekt, die andere Sichtweise entscheiden, froh und glücklich zu sein angesichts dessen, was uns zur Verfügung steht, vorhandene Ressourcen nehmen, um neue Ressourcen zu erschließen, sind wir bereits auf einem glücklichen, lichtvollen Weg.**

Du sollst sein wie dieser Baum

„Wenn Ihr Glauben habt, wie ein Senfkorn, so könnt Ihr sagen, zu diesem Berge: Heb Dich dorthin und er wird sich heben und Euch wird nichts unmöglich sein." (Mt 17,20)

Alles Sein ist Bewußtsein, ist Energie, alle Materie ist in unterschiedlicher Gestalt verdichtete Energie, Gestalt gewordenes Bewußt-Sein.

Am Anfang ist das Wort und das Wort ist bei Gott und Gott ist das Wort – Wir sind, Ihr seid, Sie sind das gesprochene, manifestierte Wort. Ein Mantra, eine Klanggestalt, im Yoga ist **"Sat nam"**. Das heißt übersetzt, **Wahrheit ist deine Identität.** Die Schöpfungsursache, ihr Gegenstand, ihre Möglichkeit zu manifestieren ist Wahrheit, ist Liebe. Namen geworden, Begriff, ist manifestiert, ist aus der unerfaßbaren Omnipotenz erfahrbar geworden. Im Anfang ist Jesus, ein Mensch unter Menschen, seiner Herkunft voll bewußt, und er wird zum Christus, indem er einen ganz bestimmten Weg geht, um das „Auge um Auge, Zahn um Zahn" durch „Gnade vor Recht", durch „Liebet einander wie ich Euch liebe" zu ersetzen. **Das Ich, daß ich mit Hilfe von Macht durchsetze und seine Grenzen verteidige, wird ersetzt durch das Wir, daß die Wurzel des Einsseins ist.**

„Alle Dinge sind durch dasselbe gemacht, und ohne dasselbe ist nichts gemacht, was gemacht ist". (Joh 1,3)

Sein, Leben, ist unlösbar aus seiner Beziehung zu allem anderen Sein, ist Beziehung, ineinander verwoben, ineinander gelöst, ist Kommunikation, "Nährstoff"-Tausch, Geben und Empfangen; sein Sinn liegt in sich selbst, im Ergebnis, im Sein; **SEIN ist, Wirken. Etwas, das nicht in irgendeiner Form wirkt, ist nicht**

In der Erkenntnis unserer Natur und der uns innewohnenden Begabungen können wir also unser Bestes geben, unsere Wirkungen gezielt zu manifestieren. Mit anderen Worten: Je sicherer ich weiß, daß meine guten Wünsche von guten Wirkungen begleitet sind, desto eindeutiger werden auch andere diese guten Wirkungen spüren. Wesentlich ist, daß gute Wünsche, wie weiter oben am Beispiel der Keimlinge gezeigt, weniger gezielt sein sollten, sondern etwa in folgender Fassung:

> **Dieses oder etwas besseres, das bestmögliche, manifestiere sich nun zum Segen aller Beteiligten auf harmonische Art und Weise oder in der Kurzform wie altbekannt: „Dein Wille geschehe".**

Major Thompson und Josè Silva

Josè Silva war keinen einzigen Tag in seinem Leben zur Schule gegangen. Schon im Alter von 6 Jahren war er derjenige, der für sich und seine Familie das Geld zum Leben verdiente. Zuerst als Schuhputzer, dann als Zeitungswerber organisierte er schließlich eine Gruppe von Jugendlichen, die für ihn verschiedene Produkte an den Haustüren verkaufte. Sich umblickend erfaßte er die Bedürfnisse seiner Mitmenschen und begann die verschiedensten Dienstleistungen anzubieten. Während des Zweiten Weltkriegs erwachte sein Interesse für Psychologie, Hypnose und Biofeedback. Nachdem er sich Kenntnisse auf dem Gebiet der Elektrotechnik erarbeitet hatte, rief er am Laredo Junior-College einen Lehrgang für Elektrotechnik ins Leben, der von den Behörden als der beste seiner Art in ganz Texas bezeichnet wurde. Er, der keinen einzigen Tag im Leben zur Schule gegangen war, steht heute 5 großen Unternehmen vor. Nach 22 Jahren der Entwicklung eines Programms zur Entfaltung der dem Menschen natürlich angehörenden, im allgemeinen aber verborgenen Fähigkeiten des Geistes, stellte er seine Methode "die Silva-Mind-Methode" 1966 erstmals der Öffentlichkeit vor.

Es ist eine Methode von vielen und kann dazu beitragen, Ihren Ideenraum, den Raum der Ansichten, die Sie über sich und Ihre Möglichkeiten haben, zu erweitern. Sie hat den Vorzug, sehr leicht anwendbar zu sein, daß Schulen und große Unternehmen sowie Management aus Politik und Wirtschaft begonnen haben, die Anwendung der Erkenntnis Josè Silvas zu integrieren. Dort hineinzustöbern, Ihre eigenen Erfahrungen zu machen, kann einer der Schritte auf Ihrem Weg sein, sich selbst wieder zu entdecken. [xlviii],[xlix] (Silva, Stone 1994; Silva, Goldmann, 1995)

Ich sage bewußt, daß Kennenlernen und Anwendung dieser **Methode ein Schritt auf Ihrem Wege**, ein Durchgangsstadium Ihrer Entwicklung sein können. **Sich selbst zu erfahren, sein geistiges Potential mehr und mehr zu erahnen, wird Ihnen dann eine neue Welt jenseits der alten Horizonte eröffnen.** Andere Wege zum gleichen Ziel werde ich weiter unten noch erwähnen.

Jaye Thompson hatte im Frühling 1968 an einem Silva-Mind-Seminar teilgenommen, nachdem ihr Mann, ein Pilot der Luftwaffe, über Vietnam abgeschossen worden war. Sie hoffte mit sich und der Situation anders umgehen zu können und eventuell etwas über ihren Mann in Erfahrung zu bringen. Silva war der erste „moderne Mensch", der „**subjektive Kommunikation**", das heißt nichts anderes als „ich denk an Dich" oder „drück mir die Daumen", **zum System erhoben** hatte. Der Fall von Major Thompson war der erste Fall, mit dem bewiesen wurde, daß „subjektive Kommunikation" praktisch anwendbar ist. 1968 war die Silva-Methode noch sehr neu.

Sehr kurz zusammengefaßt ist es Inhalt der Methode, seine menschlichen Fähigkeiten als möglich und einfach gegeben hinzunehmen. Anstatt länger an sich zu zweifeln, gilt es, sich nach innen zu wenden und mit der uns innewohnenden unbegrenzten Kreativität und dem inneren Reichtum umzugehen.

Was war geschehen? Auf der Ebene der „subjektiven Kommunikation" hatte Mr. Silva den Fall 10 Personen zu spüren gegeben. Sie berichteten, daß, ihrer Empfindung nach, als das Flugzeug abgeschossen wurde, sich der Pilot mit dem Schleudersitz rettete und mit seinem Fallschirm in den Bäumen landete. 7 der 10 Personen sagten, er habe sich ein Bein gebrochen und am Rücken verletzt und er sei gefangen genommen worden. Jetzt habe er Mißhandlung, Hunger und Kälte zu ertragen.

Einer sagte, er sei von freundlichen Leuten gefangen worden, konnte aber nicht erklären, was das wohl bedeuten würde.

Auf die Frage, wann Jaye Thompson wohl von ihrem Manne hören würde, bekam sie zur Antwort, daß es am 4. Juli geschehen könne. Fred Thompson wurde an die Spitze der Personenliste gesetzt, denen anläßlich der wöchentlichen Treffen der Silva-Gruppe positive Energie geschickt wurde. Die Gruppe hatte sich entschieden, ihm das Wort „relax" (entspann Dich) zu projizieren. Die zweite Projektion war, daß die Knochenbrüche gut heilen würden. „Wir haben uns vorgestellt, wie er in guter Gesundheit ist. Und wir haben uns die Vorstellung verbildlicht, daß er bald freigelassen und heimkommen werde. Mr. Silva hatte die Fortgeschrittenen seiner Technik von Texas gebeten, sich an diesem Vorgang zu beteiligen. Am 3. Juli 1968 wurde von Hanoi angekündigt, daß 3 Gefangene entlassen werden würden. Jaye Thompson erfuhr die Nachricht am 4. Juli. Als Major Fred Thompson, zu Hause angekommen, die Gruppe besuchte, berichtete er folgendes:

- Nachdem er sich mit dem Schleudersitz gerettet hatte, landete er in den Bäumen.
- Er brach sich ein Bein und verletzte sich den Rücken.
- Die Ärzte der Luftwaffe waren sehr erstaunt, daß sein Knochenbruch in der richtigen Stellung verheilt war, da er ohne jede medizinische Versorgung mit auf dem Rücken verbundenen Händen und an den Knöcheln gefesselt für 2 Wochen in einen hölzernen Käfig gesperrt worden war.
- Er erzählte, daß er mißhandelt worden war, doch die Schmerzen besser ertragen konnte, da er das Wort „relax" in sich fühlte.

- Er verbrachte die Zeit trotz Regens und Kälte in seiner Zelle im Freien und hatte in einem ungeheizten Raum zu schlafen, jedoch bekam er keine Erkältung wie so viele andere.
- Er war von Offizieren gefangen genommen worden, die ihn als einen Offizier erkannten und ihn immerhin mit etwas Respekt behandelt hatten. Das änderte sich als er in das Gefangenenlager übergeben wurde.

Mr. Silva bat alle fortgeschrittenen Studenten seiner Methode in Texas zu Beginn 1969 für eine bessere Behandlung der Gefangenen in Vietnam und für deren Freilassung „zu programmieren". 1973 wurden alle Kriegsgefangenen entlassen. Einer von ihnen sagte später auf einem Silva-Seminar, daß er seit 1965 in Kriegsgefangenschaft gewesen sei und sich erinnern könne, daß seit Frühling 1969 alle besser behandelt wurden. Zum ersten Mal seit ihrer Gefangennahme hätten sie Gemüse zu essen bekommen. Er und andere waren wegen Vitaminmangel-Zuständen erkrankt. Ebenso habe man einige der Quälereien eingestellt. Er sagte, daß er sicher sei, daß die Gebete diesen Wechsel bewirkt hätten. [] (Sheets, 1986)

Wie funktioniert es?

Daß Beten hilfreich sein soll hat auch der Papst, haben seine Priester und haben vor ihnen schon viele Priester in der Antike stets behauptet. Aber vielen Menschen hat nicht gefallen mit welcherlei Riten, Forderungen und Zielsetzungen derartige Hinweise oft verbunden waren.

Die Silva-Methode hingegen ist für alle, unabhängig von Religion, Rasse und Geschlecht, leicht zu begreifen und anzuwenden. Sie hat den **Vorzug praktisch und praktizierbar** zu sein. **Das grundlegende Element** der „mind-control", der Kontrolle des Verstandes, das heißt, der Schritt, der die Tür zum Reich des Geistes öffnet, ist eine höchst einfache Meditationsform, gleichsam die Grundübung, auf der alle anderen Techniken, z.B. der bildhaften Vorstellung, des Programmierens oder des Konditionierens mit der „3-Finger-Technik" aufbauen.
 Anders als dem komplexen ethischen Kodex der Kirche folgend, den Regeln eines Ashrams oder z.B. eines Zen-Klosters, kann diese Technik von jedem zu Hause geübt und dann zur Anwendung gebracht werden. Silva empfiehlt folgendes:

Morgens, wenn Sie nach dem Erwachen die Blase entleert haben, legen Sie sich zunächst noch einmal ins Bett und schließen Sie die Augen. Dann drehen Sie diese leicht nach oben und zählen Sie langsam rückwärts von 100 bis 1. Zählen Sie leise, nur im Geiste. Lassen Sie sich für jede Zahl etwa 1 Sekunde Zeit und empfinden Sie dabei, wie Sie tiefer und tiefer in Ihr Bewußtsein gelangen. Wenn Sie die Zahl 1 erreicht haben, wird sich Ihr Denken so beruhigt haben, daß Sie in einen entspannten Zustand geraten sind. Dieser Zustand, der entsprechend seinem Bild in der Hirnstromkurve Alpha-Stufe genannt wird, ist die Ebene, auf der Lernen, Programmieren und Visualisieren erfolgreich durchgeführt werden können. Während Sie zunächst diese Grundstufe zu erreichen üben, versuchen Sie zunächst nichts anderes. Nach dem Erreichen der Zahl 1 genießen Sie zunächst einfach diese ruhige und tiefe Entspannung, bevor Sie in den Wachzustand zurückkehren. Silva empfiehlt dabei von 1 bis 5 aufwärts zu zählen, nachdem man mit folgenden Worten seinen Verstand programmiert hat: Ich zähle jetzt langsam von 1 bis 5. Bei 5 werde ich meine Augen öffnen und mich vollkommen wach, gut ausgeruht und gesund fühlen. Dann zählen Sie, und, sobald Sie die Ziffer 5 erreichen, unterstreichen Sie noch einmal im Geiste: Ich öffne die Augen. Ich fühle mich wach, gesund und ausgeruht und das ist so. Er empfiehlt, sich vor der Übung einen Wecker zu stellen, damit er nach einigen Minuten klingelt, falls Sie während des Übens eingeschlafen sein sollten. Sobald Sie etwas Routine haben, wird das nicht mehr nötig sein.

Nach 10 Tagen zählen Sie nur noch von 50 rückwärts bis 1 und nach weiteren 10 Tagen nur noch von 25 bis 1. Nach weiteren 10 Tagen wird es bereits ausreichen, wenn Sie nur von 10 zu 1 rückwärts zählen, damit Sie den Alpha-Zustand erreichen. Um die Entspannung zu beenden, zählen Sie jeweils von 1 bis 5 und öffnen die Augen, immer erst bei der Zahl 5. Dieses fördert die notwendige Disziplin, mit der Sie später in der Lage sein werden, Ihren Verstand auch bei der Bearbeitung anderer Fragestellungen zu kontrollieren.

Bereits nach 40 Tagen regelmäßiger Übung sind Sie also in der Lage, einen Zustand zu erreichen, der mit der notwendigen Klarheit verbunden ist, Ihr Leben und das der Menschen, denen Sie Ihre Liebe zuwenden, grundlegend zu verändern. Genau genommen ist es nichts Neues. Doch das alte, das „Ich denk an Dich", hat System bekommen. Die Erfolge werden Ihr Vertrauen stärken. **Erinnert sei hier nochmals an die Tatsache, daß, während wir etwas spezielles**

wünschen, wir unzählige andere, vielleicht viel bessere Lösungen, ausschließen. Wir können uns also für eine spezielle Variante entscheiden und die Verantwortung dafür übernehmen oder uns auf den so banalen und doch so wertvollen „Glückwunsch", ich wünsch Dir Glück, alles Gute, besinnen.

Vielleicht erlauben Sie sich die Ausgabe von 14,90 DM für eines der beiden Bücher. Sie können sich auch an Albert Haller wenden, Neubaustraße 26, 4400 Steyer, Österreich, Fax: 0043-725248525, der Ihnen über die Seminarveranstaltungen in Ihrer Umgebung gerne Auskunft geben wird.

Verstehen Sie mich nicht falsch! Es ist dies eine Möglichkeit, auf dem Weg der Erfahrung weiter fortzuschreiten. Die Tatsache, daß ich diesen hier erwähne, bedeutet nicht, daß ich ihn für den selig machenden halte. Er ist jedoch so einfach und anwendbar, daß alle Ausreden, weiter in der eigenen Misere stecken zu bleiben, daran versagen. **Wie bei allen anderen Wegen genügt es jedoch nicht, Kenntnis von ihm zu haben; man muß ihn beschreiten. Erst dann wird es wirksam, wenn es heißt: Der Weg ist das Ziel.**

Gesundheitliche Probleme, familiäre Konflikte, Schwierigkeiten im Beruf, Schuldge-fühle und Minderwertigkeitskomplexe, während wir sehen, wie wir mit einem Verhalten fortfahren, daß wir selbst verurteilen, wie z.B. dem Rauchen oder dem Trinken oder der ständigen Geringschätzung gegenüber anderen, all das kann **die unheilvolle Folge von Schuldgefühl, Strafverlangen, Bestrafung und eventuell Aggression gegen sich oder andere, die Folge von funktioneller Störung, entzündlicher Erkrankung bis hin zu Lyse oder Tumorerkrankung** auslösen.
Sollten wir nicht doch, statt Millionen von wertvollen Stunden vor Fernseher, Video oder z.B. während wir einem der medientechnisch bis an die Grenzen ausgeschlachteten, sportlichen Massenspektakel auf diese oder jene Weise beiwohnen, **zu verpuffen, ein wenig Zeit aufwenden, an uns und unserer Welt zu arbeiten?**

Wie groß ist die Angst vor dem Leben und der Erkenntnis, daß Materie aus dem Geist hervorgeht? Wie groß muß die Verwirrung sein, daß es möglich war, daß Prof. R. White vom Metro-Health-Medical-Center in Cleveland, Ohio, bereits vor 20

Jahren den Versuch erfolgreich abgeschlossen hatte, den Kopf eines Rhesusaffen auf den Körper eines anderen Affen zu verpflanzen. „Es gibt wohl noch Probleme, aber die seien mit der Zeit bald gelöst. „Der Mensch will leben"". [li] (Ärzte-Zeitung; 2. 10.1997, S. 1)

Wir kommen und wir gehen. Unser gemeinsames Ziel möge es sein, **der gesamten Gemeinschaft**, im kleinsten, **Mir selbst**, als einem Vielzellenstaat, **meiner Familie** als einem Organismus, ebenso **der Gesellschaft aller Menschen** und **dem Organismus Erde und Mensch** zum Fortschritt, zur Besserung aller gemeinsamen Bedingungen zu verhelfen. Ein jeder Mensch, der an sich selbst arbeitet, hilft allen anderen. Ob das Impfen und seine möglichen Gefahren wirklich den wunderbaren Wert haben, oder ob die Idee vorwiegend aus höchst eigennützigem, finanziellem Interesse mit Hilfe der weltweiten wissenschaftlichen und Medienmanipulation vertreten wird – spätere Generationen werden es sehen. **Sie aber, im Hier und Jetzt sind aufgefordert, mit allen Ihnen zur Verfügung stehenden Mitteln zu prüfen, welche Wege Ihnen offenstehen, Erkrankungsrisiken von sich und Ihren Kindern fernzuhalten und ggf. zur Gesundung beizutragen.**

Bloß Wasser?

„Programmiertes Wasser" – was soll das sein? Der oder die „Handelnde" füllt ein Glas gut mit klarem Wasser. Die aneinander liegenden Finger umfassen das Glas von beiden Seiten, ohne daß sich die Fingerspitzen berühren. Dann wird es in Höhe der Stirn gehoben und der oder die Handelnde wechselt **vom Tagesbewußtsein auf die Ebene der subjektiven Kommunikation**, die bei Silva „Grundstufe" genannt wird. Auf dieser, der Alpha-Ebene, auf der die kreativen Energien der rechten Hirnhälfte erheblich besser zur Wirkung gebracht werden können, stellen wir uns vor, wie blau-weiße Energie aus seinen Fingern strömt und das Wasser erfüllt, bis das Glas in hellem Licht leuchtet. Die Farbe ist die des Sonnenlichtes, so wie es z.B. von einer Neuschneefläche in den Bergen reflektiert wird oder wie wir es beim Blick in die Sonne wahrnehmen. Sobald in der Vorstellung das Leuchten verwirklicht ist, stellen wir uns vor, welches Problem wir mit dieser Energie lösen wollen, sei es Krankheit, sei es Angst, sei es eine Frage – was es auch sei. **Links daneben** stellen wir uns vor, wie der zu behandelnde Mensch oder wir, wenn wir der Betroffene sind, das Wasser aufnehmen, die Energie aufnehmen, das Leuchten aufnehmen und wie es sich im gesamten Körper verteilt und ihn mit Kraft erfüllt. Bei der Behandlung einer Erkrankung wird insbesondere der erkrankte Bereich genauestens mit dieser Energie versorgt. Daraufhin stellten wir uns eine dritte Szene vor, visualisieren wir eine dritte Szene, erneut **links von der vorigen**. Sie zeigt den Zustand der Lösung: Stärke ersetzt Schwäche, Gesundheit ersetzt Krankheit, Sicherheit ersetzt Angst, Klarheit ersetzt Verwirrung. Auch in diesem Zusammenhang ist es sinnvoll und wichtig, sich erneut zu vergegenwärtigen, daß die ideale Form lautet: **Dieses oder etwas besseres manifestiert sich auf harmonische, natürliche Weise zum Wohle aller Beteiligten**. Das heißt, daß insbesondere bei der Lösung von Partnerschaftsfragen **nicht** notwendigerweise die **Wiederherstellung** der Beziehung visualisiert werden sollte, **sondern** der **Wunsch nach Fortschritt und Segen für beide Betroffenen**, die sich dann auf einer neuen Ebene entweder gemeinsam oder getrennt weiter entwickeln können.

Hat Silva hier etwas Neues beschrieben? Nein, das hat er nicht. Aber ihm gebührt das Verdienst, das, was uns allen seit Jahrtausenden als der Vorgang des Segnens und der Heiligung bekannt ist, wieder ins Alltägliche eingeführt zu haben. **Was bei diesem Vorgang geschieht ist nichts anderes als die Übertragung von Energie, von Liebe auf einen Träger, in diesem Falle Wasser. Der Effekt ist geheiligtes, gesegnetes Wasser** – „programmiertes Wasser". Wir können es dann trinken, anderen zu trinken geben oder die Blumen damit gießen...

Genauso können Sie jedes Ding, jeden Vorgang, alles, Ihr Heim, Ihre Schlafstatt, den Federhalter Ihrer Kinder, Ihr Auto oder was immer Sie mit guter Kraft verbinden wollen, **segnen. Es ist nichts anderes, als wenn Kinder für ihre Lieben ein Geschenk basteln, das Freude oder Kraft vermittelt, Liebe schenkt**, nichts anderes als wenn Liebende einander einen **Talisman** verehren, einen Gegenstand, der seinem Träger übernatürlichen Schutz verleihen soll, nichts anderes als das **Amulett**, jenes Unheil abwehrende Mittel, mit denen man sich selbst, sein Gerät, Waffen, Haus, Vieh, Stall und Scheune z.B. gegen Gefahren wie Zauberei, Krankheit und Naturgewalt zu schützen sucht. Es ist dasselbe, wenn die Indianer, gleichgültig ob Hopi, Cherokee, Apachen, Navajos, Sioux, Pueblo oder eines der vielen andere amerikanischen, afrikanischen, indonesischen, australischen und polynesischen Völker ihre **Gebetsstäbe und andere rituelle Instrumente** verfertigen, ihre **Pahos, Tipones und Totems**, wie es z.B. bei Pfarrer Mails in seinem Buch „Geheime indianische Pfade" nachgelesen werden kann. [lii] (Mails, 1991) Segen, libevolle Zuwendung, ist die grenzenlose, darin wirksame Kraft.

Im Herder'schen Konversationslexikon lesen wir unter Amulett: „Auch das Christentum konnte diesen Aberglauben nicht ganz ausrotten, so sehr auch Hieronymus, Augustinus, Chrysostomus, Papst Gregor II., Karl der Große und andere gegen ihn ankämpften."

Ist Natur und Menschenverständnis bekämpfenswert? **Ist es nicht vielmehr so, daß ein jeder verantwortlich ist, für sein Leben und sein Weltbild, solange er andere damit weder belästigt, behindert oder gefährdet?** Ich wünsche uns allen, daß wir schon erfahren haben, wie eine liebevoll verfertigte Gabe, unser Herz öffnete, während ihr materieller Wert höchst gering war. Ein offenes Herz, die Verbindung von Mensch zu Mensch, die Ahnung der Einbindung des Menschen in den Kosmos, der Verbindung allen Seins untereinander, ist ein Aspekt der Grundlage der Kommunikation, des Austausches, des Lebens. Daraus erwächst die Möglichkeit, Energie zu übertragen, ja unglaubliche Kräfte zu nutzen. Unzähligen Menschen hat z.B. der Ehering, ein Foto von geliebten Menschen, das Bild eines von ihnen verehrten Heiligen und einigen sogar die Erinnerung an die Liebe einzelner anderer die Kraft zum Durchhalten oder zu weitestreichenden Neuerungen, für Änderungen gegeben. Dies alles ist Bestandteil des Wissens der Menschengemeinschaft, eines Volkes und einzelner Menschen.

Resonanz

Das Herstellen der gedanklichen Verbindung zwischen zwei Schöpfungsgegenständen bewirkt **Phänomene von Resonanz und Interferenz, Phänomene des Austausches von Energie**. Jede gegenseitige Beeinflussung von Energien ist Austausch. Ob ich diese Energien mit einem Gegenstand verbinde, wie beim Gebrauch von Amuletten und Totems oder ob ich diese Energien mit rituellen Tänzen verbinde, die Energieübertragung findet statt und ein jeder, der mit diesem System verbunden ist, wird davon beeinflußt. Ob es die Sonnenaufgangszeremonie oder der

Kriegstanz der Indianer ist – beinahe muß ich schreiben, war; denn die Ausrottung dieser Naturvölker ist nahezu vollständig. Auch wenn Päpste und andere Geistliche Waffen und Armeen segnen, es findet eine Übertragung von Energie statt.

Sie brauchen aber weder ein Geistlicher zu sein oder gar der Papst, noch müssen Sie ein Indianer werden, um diese urreligiösen, urmenschlichen Kräfte als wirksam zu erfahren und wirksam zu gebrauchen. Wesentlich ist, daß es uns gelingt, unseren Geist auf ein bestimmtes Ziel auszurichten. Stattdessen wendet er sich gelegentlich, vielleicht sogar meist, wie ein wildgewordener Affe von Baum zu Baum springend, von Idee zu Idee, ohne, wie schon die Alten lehren, das Ende zu bedenken. Eben dieses Ende, das Ziel, da sind wir schon wieder beim Verfertigen kleiner Geschenke, beim Herstellen von rituellen Instrumenten, beim Singen bestimmter Gesänge und Tanzen bestimmter Tänze – ganz egal, ob es nun indianische Tänze sind, Bachblütentänze oder woher sie auch immer stammen mögen. Jede dieser Handlungen ist Wirkung, ist Folge von Gedanken. Dies kann auch unbewußt geschehen sein.

Fühlen, Wollen und Handeln, ist Wirkung und Ursache gleichzeitig.

Je reiner der Wunsch

Die Größe des einen und des anderen sowie einzelne noch lange unerkannte Gesetzmäßigkeiten entscheiden über die Richtung, in der sich ein Impuls schließlich ausbreitet, in der die Energieübertragung, die Bewegung schließlich stattfindet. Sind wir klein, wie wollten wir einen ganzen Zug vom Flecke schieben? Werden wir groß im Geiste – wo ist das Problem?

„Und als sie zu der Volksmenge kamen, trat ein Mensch zu ihm und fiel vor ihm auf die Knie und sprach: Herr, erbarme Dich meines Sohnes! Denn er ist mondsüchtig und leidet arg; denn oft fällt er ins Feuer und oft ins Wasser. Und ich brachte ihn zu Deinen Jüngern, doch sie konnten ihn nicht heilen. Jesus aber antwortete und sprach: Oh ungläubiges Geschlecht! Bis wann soll ich bei Euch sein? Bis wann soll ich Euch ertragen? Bringt ihn mir her! Und Jesus bedrohte ihn, und der Dämon fuhr von ihm aus; und von jener Stunde an war der Junge geheilt. Da traten die Jünger für sich allein zu Jesus und sprachen: **Warum haben wir ihn nicht austreiben**

können? Er aber spricht zu ihnen: Wegen Eures Kleinglaubens; denn wahrlich, ich sage Euch, wenn Ihr Glauben habt wie ein Senfkorn, so werdet Ihr zu diesem Berg sagen: Hebe Dich von hier dorthin! Und er wird sich hinwegheben. Und nichts wird Euch unmöglich sein. Diese Art aber fährt nicht aus, außer durch Gebet und Fasten. (Mt 17,14 – 21)

Ein mit kindlich reinem Gemüt verfertigtes Geschenk kann von gewaltiger Wirkung sein.

Segnen bedeutet also nicht notwendigerweise das in die Höhe halten des betroffenen Gegenstandes oder Menschen, sondern es **bedeutet die ganze innere Hingabe**, wie sie auch in einem Kinde lebt, dessen Einssein mit der Welt noch nicht in Frage gestellt ist.

Rosa Rivas ist eine amerikanische Therapeutin, die mit der Silva-Mind-Methode intensiv gearbeitet und viele Erfahrungen gesammelt hat. Eine ihrer hervorragendsten Trainerinnen berichtete auf einem ihrer Seminare als Antwort auf die Frage, wieviel Wasser man wohl gleichzeitig „programmieren", das heißt segnen könne, die folgende Begebenheit, die ich hier, so gut ich sie sinngemäß im Kopf behalten habe, wiedergebe: Bei anderer Gelegenheit, auf einem anderen Seminar, hatte sie gerade ihre Ansicht mitgeteilt, daß sie annehme, man könne ungefähr 1 Glas oder 1 Gallone Wassers im selben Moment „programmieren", als sich eine junge Frau zu Wort meldete. Sie sagte:
„Es ist mir unangenehm Sie zu korrigieren, aber ich will Ihnen erzählen, was mir passiert ist. Ich gelte in unserer Familie als etwas eigensinnig, ja vielleicht schwachsinnig, weil ich mich mit Geist und solchen Kräften beschäftige. Doch eines Tages rief mich mein Bruder an. Er ist ein großer Farmer müssen Sie wissen, Milch-viehzucht. Er rief mich also an und sagte, ich müsse kommen, um ihm zu helfen. Auf meine verwunderte Frage, wieso denn gerade ich, die er sonst auch nie ernst nehme, antwortete er. „Wenn Dir nichts einfällt, bin ich bankrott. Seit Tagen muß ich alle Milch verwerfen, in die Kanalisation schütten, weil die Kühe erkrankt sind. Täglich kommt der Tierarzt, gibt Spritzen, es kostet eine Menge Geld und er kann die Tiere doch nicht heilen. Eine Woche noch, dann bin ich erledigt." Also bin ich hingefahren. Ich habe mir alles angesehen, all die vielen Kühe, und dachte ein Glas,

eine Gallone Wasser – was ist das schon? Da bekam ich folgende Idee: Ich kniete mich an den großen Brauchwasserteich, an dem die Kühe immer zum Trinken kamen, dann ging ich in den Alpha-Zustand, den Zustand entspannter Wachheit, frei von störenden Gedanken, streckte meine Hände hinein und tat, was ich sonst mit einem Glas Wasser getan hätte. Vor meinem geistigen Auge wünschte ich mir, stellte ich mir bildhaft vor, wie das Wasser sonnenhell strahlte, gesund, stark und kraftvoll. Links daneben machte ich mir dann ein Bild wie die Kühe das Wasser aufnahmen, die ganze Kraft und Energie, wie ihre Leiber und ihre Zellen darin erstrahlten und gesundeten. Im dritten Bild, wieder links, stellte ich mir vor, wie sie wieder gesunde, kräftige Milch gaben. Dann fuhr ich heim, denn mehr konnte ich auch nicht tun.– 3 Tage später konnte mein Bruder seine Milch wieder verkaufen."

Für den Geist und die Liebe gibt es keine Grenzen.

Das Tomaten-Experiment

Wir finden nur das, was wir suchen und erhalten nur das, was wir erstreben.

Wenn innere und äußere Wirklichkeit in Spannung miteinander sich befinden, wir nicht handeln, wie es unseren inneren Werten entspricht, wird dieser Konflikt zur Ursache funktioneller Störungen werden und schließlich zur Krankheit führen. Wir garen dann sozusagen im eigenen Saft auf erhöhter Stufe – selbstverordnet, von den höchsten Anteilen unseres Seins, damit wir doch noch reifen und das selbstgesetzte Ziel erreichen.
Alles vollzieht sich gleichsam in Zyklen, genauer gesagt spiralförmigen Abläufen. Ein jeder Punkt, in dem wir uns befinden hat seine Geschichte und einen Raum wahrscheinlicher Zukunft. So erklärt es sich, daß wir mit einer bestimmten Aufgabe in dieses Leben treten, zu der wir uns bestimmte Umstände als einem Feld bester Lösungsmöglichkeiten auswählen. Es liegt an jedem von Ihnen selbst, seinen Weg aus dem Licht, in das Licht, in eigene Bilder, eigene Vorstellung zu fassen und seine eigenen Folgen von Denken, Empfinden, Wollen und Handeln zu verwirklichen.

Warum jedoch sollten Sie sich einschränken, Ihre Herkunft und Ihre Geschichte leugnen, und Ihre Möglichkeiten, Fähigkeiten, Begabungen und Kräfte ungenutzt lassen? Nur weil Eltern, Geschwister, Umwelt oder Medien, weil scheinbar widrige Verhältnisse Ihnen Ihre vermeintliche Beschränktheit demonstrieren, wollen sie für den Preis Ihrer Freiheit höchst unvollständige Lösungen kaufen? Wie in jeder unserer Zellen der ganze Mensch genetisch repräsentiert ist, repräsentiert ein jeder Mensch alle Bedingungen seiner Umwelt, ja der Erde und den gesamten Kosmos – **wie im Großen, so im Kleinen, wie Oben, so Unten.**

Fangen Sie an, an Ihren Begrenzungen, an Ihren Fesseln zu rütteln und entdecken Sie wie wunderbar und voll, wie groß, ja grenzenlos die Fülle des Segens ist, den Sie erschließen und weitergeben können.

Anstatt zu philosophieren über den Sinn und Unsinn oder gar den Schwachsinn der vorstehenden Äußerungen, **was sollte uns hindern, von der Theorie zur Erfahrung fortzuschreiten?**

Ein sehr einfaches Experiment wurde von Daphne Beall geschrieben. Im September 1974, verhältnismäßig kurze Zeit nachdem Josè Silva seine Methode der Öffentlichkeit vorgestellt hatte, hatte sie, Silvas Anregung, man möge die unterschiedlichen Wirkungen von energetisiertem und nichtenergetisiertem Leitungswasser auf Tomaten studieren, entschieden, ein Experiment zu entwickeln.

Zunächst nahm sie ein Glas, das sie mit Leitungswasser gefüllt hatte. Dann wechselte sie auf die Alpha-Stufe und legte ihre Hände um das Behältnis, ohne es zu berühren. Darauf stellte sie sich bildhaft vor, wie die Energie ihre Hände in Form eines weißen Lichtes verließ und das Wasser energetisierte, bis es in ihrer Vorstellung hell, weiß und strahlend erschien. Obwohl Mr. Silva empfohlen hatte, 20 Minuten bei dieser Vorstellung zu verweilen, hielt sie sich bei diesen Bildern nur 10 Minuten auf, da es ihr zu anstrengend erschien, die Konzentration länger aufrechtzuhalten. Anschließend wechselte sie wieder in den Zustand normalen Bewußtseins und plazierte eine Tomate in dem energetisierten Wasser, um sie über Nacht darin zu belassen. Am nächsten Morgen wurde die Tomate auf einen Teller gelegt. Als Vergleich diente eine zweite Tomate, die über Nacht in ein Glas mit normalem, nichtenergetisierten Wassers und am folgenden Morgen ebenfalls auf einen Teller gelegt wurde. Nach 3 Tagen begann die Tomate, die über Nacht in normalem Leitungswasser zu liegen hatte, auszulaufen. Sie wurde runzlig und wurde kleiner und kleiner. **Im Unterschied dazu sah die Tomate, die in dem energetisierten Wasser gelegen hatte, für eine Woche sehr frisch aus**. Nach 8 Tagen bekam auch sie ein kleines Leck, das sich nach einem halben Tag von selbst verschloß. Nach einer weiteren Woche ließ sich ein zweiter Riß beobachten. Die Tomate lief jedoch nicht aus. **Sie hatte 3 Wochen gehalten, während die, die in normalem Wasser gelegen hatte, nach 3 Tagen in den Verfallsprozeß eingetreten war**.

Durch dieses Ergebnis angeregt, machte sie ein zweites Experiment. Wieder verglich sie die Haltbarkeit von Tomaten. Alle 3 Tomaten wurden 12 Stunden in Wasser gelagert. Bei der ersten war das Wasser dieses mal 15 Minuten geistig energetisiert worden. Die zweite war in normales Wasser gelegt worden, wobei das Gefäß jedoch auf einen Pyramiden-Energie-Generator gestellt wurde. Die dritte Tomate wurde in normales Wasser gelegt. In den folgenden 120 Tagen war es interessant zu sehen, daß die Tomaten, die in normalem bzw. in „pyramiden-energetisiertem" Wasser für 12 Stunden gelagert waren, von oben mit dem Verfall begonnen hatten, während die Tomate, die in energetisiertem Wasser gelegen hatte, nur dort zu verfallen begann, wo sie Kontakt mit dem Teller hatte. Selbst nach 120 Tagen war auf der Tomate, die in energetisiertem Wasser gelegen hatte, obwohl sie einzutrocknen begann, kein Schimmel zu sehen. [liii] (Beal, 1974)

Warum nicht? Machen Sie Ihre eigenen Erfahrungen! 3 Tomaten, 3 kleine Frischhalteglocken, etwas Wasser und etwas Zeit – der Aufwand scheint gering.

Jeder von uns weiß, daß ein freundliches Wort, eine Geste oder ein Blick im rechten Moment mehr bewirken als Geld und Anstrengungen. Wir alle dürften in irgendeiner Form erfahren haben von einer wunderbaren Blumenpracht, Mamutkürbissen oder Jumbosalaten, Wachstumserfolgen, die allein dadurch zu erklären waren, daß zwischen dem Pflegenden und dem „Pflegling" eine liebevolle Beziehung unterhalten wurde.

Worauf es ankommt – Fake it than make it

Das ist es, worauf es ankommt, daß wir uns wahrnehmen, daß wir uns und unsere Bedürfnisse erkennen. Das heißt, wir müssen unsere körperlichen, unsere seelischen und unsere sozialen Bedingungen erfahren, erfassen und in Bezug setzen zu dem, was wir als unsere Bestimmungen begreifen (A). Sodann müssen wir uns bemühen, zu begreifen, in welcher Beziehung zu unserem Gegenüber wir stehen, in welcher Weise es uns beeinflußt und in welcher Weise wir es beeinflussen; das kann ein Mensch sein, aber auch ein Tier oder eine Pflanze oder ein Lebensziel (B). Für sich betrachtet wird auch dieser Mensch, dieses Tier, diese Pflanze oder dieses System seine eigenen Bedingungen haben, auf sich selbst und auf alle anderen wirken. Sodann gibt es die Möglichkeit, von einem dritten, scheinbar neutralen und gänzlich unbeteiligtem Standpunkt aus die Bedürfnisse jedes einzelnen Elementes dieser Betrachtung anzuschauen, gleichsam aus der Distanz sich selbst, seine Gedanken, Wünsche und Ziele und das Gegenüber zu betrachten.

So wird dort **die Gefahr der eigenen Täuschung**, dem selbstverfertigten Trugbild über Ursachen und Zusammenhänge länger nachzulaufen, immer kleiner.

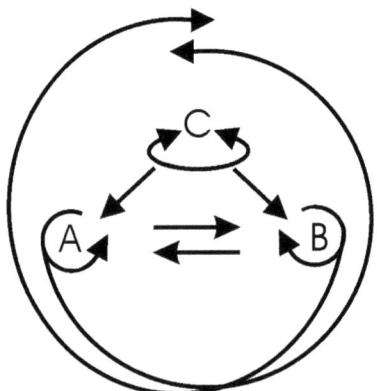

Austausch:
Wir können uns selbst betrachten, unsere Wirkung auf andere und unsere Wirkung auf alle. Wir können gleichsam aus der Distanz betrachten was sich ereignet und uns fragen: Willst Du das? Sodann können wir mit uns selbst kommunizieren und uns offenbaren.

Im englisch-amerikanischen Sprachraum ist es zum Sprichwort geworden: „**Fake it, than make it"** – **Stell es Dir vor und dann verwirkliche es!** Das gilt nicht nur für Eisenbahn- und Brückenbau, für Ingenieure und Künstler, es gilt für uns alle. **Es gilt nicht nur für die Materie, es gilt auch für den Geist.**

Während es Jahrhunderte, ja Jahrtausende lang gegolten hatte, „Auge um Auge, Zahn um Zahn", eine Vorstellung, die sogar heute noch teils sehr lebendig erscheint, und sie doch abgelöst wurde durch „Gnade vor Recht", wir sind alle Brüder und Schwestern, so entwickelt sich auch dieses Bild weiter. **Nicht länger sind wir nur Brüder und Schwestern, wir sind Eins – ob es uns gefällt oder nicht.** Das gilt auch für die, die es noch nicht gemerkt haben und die es nicht merken wollen. Der Mensch als scheinbar unabhängiges Wesen ist, verbunden mit seinem Mitmenschen und der Erde als dem Feld seiner Erfahrungen, abhängig von Rohstoffen und Möglichkeiten. Wir, wir Menschen, erstrecken uns nicht nur auf die stoffliche Ebene, sondern auch auf die geistige. **So wie wir in der Steinzeit gelernt haben mit Keulen und Hammer zu arbeiten, so dürfen wir nun langsam begreifen, daß Geist und Seele, Herz und Verstand auch Werkzeuge bedeuten, die wunderbar und machtvoll, die uns angemessen sind.**

Dies sei alles **nicht wissenschaftlich, völlig wertlos**, wurde mir gesagt. Wiegt ein Gramm Praxis nicht mehr als Zentner der Theorie? Anarchie und Chaos hieß es, **das ist gefährlich**. Ja gefährlich ist es, **für das Establishment, für das Bemühen, aus der Beschränktheit und dem Zustand des Unentwickeltseins der anderen Vorteil und Profit zu ziehen.** Dies alles sei kein Gegenstand wissenschaftlichen Forschens und Untersuchens, hat es geheißen. Die Einflußgrößen seien nicht definiert und könnten nicht kontrolliert werden. Doch selbst das stimmt bei genauer Betrachtung nicht mehr, wie ich weiter hinten noch etwas ausführlicher darstellen werde.

Um gesund zu bleiben, gesund zu werden oder gesund zu machen, sind nur wenige Dinge wirklich notwendig. Ein System, das so alt ist wie die Menschheit, hat z.B. Josè Silva zusammengefaßt. Jeder kann es anwenden, jedem kann es Fortschritt und Wachstum bringen. Indem es uns freigestellt ist, unsere Energien, unsere Gedanken, unsere Liebe selbst den noch ungezeugten, ungeborenen oder kleinen Kindern zuzuwenden, den Behinderten und den Alten, werden wir schließlich keinen Schöpfungsraum erdenken, der unerreichbar wäre.

Fangen Sie an, gehen Sie los, werden Sie Mensch im ganzen Sinne dieses Wortes, hu-man, ein hell strahlenden geistiges Licht, uneingeschränkte Wahrheit.

Neun Schritte zum Erfolg

- Erkenne Dich
- Glaube an Dich
- Heilige Dein Tun
- Liebe die Arbeit

- Erkenne und achte Deine eigenen Werte und die der anderen
- Visualisiere, stelle Dir bildhaft vor, wo Du bist und was Du erreichen willst
- Prüfe, daß Dein Weg und Deine Ziele niemanden belasten, sondern zu Fortschritt und Segen für alle werden
- Kläre und ändere wo Du Fehler findest
- Geh' und erreiche das Ziel

Kunst und Wissenschaft, Santa Cruz, Californien, 1972

Ungefähr 6 Jahre, nachdem Josè Silva an die Öffentlichkeit getreten war, um dem unbestimmten Suchen nach geistigem und gesellschaftlichem Fortschritt ein System, eine Richtung zu geben, trafen sich **John Grinder und Richard Bandler**. Der erste war damals Assistenzprofessor der Linguistik an der University of California in Santa Cruz und der zweite zur gleichen Zeit Student der Psychologie ebendort. Beide waren fasziniert von der Tatsache, daß es Menschen gibt, deren Erfolge durch ihre Genialität begründet schien. Ihre gemeinsame Idee war es, die Verhaltensweisen, die Muster, die von herausragenden Persönlichkeiten in allen nur möglichen Bereichen des Lebens genutzt werden, um exzellente Ergebnisse zu erzielen, zu untersuchen und somit Kunst und Stil der Kommunikation wissenschaftlich zu erfassen.

„Personal excellence" persönliche Glanz- bzw. Höchstleistungen sind kein Zufall. Sie sind die Folge einer ungestörten, idealen, im Menschen stattfindenden Kommunikation, die Folge des im Menschen stattfindenden „Erkenne Dich selbst, Dein Ziel, Deine Ressourcen, den Weg und handele."

Fortschritt und Entwicklung der Gemeinschaft sind dann bestens möglich, wenn möglichst alle Glieder dieser Gemeinschaft bewußt den Weg ihrer Entwicklung vollziehen und miteinander im Team sich ergänzen. Noch einmal sei hier auf den Text von Marlow Morgan verwiesen, die ein Modell optimaler Kommunikation bei den australischen Eingeborenen erlebt und beschrieben hat. Grinder und Bandler untersuchten die Techniken dreier Therapeuten, deren Ergebnisse sie als vortreffliche Modelle auszeichneten: **Fritz Perls,** den Begründer der Gestalttherapie, **Virginia Satir,** die in ihrer familientherapeutischen Arbeit positive Übereinstimmung zur Grundlage ihrer Arbeit machte und **Milton Erickson,** den bekannten Hypnotherapeuten.

Im Frühjahr 1976 trugen sie ihre Erkenntnisse und Entdeckungen zusammen. Ihre Idee war, daß das menschliche Verhalten eine Reaktion auf Sehen, Hören, Riechen, Schmecken und Fühlen, also eine Antwort auf die Erfahrung der Welt durch unsere 5 Sinne ist. Sie gingen davon aus, daß wir eine Form der Sprache benutzen, um unsere Gedanken und unser Verhalten zu ordnen und mit anderen in Verbindung zu treten. Um anzuzeigen, daß wir durch gezielten Gebrauch der inneren Sprache unsere Handlungen so organisieren können, daß wir die gleichen Ergebnisse erreichen wie unsere Modelle, nannten sie ihre **Technik Neuro-Linguistisches-Programmieren – NLP.**

Welt, Geist und NLP

Auch in der Bibel sowie in vielen anderen heiligen Büchern, stand es schon. Dann hatte Josè Silva das mit der Zeit in Vergessenheit geratene Segnen, das „Ich denk an Dich" und „Ich drück' Dir die Daumen" wieder zu einem System, zu einem Verfahren gemacht. Es verlangt nicht viel, seine Anweisungen umzusetzen. Es stammt aus der Basis und ist für alle, unabhängig von Geschlecht, Rasse und Religion einfach und anwendbar.

Grinder und Bandler haben aus dem Blickwinkel universitären Denkens und Forschens im Grunde dieselbe Frage bearbeitet: Was ist zu tun, damit dieses oder jenes gelingt?

NLP ist eine Methode, die „wissenschaftliche" Erkenntnisse über persönliches Erfahren, Reizverarbeitung und Beantwortung verwendet. Jede **Erfahrung ist subjektiv** und wird, nachdem sie durch unsere Sinne aufgenommen ist, bevor sie uns bewußt wird, **bearbeitet, manipuliert, gefiltert**. Solange wir nicht auf einer höheren Seinsebene mit dem Gegenstand unserer Erfahrung bewußt verschmelzen, können wir die Außenwelt nur indirekt wahrnehmen. Unsere innere Sprache ist es, sei es in Worten, Tönen, Bildern oder Empfindungen, mit der wir ein Abbild des Außen anlegen. **Doch die Karte ist nicht identisch mit der wiedergegebenen Landschaft**. Unser Denken und Handeln orientiert sich dennoch an diesen Bildern. Das kann so weit gehen, daß **wir nur noch wahrnehmen, was wir wahrnehmen wollen**. Denken Sie nur an den Augenblick, an die Begegnung mit Ihrer ersten großen Liebe. Gleichsam wie im Himmel scheinen irdische Gesetze ihre Geltung verloren zu haben, so ganz und gar wundervoll erleben wir die Beziehung. Alle Hinweise Außenstehender scheinen uns wirr und völlig unverständlich – sie haben ja keine Ahnung.

So oft ist jedoch das Bild, das wir von einem Menschen zeichnen nicht identisch mit dem Menschen. Sie werden völlig unterschiedliche Eindrücke haben, je nachdem, durch welche Brille Sie blicken. Der Vater sieht im Freund der Tochter eventuell den möglichen Schwiegersohn und dessen geistige und finanzielle Möglichkeiten, die Mutter sieht vielleicht den galanten Liebhaber, der zugleich liebevoll und aufmerksam sein soll, die Tochter sieht vielleicht die Chance endlich aus diesem Drama zu entkommen, gleich auf welchem Wege. Künstler, ein Geologen, ein Wetterkundler oder z.B. Industrielle, alle können unterschiedliche Aspekte einer Landschaft erfassen, weil sie in ihrem Leben diese oder jene Sichtweise gleichsam fest installiert haben. **Solange wir uns nicht bewußt auf die Basis des gemeinsamen Ursprungs, auf das kollektive Unbewußte besinnen, lebt ein jeder Mensch in seiner einzigartigen Welt, die auf seinen ganz persönlichen Sinneseindrücken und Lebenserfahrungen gegründet ist**. Wir denken, empfinden, wollen und handeln auf der Basis dessen, was wir wahrgenommen haben, woraus wir uns ein Modell der Welt gebaut haben.

Es ist hilfreich zu verstehen, wie solche Modelle zustande kommen und welche Gesetzmäßigkeiten darin wirksam sind. Es ist wichtig, daß wir uns und unser Gegenüber sowie die Menschen unserer Umwelt verstehen können. **Es ist aber auch wichtig, daß wir nicht vergessen, daß wir an einer Zeitenwende stehen, wo die scheinbare Trennung von mir und meinem höheren Selbst, von mir und meinem Gegenüber, von mir und der Schöpfung sich auflöst in die Erkenntniss: Wir sind Eins.** Daraus folgt, daß funktionelle Störungen, deren Grundlage die gestörte innere und äußere Kommunikation ist, die Verstimmung der Lebenskraft, wie es Hahnemann bezeichnete, nicht länger eine Basis haben. **Heil sein, Heilung und Heilen sind alltägliche menschliche Begabungen, die nur entwickelt zu werden brauchen.**

Mit jeder Technik ist es wie mit einem Messer: Im alltäglichen Gebrauch ist es uns hilfreich, beim Essen oder bei der Arbeit. In der Hand des Mörders ist es eine tödliche Waffe und in der Hand des Chirurgen vermag es zu helfen, Leben zu retten.

Wenn vor Ihnen auf dem Weg ein Kind schlimm fällt und Sie folgen Ihrem natürlichen Impuls hinzuzuspringen, es aufzuheben und zu trösten, so finden Sie es normal, daß die Ruhe, die Sie vermitteln, dem Kind Sicherheit und Ruhe zurückgibt, und der Schmerz bald das Katastrophale verliert. Wer hindert Sie in gleicher Weise Liebe, Kraft und Heilung zu geben, wenn es sich um eine andere „Katastrophe" handelt, ein Fieber, einen Ohren- oder einen Bauchschmerz z.B.? Natürlich ist wichtig, einen Kundigen hinzuzuziehen, daß wesentliche Bedrohungen nicht unbemerkt und unbeantwortet bleiben. Das eine muß das andere nicht ausschließen.

Was Sie aber hindert, ein Vermittler von Liebe, Kraft und Heilung zu sein, ist die Geschichte Ihrer persönlichen Erfahrungen und derer, die Sie mit Eltern und Umwelt gemacht haben. **Wenn Sie nicht glauben, über Kohlen gehen zu können, ohne sich zu verbrennen, wie sollte es Ihnen dann gelingen**? Wenn Sie aber glauben, über Kohlen gehen zu können, ohne sich zu verbrennen und kennen die Technik nicht, auch dann werden Sie sich verbrennen.

Genauso ist es mit Heilsein, Heilung und Heilen. Unsere Misere besteht im Verlust der Mitte. Bevor wir weiter unten in der vedischen Philosophie, der Philosophie des Yoga, der Verbindung von Himmel und Erde, eine Synthese u. a. auch von Silva-Mind, NLP und christlicher Meditation erkennen können, will ich mich bemühen, einige unserer Begrenzungen, der Gesetzmäßigkeiten, nach denen wir uns selbst und andere manipulieren, durchschaubar zu machen. Sie sollen sehen, wie einzelne Menschen Ihr Gegenüber zu Entscheidungen manipulieren. Dann können sie erkennen, wie man mit Hilfe eines informellen Medien- und Finanzverbundes ganze Bevölkerungsgruppen, Länder und Völkergemeinschaften zu manipulieren vermag.

Sie können lernen, zu verstehen, zu empfinden und zu handeln, wie Sie es eben tun und ein Gespür für Ursachen und Zusammenhänge, für Möglichkeiten und Manipulation zu entwickeln.

Lassen Sie uns gemeinsam aufbrechen mündig zu sein.

Muster

> Gepriesen sei Gott, der Schöpfer!
> Das Spiel seines Geistes ist unsere Welt;
> der uns erschuf, nährt und berührt.
> Welch unaussprechliches Glück zu sein!

Die Erfahrungskette, die einen Menschen auf sein Erdenleben vorbereitet, beginnt mit der Manifestation der Schöpfung, verdichtet sich in den Vibrationen von der Energie bis zur Materie, geht immer neue Verbindungen ein, bildet Einheiten von immer komplexeren Strukturen, wird zum Mineral, zur Pflanze, zum Einzeller und schließlich zum Menschen.

„Erwartung in diesem Sinne ist so tief im Menschen verwurzelt wie seine Struktur selbst. Seine Lungen haben nicht nur, sondern man kann sagen, sie *sind* die Erwartung von Luft; seine Augen sind die Erwartung von Lichtstrahlen, jener spezifischen Wellenbereiche, welche das, was für ihn nützlich zu sehen ist, zu den Zeiten aussendet, zu denen Sehen seiner Gattung angemessen ist. Seine Ohren sind die Erwartung von Schwingungen, hervorgerufen durch die Ereignisse, die ihn wahrscheinlich am ehesten betreffen, einschließlich der Stimmen anderer Menschen; und seine eigene Stimme ist die Erwartung von Ohren, die bei den anderen ähnlich wie die seinigen funktionieren. Die Liste kann bis ins Unendliche erweitert werden: wasserdichte Haut und Haare - Erwartung von Regen; Haare in der Nase – Erwartung von Staub; Pigmentierung der Haut – Erwartung von Sonne; Schweiß-absonderungsmechanismus – Erwartung von Hitze; Gerinnungsmechanismus – Erwartung von Verletzungen an der Körperoberfläche; das eine Geschlecht – Erwartung des anderen; Reflexmechanismus – Erwartung der Notwendigkeit schnellen Reagierens in Notfällen." [liv] (Liedloff, 1986, S. 35)

So wie sich vom Anbeginn der Schöpfung her Vibration und Klang, Form und Bedeutung in harmonischen Mustern entwickeln, so wie sich Wechselwirkungen, Interferenzen in einer kontinuierlichen Folge von Sprüngen offenbaren, so können wir Muster nicht allein auf der materiellen und auf der biologischen Ebene des Seins entdecken. Auch in den Reaktionsweisen des Einzelnen gegenüber seiner Umwelt sind es Muster, deren Funktion je nach Konditionierung die Bewußtseinsinhalte sortieren, das Bewußtsein vor der Überschwemmung durch ungefilterte Wahrnehmungen schützen. **Es sind Muster, die entstehen, während wir uns ein Bild über uns selber machen und die schließlich dazu beitragen, dieses Bild, das wir von uns selber haben, zu erhalten**.

Liebe und Haß, Mut und Angst, Besonnenheit und Panik sind Begriffe, die die verschiedensten Inhalte spezieller Muster kennzeichnen.

Mit welchen sprachlichen Begriffen wir unseren Stoffwechsel, unsere Physiologie stärken oder schwächen hängt von den Inhalten dessen ab, was wir über uns glauben, hängt davon ab, ob wir an uns und unsere Mission glauben, hängt davon ab, ob wir uns mit unserem hohen Selbst und dem Ursprung der Schöpfung identifizieren oder nicht.

Sein, Denken, Gefühl, Emotion, Wille, Tat und Tatsache sind die Ebenen, in denen sich die Verdichtung der Muster ereignet.

SEIN		
Hohes Selbst	Seele	Impuls / Wort
Identifikation		Denken
	Geist	Gefühl
Glauben		Emotion
		Wort
Physiologie		Wille
	Ego	Tat / Sequenz
Sprache/Wort		Tatsache bzw. Fakt
Echo		Echo / Konsequenz

Alles Sein und alle Menschen sind gleichsam das Echo eines Ereignisses, dessen Anbeginn unausdenkbare Zeit zurückliegt. Sehr verkürzt sind wir auch das Echo des Zusammentreffens unserer Eltern, des ersten Blickes, den sie miteinander wechselten und des Momentes der Zeugung. Jeder unserer Gedanken hat seine Folgen und sein Echo und das Echo und das Echo usw. Die Überlagerungen ergeben sich, wie in den Ordnungen der Musik, nach den Gesetzen der Harmonielehre sowie weit höheren noch lange unerkannten Zusammenhängen jenseits von Begriffen und Gefühlen.

„Man kann Ja sagen und man kann Nein sagen, das ist nur Kinderspiel. Untergang ist etwas, das nicht existiert. Damit Untergang oder Aufgang wäre, müßte es Unten und Oben geben. **Unten und Oben gibt es aber nicht, das lebt nur im Gehirn des Menschen, in der Heimat der Täuschungen. Alle Gegensätze sind Täuschungen. Weiß und Schwarz ist Täuschung, Tod und Leben ist Täuschung, Gut und Böse ist Täuschung.** Es ist das Werk einer Stunde, einer glühenden Stunde mit zusammengebissenen Zähnen, dann hat man das Reich der Täuschung überwunden." [Iv] (Hesse, 1952)

Unser Denken und Erkennen, unser Empfinden und Handeln wird von Mustern bestimmt, Mustern, die sich aufgrund von Erfahrungen herausgebildet hatten, deren Zweck im weitesten Sinne der Erhalt der Art, die Wahrung des Territoriums ist. **Die Klischees, die in unseren Vorstellungen zu Hause sind, sind komplexe Gestalten von teils unzähligen ineinander verwobenen Mustern.**

Und dennoch gibt es da etwas, das steht über allen Mustern, der wahrhaftige Mensch, wahrer Mensch und wahrer Gott. Diese Gestalt, dieses Schöpfungswesen, dieses „Ur-Muster" liegt jedem von uns zugrunde.

Zwei zutiefst bewegende Beispiele will ich hier kurz zitieren. Das erste stammt von **Jaques Lusseyran**, der in seiner Lebensgeschichte **„Das wiedergefundene Licht"** schildert, wie er als ein körperlich blinder Mensch zunächst im französischen Widerstand tätig ist und **wie er im KZ Buchenwald dem Leben begegnet:**

„In der Tat entging ich nur knapp dem Tode. Aber wie kann ich, der ich heute lebe, das begreiflich machen? Ich werde all das sehr schlecht erzählen können. Trotzdem will ich es tun. Ich habe mich dazu verpflichtet.

Im März hatte ich alle meine Freunde verloren, alle waren weggegangen. **In mir kam wieder das kleine Kind zum Vorschein, das überall seine Mutter sucht und nirgends findet.** Ich hatte große Angst vor den anderen, ja sogar vor mir selbst, weil ich mich nicht verteidigen konnte. Fast jeden dritten Tag stahl man mir mein Brot, meine Suppe. Ich wurde so schwach, daß meine Finger bei der Berührung mit kaltem Wasser wie Feuer brannten. Den ganzen Monat über peitschte unaufhörlich ein eisiger Schneesturm über den Hügel von Buchenwald... **Gegen Ende des Monats wurde es plötzlich zuviel für mich. Ich wurde krank. Schwer krank:** eine Rippenfellentzündung, glaube ich. Mehrere Ärzte – Häftlinge wie ich, ja Freunde von mir – sollen mich abgehorcht haben. Sie sollen mich aufgegeben haben. Was hätten sie auch anderes tun können? **In Buchenwald gab es keine Medikamente, nicht ein Aspirin.** Zu der Rippenfellentzündung soll sehr schnell eine Dysenterie gekommen sein, dann eine doppelseitige Ohrenentzündung, die mich mehr als zwei Wochen lang vollständig taub machte, dann ein Rotlauf, der mein Gesicht in eine aufgequollene weiche Masse verwandelte und sich zu einer beginnenden Sepsis ausweitete. Mehr als 50 Kameraden haben mir all das später gesagt. Ich selber weiß nichts mehr davon. Ich hatte die ersten Tage der Krankheit dazu genutzt, Buchenwald zu verlassen.

Zwei kleine Burschen, die ich sehr gerne hatte – ein Franzose mit einem Bein und ein Russe mit einem Arm - , erzählten mir, daß sie mich eines Morgens im April zu zweit auf einer Bahre in den Krankenbau gebracht hätten. Dieser Bau war **kein Ort, an dem man die Leute behandelte, sondern ein Ort, an dem man sie einfach**

hinlegte, bis sie starben oder gesund wurden. Meine beiden Freude, Pavel und Louis, begriffen nicht, was geschehen war. Sie meinten immer wieder, ich sei ein „Fall" gewesen. Ein Jahr später noch staunte Louis: „An dem Tag als man Dich weggebracht hat, hattest Du 41 Fieber oder mehr. Aber Du warst nicht im Delirium. Du hattest einen ruhigen, klaren Kopf und sagtest von Zeit zu Zeit, wir dürften uns keine Sorgen um Dich machen." Ich hätte es Louis und Pavel gern erklärt. Aber die Sache ließ sich – und läßt sich auch noch heute – nicht in Worten ausdrücken.

Die Krankheit hatte mich von der Angst befreit. Sie hat mich selbst vor dem Tod gerettet. Ich möchte sagen, ohne sie wäre ich nicht am Leben geblieben. Ich war, kaum, daß sie begonnen hatte, in eine andere Welt getreten; oh ja, bei Bewußtsein. Ich redete keinen Unsinn. Louis hatte recht. Ich behielt immer meinen ruhigen, klaren Kopf. Ruhiger denn je. Eben das war das Wunder.

Ich erlebte die Phasen der Krankheit mit, erlebte sie klar mit. Ich sah, wie ein Organ meines Körpers nach dem anderen abschaltete oder die Kontrolle verlor: Zuerst die Lungen, dann die Gedärme, dann die Ohren, alle Muskeln und schließlich das Herz, das sich nur noch ungenügend zusammenzog und ausdehnte, mich mit einem einzigen gewaltigen Geräusch erfüllte. Was ich hier sah – ich wußte genau, was das war. **Ein Körper schickte sich an, diese Welt zu verlassen.** Er wollte nicht ohne weiteres hinübergehen. Er wollte überhaupt nicht hinübergehen. Ich spürte das an den Schmerzen, die er mir schuf. Er wand sich nach allen Richtungen, wie es Schlangen tun, die man durchgeschnitten hat.

Habe ich gesagt, der Tod sei schon bei mir gewesen? Habe ich es gesagt, so war das allerdings ein Irrtum. Krankheit, Schmerz, ja, aber nicht der Tod. Im Gegenteil – das Leben, erstaunlicherweise das Leben, hatte ganz und gar von mir Besitz ergriffen. Ich hatte noch nie so intensiv gelebt.

Das Leben war eine Substanz in mir geworden. Sie drang mit einer Kraft, die tausendmal stärker war als ich, in meinen Käfig ein. Sie bestand nicht aus Fleisch und Blut – oh, gewiß nicht – nicht einmal aus Ideen. Sie kam wie eine hell schimmernde Welle, wie eine Liebkosung von Licht, auf mich zu. Ich konnte sie jenseits meiner Augen und meiner Stirn, jenseits meines Kopfes wahrnehmen. Sie berührte mich, schlug über mir zusammen; ich ließ mich auf ihr treiben.

Aus der Tiefe meines Erstaunens stammelte ich Namen oder nein ich sprach sie sicher nicht aus, sie erklangen von selbst: „Vorsehung, Schutzengel, Jesus Christus, Gott." Ich versuchte nicht nachzudenken. Für Metaphysik war noch viel Zeit! **Ich sog an der Quelle. Und dann trank ich, noch und noch! Diesen himmlischen Fluß wollte ich nicht lassen! Ich erkannte ihn übrigens gut wieder. Er war bereits einmal zu mir gekommen, gleich nach meinem Unfall, als ich gemerkt hatte, daß ich blind war. Es war dasselbe, stets dasselbe:** *das* **Leben, das mein Leben schützte.** Der Herr hatte Mitleid mit dem armen Kerl, den er hier so hilflos liegen sah. Es ist wahr: Ich konnte mir nicht selbst helfen. Niemand kann sich selbst helfen, ich wußte es. Die SS, all die, die Macht besaßen, auch nicht. Das ließ mich lächeln.

Aber da gab es etwas, das an mir lag: Die Hilfe des Herrn nicht zurückweisen. Diesen Hauch, mit dem er mich übergoß. Es war der einzige Kampf, den ich zu führen hatte – ein schwerer und wunderbarer Kampf zugleich. Ich durfte nicht zulassen, daß die Angst meinen Körper überfiel. Denn Angst tötet, Freude aber schenkt Leben.

Ich lebte langsam wieder auf und als eines Morgens einer meiner Nachbarn (ich erfuhr später, daß er Atheist war und glaubte, richtig zu handeln) mir ins Ohr brüllte, daß ich keinerlei Aussicht mehr habe, davonzukommen und es besser sei, mich darauf vorzubereiten, lachte ich ihm als Antwort mitten ins Gesicht. Er verstand dieses Lachen nicht, doch vergaß er es niemals. **Am 8. Mai verließ ich das Revier auf meinen zwei Beinen. Ich war vom Fleisch gefallen, war verstört, aber ich war gesund. Ich war außerdem so glücklich, daß mir Buchenwald ein annehmbarer oder zumindest möglicher Ort erschien. Wenn man mir kein Brot zu Essen gab, würde ich mich von Hoffnung nähren.**

So war es dann auch. Ich lebte noch 11 Monate im Lager. Doch von diesen 330 Tagen äußerster Not habe ich heute nicht eine einzige schlechte Erinnerung zurückbehalten.   Ich wurde von einer Hand getragen. Ich wurde von einer Schwinge geschützt. Man kann solche lebhaften Empfindungen nicht beim Namen nennen. Ich hatte es kaum nötig, an mich selbst zu denken. Eine solche Sorge wäre mir lächerlich erschienen. Ich wußte, es war gefährlich und es war verboten. Ich konnte endlich den anderen helfen. Nicht immer, nicht viel, doch auf meine Weise konnte ich ihnen helfen.

Ich konnte ihnen zu zeigen versuchen, wie man am Leben bleibt. Ich barg in mir eine solche Fülle an Licht und Freude, daß davon auf sie überfloß. Seither stahl man mir weder mein Brot noch meine Suppe, kein einziges Mal mehr... So habe ich gelebt, so habe ich überlebt. Mehr vermag ich nicht zu sagen." [lvi] (Lusseyran, 1992, S. 216 ff.)

Wie vielen von Ihnen mag es mir ähnlich ergangen sein, als Sie in diesen Text hineingelesen haben? Wie viele haben vielleicht beginnend mit dem Muster der Abwehr alle möglichen Reaktionen zwischen Angst und Wut zwischen Ohnmacht und Unglauben bis hin zum Glauben empfunden, während Sie diesen Text zum ersten Mal gelesen haben? – Er geht uns alle an.

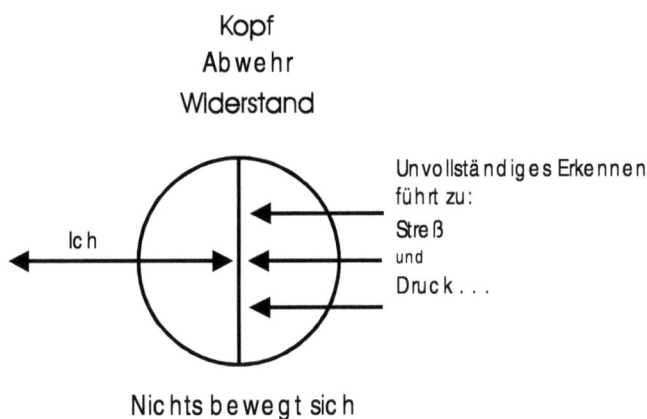

Bedrohung oder Chance:
Die Umkehr der Abwehr führt dazu, daß die Chancen der Situation genutzt werden können und sich förderlich auswirken, so daß Widerstand zu Antrieb, Verletzung zu Erfahrung, Niederlage zu Erkenntnis und Ohnmacht zur Herausforderung wird.

Das, was Jaques Lusseyran beschreibt, ist kein Einzelschicksal. Wir alle, die wir einzigartige Schicksale leben, sind miteinander verwoben.

Bevor ich erneut zum Formalismus, zur Theorie von Kommunikation und Interaktion, von Mustern und Wechselwirkung zurückkehre, will ich ein zweites Beispiel zur Macht der Muster zitieren. Es stammt aus einem Bericht des amerikanischen Arztes **George Ritchie**, der in seinem Buch **„Rückkehr von Morgen"** wesentliche Szenen seines Lebens und Sterbens – er war klinisch tot und kehrte ins Leben zurück – schildert:

„Ich hatte angefangen, die Bibel zu lesen, hinten in meinem Zelt, und eines Tages kam ich an einen Psalm, der mir zu helfen schien. „Führe ich gen Himmel" las ich in Psalm 139, „so bist Du da. Bettete ich mich in die Hölle, siehe, so bist Du auch da." Natürlich, das war die Antwort: Jesus war dort gewesen, in jenen Szenen der Hölle. Es war sein Licht, sein Mitleid, in welchem ich das Schreckliche sah und auch den Hoffnungsschimmer, sogar in der Hölle.

Als im Mai 1945 der Krieg in Europa zu Ende ging, kam die 123. mit den Besatzungstruppen auch nach Deutschland. **Ich gehörte zu einer Gruppe, die in ein Konzentrationslager in der Nähe von Wuppertal abgeordnet wurde und hatte den Auftrag, medizinische Hilfe für die erst kürzlich befreiten Gefangenen zu bringen,** von denen viele Juden aus Holland, Frankreich und dem östlichen Europa waren. Dies war die erschütterndste Erfahrung, die ich je gemacht hatte; bis dahin war ich viele Male dem plötzlichen Tod und der Verwundung ausgesetzt gewesen, aber die Wirkung eines langsamen Hungertodes zu sehen, durch jene Baracken zu gehen, wo Tausende von Menschen Stückchen für Stückchen über mehrere Jahre gestorben waren, all das war eine neue Art von Horror. Für viele war es ein unwiderruflicher Prozeß. Wir verloren Dutzende täglich, obwohl wir sie schnellstens mit Medizin und Nahrung versorgten.

Jetzt brauchte ich meine neue Erkenntnis, in der Tat. **Wenn es so schlimm wurde, daß ich nicht mehr handeln konnte, tat ich das, was ich gelernt hatte zu tun. Ich ging von einem Ende zum anderen in dem Stacheldrahtverhau und schaute in die Gesichter der Menschen. Bis ich feststellte, daß das Gesicht Christi mich anblickte.**

Und so lernte ich **Wild Bill Cody** kennen. Das war nicht sein eigentlicher Name. Sein wirklicher Name hatte sieben unaussprechliche polnische Silben, aber er hatte einen lang herunterhängenden Lenkstangenbart, wie man ihn auf Bildern der alten Westernhelden sah, so daß die amerikanischen Soldaten ihn Wild Bill nannten. **Er war einer der Insassen des Konzentrationslagers, aber offensichtlich war er nicht lange dort gewesen: Seine Gestalt war aufrecht, seine Augen hell, seine Energie unermüdlich.** Da er sowohl Englisch, Französisch, Deutsch und Russisch als auch Polnisch fließend sprach, wurde er eine Art inoffizieller Lagerübersetzer.

Wir kamen zu ihm mit allen möglichen Problemen; der Papierkram allein hielt uns oft auf bei dem Versuch, Leute zu finden, deren Familien, ja sogar ganze Heimatorte möglicherweise verschwunden waren. Aber **obwohl Wild Bill 15 oder 16 Stunden täglich arbeitete, zeigten sich bei ihm keine Anzeichen von Ermüdung.** Während wir übrigen uns vor Müdigkeit hängen ließen, schien er an Kraft zu gewinnen. „Wir haben Zeit für diesen alten Kameraden", sagte er. „Er hat den ganzen Tag auf uns gewartet." Sein Mitleid für seine gefangenen Kameraden strahlte aus seinem Gesicht, und zu diesem Glanz kam ich, wenn mich der Mut verlassen wollte.

Ich war darum sehr erstaunt, als ich die Papiere von Wild Bill eines Tages vor mir liegen hatte, daß er seit 1939 im KZ gewesen war! Sechs Jahre lang hatte er von derselben Hungertoddiät gelebt und wie jeder andere in derselben schlecht gelüfteten und von Krankheiten heimgesuchten Baracke geschlafen, dennoch ohne die geringste körperliche oder geistige Verschlechterung. Noch erstaunlicher war vielleicht, daß jede Gruppe im Camp ihn als seinen Freund betrachtete. Er war derjenige, dem Streitigkeiten zwischen den Insassen zum Schiedsspruch vorgelegt wurden. Erst nachdem ich wochenlang dort gewesen war, erkannte ich, welch eine Rarität dies **in einem Gelände** war, **wo die verschiedensten Nationalitäten von Gefangenen einander fast so sehr haßten, wie sie die Deutschen haßten.**

Was die Deutschen betraf, stiegen die Gefühle gegen sie in einigen der Lager, die etwas früher befreit worden waren, so hoch, daß frühere Gefangene sich Gewehre geschnappt hatten und in das nächste Dorf gerannt waren und einfach den ersten Deutschen, den sie sahen, erschossen hatten. Es war ein Teil unserer Instruktionen, diese Dinge zu verhindern, und wieder war **Wild Bill unser größter Aktivposten, wenn er mit den verschiedenen Gruppen vernünftig redete und ihnen riet, Vergebung zu üben.**

„Es ist nicht leicht für sie, zu vergeben", erklärte ich ihm eines Tages, als wir im Zentrum für alle Abwicklungen mit unseren Teetöpfen beieinander saßen. „Viele von ihnen haben ihre Familienangehörigen verloren."

Wild Bill lehnte sich in seinem geraden Stuhl zurück und schlürfte sein Getränk.

„Wir lebten im jüdischen Sektor von Warschau", fing er langsam an. Es waren die ersten Worte, mit denen er mir gegenüber von sich selbst sprach. „**Meine Frau, unsere zwei Töchter und unsere drei kleinen Jungen. Als die Deutschen unsere Straße erreichten, stellten sie jeden an die Wand und eröffneten mit**

Maschinengewehren das Feuer. Ich bettelte, daß sie mir erlauben würden, mit meiner Familie zu sterben. Aber da ich Deutsch sprach, steckten sie mich in eine Arbeitsgruppe."

Er unterbrach, vielleicht weil er wieder seine Frau und seine fünf Kinder vor sich sah.

„Ich mußte mich dann entscheiden", fuhr er fort, „ob ich mich dem Haß den Soldaten gegenüber hingeben wollte, die das getan hatten. Es war eine leichte Entscheidung, wirklich. Ich war Rechtsanwalt. In meiner Praxis hatte ich zu oft gesehen, was der Haß im Sinn und an den Körpern der Menschen auszurichten vermochte. Der Haß hatte gerade sechs Personen getötet, die mir das meiste auf der Welt bedeuteten. Ich entschied mich dafür, daß ich den Rest meines Lebens – mögen es nur wenige Tage oder viele Jahre sein – damit zubringen wollte, jede Person, mit der ich zusammen kam, zu lieben."

Jede Person zu lieben... Das war die Kraft, die den Mann in allen Entsagungen so wohl erhalten hatte." [lvii] (Ritchie, 1995)

Liebe und Haß, Haß und Liebe – zwei Muster. Es liegt stets an uns, wie wir uns entscheiden. Unser Wille findet seinen Ausdruck in der Tat, die gefolgt ist von Echos und Echos und Echos...

Das Dominanz-Unterwerfungs-Modell

Virginia Satir schreibt: „Die Physik lehrt uns, daß Energie niemals verlorengehen kann, sondern nur ihre Form verändert. **Energie, die man zum Schlagen braucht, kann man ebenso gut zum Umarmen nutzen. Damit stellt sich uns eine weitere sehr wichtige Frage: Sollen wir unsere Energie für Entwicklung, Gesundheit und Glück aller Menschen nutzen oder für Krankheit, Verzweiflung und Destruktivität?** Wenn wir herausfinden wollen, wie wir konstruktiv sein können, und wenn wir uns alle diese Möglichkeiten konstruktiven Handelns aneignen wollen, müssen wir uns genau anschauen, was wir im Augenblick tun, und dann bereit sein, das loszulassen, was uns hindert und begrenzt. **Gewisse Dinge müssen alle Menschen erlernen, um in einem umfassenderen Sinne menschlich zu werden"** [lviii] (Satir, 1974)

Virginia Satir unterteilt bei ihren Betrachtungen den Lebenskreis in 5 Stufen, von denen die erste **Empfängnis bis Geburt**, die zweite, **Geburt bis Pubertät** und die dritte, **Pubertät bis ins Erwachsenenalter** den ersten der drei Hauptteile des Lebens ausmachen. Die vierte Stufe, vom **Erwachsenenalter bis zum Seniorenalter** bildet den zweiten Teil und die fünfte Stufe vom **Seniorenalter bis zum Tod** den dritten der drei Hauptteile des Lebens. In ihren Betrachtungen hat jeder dieser drei Hauptteile seine eigenen spezifischen Entwicklungsaufgaben, Verantwortlichkeiten und Privilegien, seine eigene äußere Form. „**Denken Sie daran, daß Raupe und Schmetterling die gleiche Energie in unterschiedlicher Form sind**", schreibt sie. [lix] (Satir, V; 1994, S. 390)

„Was wir über diese Stufen denken und wie wir uns ihnen nähern, hat entscheidenden Einfluß auf den Verlauf unseres Lebens.

Das auf Dominanz und Unterwerfung basierende Modell besagt, daß wir hilflos in die Welt eintreten und sie als nutzlose Wracks wieder verlassen.

Hinsichtlich der Faktoren **Macht und Leistungsfähigkeit** wird **nur das Erwachsenenalter positiv** bewertet. In der Zeit **davor ist der Mensch zu jung**, in der Zeit **danach zu alt**. Damit werden zwei wichtige Teile des Lebens stark entwertet, sie sind **potentiell unakzeptabel**, sie werden strikt (vom kompetenten Sein) abgeschnitten und entfremdet... Der einzig akzeptable Bereich ist der mittlere. **Macht wird nur den Erwachsenen zugestanden, den Jungen und den Alten hingegen bleibt sie vorenthalten.**

Wenn wir unsere ersten 18 – 21 Jahren damit verbracht haben, zu lernen, wie man „zu jung" ist, kann die Nacht vor unserem 21. Geburtstag schon sehr lang und anstrengend werden. Unter anderem müssen wir in dieser Nacht lernen, einen hohen Selbstwert zu entwickeln, Macht konstruktiv zu nutzen und klug zu wählen und zu entscheiden, damit wir mit allem zurecht kommen, dem wir auf der neuen Stufe entgegentreten müssen. Das ist eine ganze Menge für eine einzige Nacht... Unglücklicherweise haben die Eltern der meisten Kinder selbst nicht gelernt, was sie lehren sollen. Und **Erwachsene können ihre Kinder nur das lehren, was sie selbst wissen. Also geben sie alte Verhaltensweisen und Vorstellungen weiter, die sie häufig für angeboren, nicht für erlernt halten.** Unterdessen sind die Eltern vermutlich am Ende der Lebensphase des reifen Erwachsenenalters angelangt und müssen sich nun mit dem bevorstehenden Seniorenalter auseinandersetzen, der Zeit in der sie „zu alt" sein werden...

Fast alle heute praktizierten erzieherischen, medizinischen, sozialen und psychologischen Verfahrensweisen basieren auf dem Dominanz-Unterwerfungs-Modell, das Menschen aufgrund ihres Alters, nicht anhand ihrer Persönlichkeit kategorisiert.

Wenn jeder Mensch auf jeder Stufe seines Lebens als vollwertiges, menschliches Wesen anerkannt werden soll, muß dieses Modell überprüft werden." [lx] (Satir, V.; 1994, S. 393-4)

Im Folgenden entwickelt sie ein Model, das von dem Gedanken der Einzigartigkeit eines jeden Menschen geprägt ist. „Bei diesem umfassend menschlichen Modell ist **jeder Mensch auf jeder Stufe seines Lebens stets am richtigen Ort.** Wir kommen zwar immer noch hilflos auf die Welt, verlassen sie jedoch auf dem Höhepunkt unserer Entwicklung. Das Modell basiert **nicht** auf **Macht, sondern** auf **Selbstwert, Gleichwertigkeit, Liebe** und auf einem Verhalten, das **persönliche und soziale Verantwortlichkeit** spiegelt. Beim letzteren Modell begegnen wir dem Leben mit der Vorstellung, **daß jede Lebensstufe einen erstklassigen Rang hat. Jede Stufe offenbart ein Wunder und ist ein Ausdruck der Magie des Wachsens.**

Wir betrachten in diesem Fall jede Stufe als eine Zeit, die man genießen kann, von der man lernen kann, der man geben und von der man nehmen kann und die man als eigenständiges Ganzes verstehen sollte. Wenn wir daran denken, daß Menschen lebende Wesen in permanenter Bewegung sind, behandeln wir sie dement-sprechend." [lxi] (Satir, V.; 1994, S. 395)

Virginia Satir weist darauf hin, daß die Zeit der Adoleszenz, nach der Pubertät, **die Zeit des jungen Erwachsenendaseins unter einem ungeheuren Druck von Erfolgserwartungen** steht und von **Staunen und Furchtsamkeit** geprägt ist. **Die Würde der Heranwachsenden darf nicht angetastet, das Selbstwertgefühl muß gestärkt werden.**

„Die psychologische **Umgebung eines Heranwachsenden muß** Stimmungs-schwankungen, **scheinbar irrationale Ideen, merkwürdige Verhaltensweisen, ein ungewohntes Vokabular und gelegentliche „Entgleisungen" ertragen können.**.. Ich habe Eltern über ihre heranwachsenden Kinder klagen hören: „Sie **können nie** stillsitzen. Sie **müssen ständig irgend etwas tun.**" Das gehört nun einmal dazu. **Kluge Eltern** akzeptieren diese Rastlosigkeit und finden Möglichkeiten, mit derartigen vorübergehenden stürmischen Situationen zu leben. Sie **kreieren sorgsam neue Zusammenhänge, damit die Knospen genährt werden und schließlich erblühen können**. Der Lohn sind gute Früchte. Die Entwicklungsphase der Adoleszenz ist für die Eltern weder rasch noch leicht zu bewältigen. **Sowohl die Eltern als auch die Jugendlichen** müssen **sich in Geduld üben** und dürfen **nicht aufhören, miteinander zu reden und einander zu lieben**, wenn diese Phase zu einem guten Abschluß kommen soll... Ich sage immer wieder zu Eltern: „**Wenn es nicht illegal oder unmoralisch ist und wenn es nicht fett macht, dann gebt der Sache Euren Segen.**"... Prägungen entstehen, wenn man die eigene Existenz einsetzt, Weisheit sammelt, indem man lernt, mit Frustration und Konflikten umzugehen, indem man Verantwortung übernimmt und indem man sich allgemein den Realitäten des Lebens stellt. Schürfungen und Narben entstehen, wenn die Eigenheit des Heranwachsenden gebrochen wird. Offene Wunden zeigen an, daß noch keine Heilung eingetreten ist; nicht einmal Haut ist über die Verletzung gewachsen. Die Folge ist eine schwere Behinderung im psychischen und sozialen Bereich... **Wie bereits erwähnt, ist eine sehr große Chance während der Pubertät das Erwachen einer Energie, die in diesem Ausmaß bisher nicht vorhanden war... Ich glaube, diese Energie ist es, die Erwachsene am stärksten ängstigt.** Um mit ihren Ängsten fertig zu werden, überhäufen Eltern ihre heranwachsenden Kinder oft mit Verboten und anderen Formen von Kontrolle. **Jugendliche** müssen dazu ermutigt werden, ihre neu gefundene Energie in geeignete Kanäle zu lenken. Sie **brauchen Liebe und Anerkennung**... Meist gelingt es nicht, durch Kontrolle oder durch Drohungen eine Veränderung zu erzwingen... Jedes Mal wenn zwischen zwei Menschen ein Konflikt über Macht und Kontrolle entsteht, ganz unabhängig von Alter, sozialer Stellung oder Geschlecht, sind Kommunikationsstörungen zu erwarten. Diese manifestieren sich in den bekannten Kommunikationshaltungen... Anklagen, Beschwichtigen, übermäßiges Vernünfteln oder Rationalisieren und ein völlig an der Sache vorbeigehendes, „flippiges" Verhalten. **Sobald die Beteiligten auf gewinnen oder verlieren fixiert sind, kommt es zum Machtkampf.** Jedem Machtkampf liegt **das Motiv des Gewinnenwollens** zugrunde; und gewöhnlich nehmen Menschen an, daß immer nur einer gewinnen kann. Ich halte es für eine persönliche **Tragödie, wenn eine von**

beiden Parteien verliert: die Beziehung leidet darunter, und die Selbstachtung des oder der Betroffenen wird geschwächt. Eltern und Jugendliche brauchen einander und sie können sich eine Einstellung aneignen, die beide Seiten zu Gewinnern macht." [lxii] (Satir, V.; 1994, S. 398-06)

Virginia Satir unterstreicht, daß wir in keinem Moment außer acht lassen sollen, daß **unser Gegenüber ein Juwel und ein Wunder** ist, **ungewöhnlich und unersetzlich. Jeder Umgang miteinander soll gekennzeichnet sein von Ehrlichkeit, Mut und Kreativität.** Sie unterstreicht wie wichtig Humor, Liebe, Respekt und guter Wille und das Verständnis der menschlichen Gleichwertigkeit gegenüber allen Partnernist.

Für außerordentlich wichtig halte ich den Hinweis: „Wenn Sie im Augenblick nicht in der Lage sind, präsent zu sein, dann versuchen Sie erst gar nicht, in Kontakt zu treten. Wenn Sie es doch versuchen, kann das Ergebnis nur enttäuschend sein. **Es ist zermürbend, mit jemandem zusammen zu sein, der nur körperlich anwesend ist, während er mit seiner Aufmerksamkeit irgendwo anders ist.** Wenn jemand Sie in einem Augenblick um Ihre Aufmerksamkeit bittet, indem Sie nicht „da" sind, dann sagen Sie ihm das und treffen Sie eine neue Verabredung mit ihm." [lxiii] (Satir, V.; 1994, S. 422)

Ob Silva-Mind, NLP, christliche Meditation oder z.B. Yoga, jede Form bewußter Auseinandersetzung mit den Vorgängen in uns selbst fördert das Verständnis für uns und unsere Reaktionen sowie für die Reaktionen unseres Gegenübers. **Wenn wir uns und unser Gegenüber bzw. unsere Mitmenschen als die anerkennen, die sie sind und aufhören, ihnen unsere Vorstellungen aufzuzwingen, können wir Einmischungen und Machtkämpfe vermeiden. Das fördert das Selbstwertgefühl aller Beteiligten und ihre Chance sich kongruent, authentisch, ehrlich, zu verhalten, gesund zu bleiben oder zu gesunden.** Wie ich weiter vorne gezeigt habe, sind wir es, die unser Selbstbild, unsere Chancen in der Welt zu handeln selbst definieren. Ebenso verhält es sich mit unserer Möglichkeit, an die Selbstheilungskräfte des Organismus und die Sinnhaftigkeit des Schöpfungs-zusammenhangs glauben zu können, sie annehmen, mit ihr leben und arbeiten zu können.

Angst ist ansteckend. Mut kann es auch sein. Macht und Profitstreben waren und sind der Motor, mit einer entseelten Wissenschaftstheorie und mit entseelter Medizin Menschen mehr und mehr abzulenken, aus ihrer eigenen Mitte fortzuführen.

Was hat dies alles mit Impfen zu tun, mit Formaldehyd, mit Quecksilber und anderen arzneilichen Hilfsstoffen?

Nun, wenn Sie gesund sind und bleiben können, wenn sie gesunden und gesund erhalten können, weil dies eine der Qualitäten des Geschöpfes Mensch ist, und wenn Sie diese Qualitäten suchen, entdecken und entwickeln können, birgt das nicht die Antwort?

Gedanken sortieren – Verhalten formen, gesund bleiben, werden; heilen

> Wenn Du immer das tust, was Du immer getan hast,
> wirst Du immer das bekommen,
> was Du immer bekommen hast.
>
> [lxiv] (O'Connor/Seymour)

Gewinner werden nicht allein geboren, sie werden auch erzogen, bzw. erziehen sich selbst.
Gesund werden wir hoffentlich geboren; Gesund zu bleiben, dahin können wir erzogen werden.

Grinder und Bandler haben viel Mühe darauf verwandt, zu untersuchen, welchen Unterschied es macht, ob wir sagen „das Glas ist halb voll" oder „das Glas ist halb leer". **Es macht einen Unterschied, ob wir uns mehr oder minder für einen Versager halten, ausgeliefert den Wirren des Kosmos oder zumindest der uns umgebenden Welt oder ob wir uns, während wir uns für ein Stäubchen im Universum halten, dennoch für wichtig genug nehmen, daß nicht ein einziges Haar unbeachtet von unserem Kopfe fällt.** Die Ansicht, daß wir die Weltgeschichte nicht um einen gewissen Beitrag verändern können, hören wir so oft: „Was geht es mich an – daran kann ein einzelner doch sowieso nichts ändern". Doch das ist nicht wahr. Wir alle können, Sie können, jede und jeder kann!

Ihre Angst, zu erkranken oder nicht gesunden zu können, ihre Empfindung des Ausgeliefertseins haben Sie zum Teil von Ihren Eltern, zum Teil von Ihren Lehrern, zum Teil von Ihrer Umwelt größtenteils unkontrolliert übernommen. Ihre Kinder werden Ihre Ansichten von Ihnen übernehmen, von ihren Lehrern und von ihrer Umwelt. Das geht so lange so weiter, bis Sie sich besinnen, Ihre Gedanken auf ihren Inhalt, ihren Ursprung und ihre Wirkung hin überprüfen und dann dem Ergebnis entsprechend vermutlich neu fassen.

Sobald Sie Ihre Gedanken, Ihre Welt neu geordnet haben, wird Ihre Botschaft klar. Ihre Kinder und Ihre Umwelt werden auf diese Klarheit klar antworten, ja sogar der Kosmos wird auf Ihre Klarheit antworten – das, was Sie wollen, wird geschehen. Das bedeutet jedoch auch, daß Sie Verantwortung tragen für das, was geschieht. Glücklicherweise wollen es die Gesetzmäßigkeiten, daß unsere Reichweite weitgehend an unserer Klarheit orientiert ist. **Wo wäre die Welt, wenn wir alle Berge versetzen könnten, ganz wie wir wollten? Und doch können wir es, wenn wir uns auf den Weg machen und die Entwicklung absolvieren.**

> Sagen Sie nicht: Ich weiß nicht wie. Sagen Sie: Laß mich darüber nachdenken.
> Sagen Sie nicht: Das kann ich nicht. Sagen Sie: Ich kann – wenn vielleicht nicht dies, dann etwas anderes.

Um Qualitätslösungen zu finden, müssen Sie Qualitätsfragen stellen. Sie müssen das Problem genau fassen und aus möglichst vielen Ansichten heraus betrachten. Sie müssen tatsächlich mögliche Lösungen suchen und Sie müssen eine verantwortliche Entscheidung treffen über Ihr Handeln.

Was muß ich tun, damit dieses oder jenes passiert? Was geschähe, wenn ich dieses täte? Ist all dieses nötig und im Einklang mit der Schöpfung?

Kinder nehmen ihre Umwelt ganz und gar in sich auf. Sie sind, je kleiner sie sind, viel enger mit der Natur und den geistigen Sphären ihrer Herkunft verbunden als wir. Je stärker das Ego sich entwickelt, um so mehr verblassen die Erinnerungen an die Herkunft. In der Zeit, während sie gehen, sprechen und denken lernen, sind Vater und Mutter gleichsam Stellvertreter geistiger Wesen, der Archetpyen Himmelsvater und Erdenmutter. Aus dem Einssein mit der Natur erwachend werden die Grundlagen von Heiterkeit, Freude und Vertrauen in die Zukunft gelegt.

Kinder nehmen ihre Umgebung ganz und gar in sich auf und nicht nur das, was wir ihnen erzählen und sie zu lehren uns bemühen. Studien haben ergeben, daß Kinder von alldem, was wir ihnen zu vermitteln versuchen, nur etwa 5 % über das gesprochene Wort empfangen. Ungefähr 95 % der Botschaft entnehmen sie aus der Art und Weise wie wir leben und handeln, nonverbal kommunizieren [lxv](Khalsa, 1996)

Warum das alles? Warum all die Hinweise über unsere Wirkung auf unsere Umwelt und unsere Kinder oder die Kinder unserer Umgebung? Kann dieser Mensch denn nicht wissenschaftlich kurz, treu und exakt argumentieren? Müssen wir uns damit langweilen? All dieser Zickzack, hin und her zwischen Bibel, Silva-Mind, NLP, Yoga und anderen Texten soll möglichst vielen von Ihnen die Chance eröffnen, Anschluß zu finden, in Resonanz zu geraten mit tiefen Anteilen seines Selbst und durch bewußtes Arbeiten Stufen der Entwicklung zu bearbeiten, die auf dem Wege zwischen Geburt, Kindheit, Pubertät, Adoleszenz und Erwachsenenalter bzw. Seniorenalter absolviert werde.

Es liegt an Ihnen, ob Sie Gesundheit oder Krankheit, Kraft oder Schwäche wählen, sich dafür entscheiden, ob das Glas halb voll oder halb leer ist, ob das Leben halb gelebt ist oder noch zur Hälfte vor Ihnen liegt. Mit der Entscheidung aber, die die Mehrzahl der Menschen unbewußt fällt, sich von Eltern, Lehrern oder Umwelt mehr oder minder diktieren läßt, fällt auch **die Entscheidung, welche Aufgaben Sie anzupacken sich zutrauen und welche Chancen auf Erfolg Sie sich zugestehen.** Das Kuriose ist: **Sie behalten immer recht.** Sagen Sie sich: Das schaffe ich nie – wie sollten Sie Erfolg haben? Sagen Sie aber, zu einer lösbaren Aufgabe, ich kann's, das schaffe ich, und sollte es doch beim ersten Anlauf nicht gelingen, wissen Sie bereits beim zweiten, was Sie besser machen werden und ebenso beim nächsten und übernächsten bis Sie es dann schließlich schaffen.

Sollten Sie sich entscheiden, einmal über glühende Kohlen zu spazieren, wie sollte Ihnen das gelingen, wenn Ihr innerer Dialog Ihnen ständig erzählt, wie heiß Kohlen sind und wie schrecklich Verbrennungen. Wenn Sie sich jedoch auf Ihr Ziel konzentrieren, die Aufmerksamkeit und den Blick auf Ihren Ankunftsort richten und den inneren Dialog kontrollieren, so ist es nach kurzer Vorbereitung keine allzu große Aufgabe mehr.

Mir hatte einst jemand erzählt, es sei, als wenn man über Popcorn spazierte. Während ich unterwegs war, ließ ich meine Gedanken und meine Aufmerksamkeit vom Ziel und der Aufgabe abschweifen, hatte gerade noch Zeit zu denken ja wie Popcorn, als mich die Erkenntnis des Unterschiedes zwischen Popcorn und den heißen Kohlen im Bewußtsein erreichte. Das alles und die Entscheidung, mich wieder auf mein Ziel zu konzentrieren und zügig weiterzugehen, ging schnell genug, daß ich mich anschließend bereits wieder fragte, ob alles nur Illusion gewesen sei. Unter meinen Fuß blickend, fand ich, glücklich, eine etwa pfenniggroße Verbrennung.

Der innere Dialog, die Sprache, die wir zu uns selber sprechen, kontrolliert unsere Physiologie, unsere körperlichen Reaktionen und entscheidet damit über den Ausgang unseres Unternehmens.

In einem wunderbaren Roman, „**Der Alchimist**", hat **Paolo Coelho** Erwachen, Aufbruch und Heimkehr und die Einbettung des Menschen in das Gesetz des Lebens beschrieben:

Der junge Hirte Santiago war aufgebrochen, seinem Lebensweg zu folgen, einen Schatz bei den Pyramiden zu finden, wie ihm ein Traum verheißen hatte. Er hatte seine Schafe verkauft und war nach Afrika übergesetzt. Dort war ihm, kurz nach der Ankunft, sein gesamtes Geld gestohlen worden.

„Ich bin wie alle Menschen: Ich sehe die Welt so, wie ich sie gerne hätte und nicht so, wie sie tatsächlich ist".

Er betrachtete sich seine Steine, berührte sie vorsichtig, fühlte die Temperatur und die glatte Oberfläche. Sie waren sein ganzer Schatz. Die bloße Berührung der Steine vermittelte ihm mehr Gelassenheit. Sie erinnerten ihn an den Alten.

„Wenn Du etwas ganz fest willst, dann wird das Universum darauf hinwirken, daß Du es erreichen kannst", hatte er gesagt. [Er, der Alte war Melchisedek, der König von Salem. Er hatte dem Jungen aus seinem Brustpanzer einen weißen und einen schwarzen Stein gegeben „sie heißen Urim und Thummim." Der schwarze bedeutet „Ja" und der weiße „Nein". Wenn Du also die Zeichen nicht selber erkennen kannst, werden sie Dir nützlich sein. **Stelle immer eine objektive Frage.** Auf jeden Fall ist es besser, wenn Du Deine Entscheidungen selber fällst. Vergiß nie, daß alles ein Ganzes ist. Vergiß die Sprache der Zeichen nicht. Und vor allem vergiß nicht, Deinen persönlichen Lebensweg zu Ende zu gehen", hatte er gesagt][13]

Gerne würde er verstehen, wie das gehen sollte. Er befand sich auf einem leeren Marktplatz, ohne alles Geld in der Tasche und ohne Schafe. Aber die Steine waren der Beweis dafür, daß er einem König begegnet war – einem König, der seine Lebensgeschichte kannte...

„Die Steine dienen zur Vorhersage. Sie heißen Urim und Thummim." Der Jüngling verstaute sie wieder im Rucksack und wollte es einmal ausprobieren. Der Alte hatte gesagt, man müsse **klare Fragen stellen**, denn die Steine nützten nur, wenn man weiß, was man will. Also fragte er, ob der Segen des Alten noch bei ihm sei. Er entnahm einen Stein. Die Antwort war: Ja.

„Werde ich meinen Schatz finden?" fragte er weiter. Wieder steckte er die Hand in den Rucksack, um einen Stein herauszuholen, als beide durch ein Loch zu Boden fielen. Der Jüngling hatte noch gar nicht bemerkt, daß sein Rucksack aufgerissen war. Er bückte sich, um Urim und Thummim wieder aufzuheben. Als er sie jedoch so auf dem Boden liegen sah, kam ihm ein weiterer Satz des Alten ins Bewußtsein. „Lerne die Zeichen zu erkennen und folge ihnen", hatte der alte König gesagt.

Dies war sicherlich wieder ein Zeichen. Der Jüngling lachte erleichtert auf. Dann nahm er die Steine und verstaute sie im Rucksack. Er würde ihn nicht flicken, die Steine sollten ruhig herausfallen, wann immer sie wollten. Er hatte begriffen, daß man **gewisse Dinge nicht fragen soll, um seinem Schicksal nicht**

---

[13] Ergänzung durch den Verfasser.

auszuweichen. „Außerdem habe ich mir vorgenommen, meine eigenen Entscheidungen zu treffen", erinnerte er sich. Immerhin hatten ihm die Steine gesagt, daß der Alte noch bei ihm sei und das gab ihm mehr Vertrauen. Er blickte wieder über den leeren Marktplatz, aber nun fühlte er nicht mehr die Verzweiflung von vorher. Es war keine fremde Welt, sondern eine neue. Schließlich war es genau das, was er immer gewollt hatte: neue Welten kennenlernen. Selbst wenn er die Pyramiden niemals erreichen würde, so war er doch schon viel weiter herumgekommen als jeder andere Hirte, den er kannte. Ach, wenn sie wüßten, daß es zwei Seestunden entfernt soviele exotische Dinge gab. Die neue Welt zeigte sich ihm jetzt als ein leerer Marktplatz, aber er hatte diesen Markt auch schon voller Aktivitäten erlebt und würde es nie mehr vergessen... **Plötzlich erkannte er, daß er die Welt entweder mit den Augen eines armen, beraubten Opfers sehen konnte oder aber als Abenteurer auf der Suche nach einem Schatz** „Ich bin ein Abenteurer auf dem Weg zu meinem Schatz" dachte er noch, bevor er erschöpft einschlief." [lxvi] (Coelho, 1996)

Die Stadien des Lernens,
Kommunikation und Gesundheit

Menschen, die gesund sind, gesund an Körper, Geist und Seele und hinsichtlich ihrer Beziehungen zu ihrer Umwelt, sind ein hervorragendes Modell. Was zeichnet sie aus. Woher haben sie Sicherheit und Stabilität, woher stammt das Strahlen ihrer Persönlichkeit? Was tun sie, um es zu erhalten?

Wenn Sie zu Ihrem Kinde, das auf dem Weg nach draußen ist, sagen: „Nimm den Pulli mit, es ist kalt, sonst wirst Du Dich erkälten", so wird sich ein gehorsames Kind erkälten, wenn es dennoch ohne Pullover nach draußen ging. Auch wenn dieses Kind erwachsen ist. Sie z.B., werden sich erkälten, wenn dieser Satz, dieses Programm in Ihrem Unterbewußtsein wirksam ist und die Rahmenbedingungen stimmen. Das katastrophale daran ist, daß es auch wirken wird, wenn Sie es im Bewußtsein 100mal anders wiederholten.

Beim Versuch, über glühende Kohlen zu gehen, werden Sie sich verbrennen, wenn Sie sich ständig an das erinnern, was Ihnen über die Hitze von Feuer und das

Verbrennen gesagt wurde. Wenn Sie von Ihren Eltern erfahren haben, wie wichtig Gesundheitsvorsorge und Impfungen sind, so werden Sie es Ihren Kindern erzählen. Deren Chance und Wahrscheinlichkeit zu erkranken ist dadurch automatisch erhöht für den Fall, daß sie sich von der Lehre abweichend verhalten. Auch Ihnen könnte es so ergehen.

Nun können Sie entweder auf der Ebene des Verhaltens **das eine Programm mit einem anderen überschreiben, gleichsam bewußt lernen, ankern**, was Ihnen, ähnlich wie die Silva-Mind-Methode neue Welten erschließen wird, oder Sie können sich **auf den Weg machen, Schritte der Bewußtseinsentwicklung nachzu-vollziehen und gleichzeitig Ihr Verhalten ändern**. Letzteres eröffnet Ihnen die Möglichkeit, daß Sie bei Ihren Verhaltensänderungen nicht allein auf eine Ego-bezogenen Ebene sich bewegen, sondern innerhalb des Schöpfungskontextes, gleichsam auf Ihrer Schicksalsebene sich Ihrem Seinsziel entgegen begeben. Verhaltensänderung ohne Bewußtseinsveränderung wäre vermutlich so fruchtlos und in der Reichweite so kurz wie eine Veränderung des Bewußtseins ohne eine Änderung des Verhaltens.

Kommunikation ist so gut wie Erfolg. Furcht, Groll, Schuldgefühl, Minderwertig-keitsempfinden, das Gefühl von Hilflosigkeit sind sowohl Folgen als auch Ursachen gestörter Kommunikation in einem Menschen sowie zwischen den Menschen. Täuschung, Trugbilder hinsichtlich der Auffassungen über die eigene Natur und über die Natur des Gegenübers ziehen Enttäuschung nach sich. Sich selbst und andere mißverstehend belasten wir solange unsere Gesundheit, bis Störungen unsere Aufmerksamkeit beanspruchen.

Gesund erwachsen oder mehr oder minder in einem Zustand stabiler Gesundheit, befinden wir uns gleichsam im ersten Stadium des Lernens, der **unbewußten Inkompetenz**. Wir bemerken kaum, daß wir gesund sind und wissen kaum etwas darüber, wie wir gesund bleiben können. **Insbesondere hat das Schul- und Bildungssystem fast keine Bemühungen unternommen, uns über das Potential des Menschseins und unsere Fähigkeiten und Verantwortlichkeiten als mögliche zukünftige Eltern zu unterrichten.** Aufklärung wird betrieben auf der materiellen, auf der Verhaltensebene. Wie wir uns jedoch zu verhalten haben, insbesondere, welche großartigen Möglichkeiten der menschlichen Natur offenstehen, dazu gibt es kaum Lernziele.

Selbsterzogen sollen sie erziehen – es wird schon klappen oder schiefgehen. Ob dahinter Methode steckt?

Sobald eine Störung der Gesundheit, des seelischen, körperlichen oder sozialen Gleichgewichtes auftaucht, gelangen wir ins zweite Stadium des Lernens, der **bewußten Inkompetenz.** Wir begreifen, daß wir den bisherigen Segen genossen haben, ohne ihn ausreichend zu würdigen und wirksam zu seinem Erhalt beizutragen. Kam gleichsam ein „Schicksalsschlag", ein ungeheures Ereignis von außen, sind wir geneigt uns ablenken zu lassen. Uns selbst, die Situation und unsere Umwelt mißverstehend, geschieht es dann sehr leicht, daß wir fruchtlos die Frage der Schuld untersuchen, anstatt in Ursache und Wirkung eine neue Chance zu erkennen.

Das dritte Stadium des Lernens, die **bewußte Kompetenz** zu erreichen, führt über die bewußte Auseinandersetzung mit dem Erfahrenen und den Mustern, wie die Erfahrungen gegliedert und bearbeitet werden. Sodann müssen wir erfassen, wie unser Gegenüber wahrnimmt, erfährt, gliedert, kurz die Metaprogramme unseres Gegenübers. All dieses müssen wir berücksichtigen, wenn wir überhaupt wahrgenommen werden wollen. Je genauer wir die Einzelheiten erfassen, desto genauer können wir mit den Kanälen des Gehirns wie mit Werkzeugen arbeiten.

Dies ist der westliche Weg, der sogenannte wissenschaftliche Weg, auf den Gleisen der Kommunikationswissenschaften, bestimmt vom gradlinigen Denken der linken Gehirnhälfte, deren Grenzen erkennend und die Synthese mit der komplex verarbeitenden rechten Gehirnhälfte anstrebend. Der andere Weg, der östliche, bemüht sich mittels Yoga und Meditation um die Erkenntnis des Ganzen und die Entwicklung der Fähigkeiten, die der rechten Gehirnhälfte zugeschrieben sind, um dann, mit Hilfe des Werkzeugs der linken Gehirnhälfte, das Erkannte praktisch anzuwenden.

Wenn das Ergebnis exzellent sein soll oder auch nur gut oder zumindest besser als bisher, sind die Fragen: Wer bin ich, wo bin ich, wo will ich hin, bzw.

was will ich erreichen, zu klären. Das Ergebnis führt automatisch zur Klärung der Richtung von Denken, Empfinden, Wollen und Handeln. Ist die Richtung eindeutig, ist bewußte Kompetenz erreicht.

Die weitere Entwicklung, der Umgang mit dem Erkannten, kann entweder zur Bildung von Gewohnheiten führen, die zwar gleichsam wie Filter scheinbar unwichtige Informationen ausscheiden und damit die Arbeit oberflächlich erleichtern, oder kann, als Folge bewußten Bemühens zur vierten Stufe des Lernens, der **unbewußten Kompetenz** führen. Sollten wir nach einiger Zeit des Bemühens festgestellt haben, daß wir trotz ehrlicher Anstrengungen das gesetzte Ziel nicht erreichen, ist ein erneutes Aufwachen, eine Schärfung der Sinne, erforderlich, die uns zur Erkenntnis führen muß, was zu ändern ist, damit wir unser Ziel erreichen. **Flexibilität, die Fähigkeit, das Verhalten an die Erfordernisse der Situation anzupassen, ist notwendig.** Diese kann ihre Wurzeln in bewußtem Üben oder in gesteigerter Resonanz mit der Kreativität aller Schöpfungsprozesse haben.

Die einen empfinden sich als Menschen im Kampf um das Dasein, andere nehmen das Dasein hin und einige können es genießen. Einige verstehen sich als Menschen auf der Suche nach einer spirituellen Erfahrung. Für uns alle aber gilt, daß wir geistige Wesen sind, die die Erfahrung des Menschseins durchleben. Der Herleitung dieser Erkenntnis dürfte leicht zu folgen sein: Ursubstanz, Urgrund, Wurzel von Geist und Materie, Äther, Gas, verdichtet sich zu Materie, wird belebt, wird Mensch, folgt einem Schöpfungsprinzip. Der Weg führt **aus dem unbeschreiblichen Einssein**, dem Zustand des N-dimensionalen Punktes zum **Ich bin.** Darauf folgt das **Ich soll,** dann das **Ich kann,** dann das **Ich will** und schließlich über das **Ich muß** wieder **in das Einssein.** Dabei ist das Ich muß nicht etwa ein äußerer Zwang, sondern die Folge der Reifung, die gleichsam wieder Gehorsam gegenüber dem selbstgegebenen Gesetz, die Auflösung des falschen Ego im Einssein einleitet. In diesem Einssein sind alle Erkenntnisse und alle Fähigkeiten, ist alles, wirklich und gegenwärtig.

Es bleibt ein Wortspiel oder eine Meditation:
Un-über-vollbewußte Kompetenz – Mensch – Bewußt SEIN
Wahr Mensch und wahrer Gott.

„Habt Glauben an Gott! Wahrlich ich sage Euch: Wer zu diesem Berge spräche: „Hebe Dich hinweg und wirf dich ins Meer und zweifelte nicht in seinem Herzen, sondern glaubte, daß es geschehen würde, was er sagt, so wird's im geschehen. Alles, was Ihr bittet in Eurem Gebet, glaubet nur, daß Ihr's empfangt, so wird's Euch werden." (Markus 11,24)

Was soll das nun wieder? Müssen wir uns das auch noch gefallen lassen? Nein, müssen Sie nicht. Die eiligen Leser können getrost zum nächsten Kapitel blättern, die anderen können sich inspirieren lassen, können sich bemühen, die Resonanzen aus der Tiefe ihres Seins wahrzunehmen und ihre Gedanken, Empfindungen und Handlungen neu orientieren.

Es ist gleichsam so als ob eine Frau, die gerade ihre Schwangerschaft bemerkt hat, auf der Straße eine Schwangere nach der anderen entdeckt oder als ob sie, die sie einen neuen Wagen haben, wieder und wieder Fahrzeugen derselben Marke begegnen. Das Geheimnis liegt in der Verlagerung des Fokus, des Brennpunktes der Betrachtung. Auf den Gegenstand „Angst" abgelenkt, erblicken Sie Angst und Angstmachendes. Hellhörig für das Wunderbare, erblickten Sie das Wunderbare, bis Sie eins mit ihm werden.

Niemals wird dir ein Wunsch gegeben, ohne daß dir auch die Kraft verliehen wurde, ihn zu verwirklichen

„Eine Wolke weiß nicht, warum sie sich in dieser oder jener Richtung bewegt und gerade mit dieser Geschwindigkeit.
Sie fühlt einen Impuls...
Dort muß sie jetzt sein. Aber der Himmel kennt die Motive und die Strukturen jenseits aller Wolken und Du wirst sie auch erkennen, wenn Du Dich hoch genug erhebst, um jenseits der Horizonte zu blicken. ...
Niemals wird Dir ein Wunsch gegeben, ohne daß Dir auch die Kraft verliehen wurde, ihn zu verwirklichen.
Es mag allerdings sein, daß Du Dich dafür anstrengen mußt."
[lxvii] (Bach, 1996)

Richard Bach, der vielen als Autor der „Möve Jonathan" bekannt ist, hat in seinem Roman „Illusionen: Die Abendteuer eines Messias wieder Willen" einen Kunstflieger namens Richard und einen Messias namens Donald Weisheiten über das Leben austauschen lassen. Der Nachdruck des im Folgenden wiedergegebenen 11. Kapitels aus diesem Buch, erfolgt mit der freundlichen Genehmigung der Ullstein Buchverlage. An dieser Stelle nochmals herzlichen Dank.

„Wir befanden uns auf einer riesigen Weide neben einer 3-Morgen großen Pferdeschwemme und weit weg von jeglicher Ansiedlung, irgendwo zwischen den Staaten Illinois und Indiana. Keine Passagiere; es war unser freier Tag – so dachte ich jedenfalls. „Hör zu", sagte er. „Nein, warte. Sei still und paß auf. Was Du jetzt erleben wirst, ist absolut kein Wunder. Lies Dein Physikbuch... Jedes Kind kann auf dem Wasser gehen."

Er sagte es und als hätte er es gar nicht bemerkt, daß überhaupt Wasser da war, stand er auf, ging ein paar Meter vom Ufer weg auf der Oberfläche der Pferdeschwemme. Es schien, als wäre die Schwemme eine sommerliche Fata Morgana über einem steinernen Untergrund. Er stand fest auf der Wasseroberfläche, keine Welle, kein Kräuseln spritze über seine Fliegerstiefel.
„Komm!" rief er. „Versuch's mal!"
Ich sah es mit meinen Augen. Es war offenbar möglich, weil er dort stand. Deshalb ging ich hinaus, um mich ihm zuzugesellen. Es fühlte sich an, als ob man auf durchsichtigem blauen Linoleum ginge. Ich lachte.
„Donald, was stellst Du bloß mit mir an?"
„Ich demonstriere Dir nur, was jeder früher oder später lernt" sagte er, „und Du bist gerade in Reichweite."
„Aber ich..."
„Schau doch her. Das Wasser kann ganz fest sein" – er stampfte mit dem Fuß auf und es klang wie Leder auf Felsen – „oder auch nicht." Wieder stampfte er auf, und das Wasser besprizte uns beide. „Hast Du das mitbekommen? Versuchs"
Wie schnell wir uns an Wunder gewöhnen! In kaum einer Minute war ich überzeugt, daß man auf dem Wasser gehen kann, ja, daß es etwas ganz natürliches ist... Na und?
„Aber wenn das Wasser fest ist, wie können wir es dann trinken?"

„Genauso wie wir darauf wandeln können, Richard. Es ist weder fest, noch ist es flüssig. Du und ich, wir entscheiden, was es für uns sein soll. Willst Du Wasser flüssig haben, stelle es Dir flüssig vor, tu so als sei es flüssig, trink es. Wenn Du es Dir als Luft wünschst, tu so als sei es Luft, atme es ein. Versuchs."

Vielleicht hat das etwas mit der Gegenwart einer fortgeschrittenen Seele zu tun, dachte ich. Vielleicht dürfen all diese Ereignisse nur innerhalb eines bestimmten Umkreises, sagen wir, in einem Radius von 15 m geschehen...

Ich kniete mich auf die Oberfläche und tauchte die Hand in die Schwemme.

Flüssig.

Dann legte ich mich flach hin und tauchte mein Gesicht in seine Bläue und atmete vertrauensvoll. Es fühlte sich an wie warmer, flüssiger Sauerstoff. Ich erstickte nicht, noch rang ich nach Luft. Ich setzte mich auf und sah ihn fragend an. Ich erwartete, daß er meine Gedanken kannte.

„Sprich", sagte er.

„Weshalb muß ich sprechen?"

„Was Du zu sagen hast, läßt sich präzise in Worte fassen. Also sprich."

„Wenn wir auf den Wasser wandeln, es einatmen und es trinken können, weshalb geht das nicht auch auf der Erde?"

„Hm. Gute Frage. Paß auf..."

Er ging ans Ufer, leichten Schrittes, als wanderte er über einen gemalten See. Aber als sein Fuß festen Boden berührte, Sand und das schilfbestandene Ufer, sank er immer tiefer ein. Er tat noch ein paar Schritte und stand jetzt bis an die Schultern in Erde und Gras. Es war, als wäre der Teich auf einmal zur Insel geworden, das Festland um uns zu einem See. Einen Augenblick schwamm er in dem Weideland herum und planschte in dunklen, lehmigen Tropfen. Dann ließ er sich darauf treiben, dann stand er auf und ging darauf weiter. Plötzlich war es ein Wunder, einen Menschen auf der Erde wandeln zu sehen!

Ich stand auf der Schwemme und applaudierte. Er verbeugte sich und applaudierte mir ebenfalls.

Ich ging bis ans Ufer des Teiches, wünschte mir, daß sich die Erde verflüssigte, und berührte sie mit der Zehe. Im Gras zeigten sich Kräuselwellen. Wie tief mag es wohl sein? Nun, der Grund wird so tief sein, wie ich ihn haben will. Sagen wir, etwa 1/2 Meter. Ich werde darin waten.

Zuversichtlich stieg ich ans Ufer und sank sofort bis über den Kopf ein. Und mir war schwarz und unheimlich; ich kämpfte mich zurück an die Oberfläche, hielt die Luft an und ruderte verzweifelt mit den Armen, um mich im festen Wasser an Rande des Reiches festzuhalten.

Er saß im Gras und lachte.

„Du bist ein bemerkenswerter Schüler, weißt Du das?"

„Ich bin überhaupt kein Schüler! Hol mich hier raus!"

„Komm selber raus."

Ich hörte auf zu strampeln. Ich nehme an, daß es fest ist, daß ich hinausklettern kann. Ich nehme an, daß es fest ist... und ich kletterte hinaus, bedeckt mit einer schwarzen Schlammkruste.

„Mann, Du hast Dich dabei aber vielleicht dreckig gemacht!"

Auf seinem eigenen blauen Hemd, auf seiner Jeans kein Fleck, kein Stäubchen.

„Bah!" Ich schüttelte mir den Schlamm aus den Haaren, aus den Ohren. Dann legte ich die Brieftasche ins Gras, ging in das flüssige Wasser und säuberte mich auf die traditionelle, nasse Weise.

„Ich weiß, daß es eine bessere Art der Reinigung gibt."

„Stimmt. Und eine schnellere."

„Du brauchst es mir natürlich nicht zu sagen. Bleib nur ruhig da sitzen, lache und lasse es mich allein herausbekommen."

„Wird gemacht."

Schließlich mußte ich mit patschnassen Stiefeln zurück zur Fleet gehen und mich umziehen. Ich hängte die Sachen über die Spanndrähte zum Trocknen.

„Richard, vergiß nicht, was Du heute getan hast. Es ist leicht, unsere Augenblicke der Erleuchtung zu vergessen, sich einzubilden, es wären Träume oder einmalige Wunder gewesen. Nichts Gutes ist jemals ein Wunder, nichts Wunderbares ist jemals ein Traum."

„Du sagst, die Welt ist ein Traum. Sie ist manchmal herrlich. Sonnenuntergang, Wolken, Himmel."

„Nein. Die Einbildung ist ein Traum. Die Schönheit ist wirklich. Siehst Du den Unterschied?"

Ich nickte, ich verstand ihn beinahe. Später schlug ich wieder verstohlen den Leitfaden auf.

Die Welt ist Dein Schulheft, die Seiten, auf denen Du Deine Rechenaufgaben löst.

Es ist aber nicht die Wirklichkeit, obwohl Du, wenn Du willst, die Wirklichkeit auch dort ausdrücken kannst.

Du kannst aber auch ruhig Unsinn hineinschreiben oder Unwahrheiten oder die Seiten zerreißen." [lxviii] (Bach, Richard; 1966; 11. Kapitel)

So muß es nicht sein, aber so könnte es sein. Wenn es uns gelingt, unsere innere Natur zu meistern, sind wir zugleich Meister der scheinbar uns umgebenden Schöpfung. Lange vorher können wir, auf dem Weg dorthin, durch Ändern unseres Denkens, durch Ordnung unserer Gedanken, durch Verändern unseres Verhaltens gesund sein und Wohlergehen fördern.

Ich will, daß es Dir besser geht!

Dies mag gut gemeint sein. Es hört sich auch gut an. In der Essenz verwirklichen können Sie das aber nur, wenn Sie sich selbst vervollkommnen und Ihre Fähigkeit sowohl auf Ihre eigenen Bedürfnisse als auch auf andere Menschen aufmerksam zu reagieren. Sie müssen Ihr Modell der Welt und das der Anderen intuitiv oder ganz bewußt begreifen und respektieren. **Glücklichsein heißt Glücklichmachen!** Den Doppelsinn hierin nehme ich bewußt in Kauf.

Erfolg, Wohlstand und Wachstum bedeuten das Mehren des Wohlergehens aller, der ganzen Gemeinschaft, die am Ende doch ein Organismus ist. Glücklich sein ist glücklich machen. Glücklich sein macht glücklich. Glücklich machen ist glücklich sein.

Körperliche Gesundheit ist nicht notwendigerweise identisch mit glücklich sein; glücklich sein ist nicht notwendigerweise identisch mit körperlicher Gesundheit. Geteiltes Leid ist halbes Leid, geteilte Freude ist doppelte Freude. Gelingt es Ihnen, statt des Leides die Erfahrung, statt der Niederlage die Erkenntnis und statt des Versagens den Fortschritt zu sehen, werden die Botschaften Ihres Schicksals Ihnen viel deutlicher und im Sinn schlüssig erscheinen.

Leben ist Kommunikation, ist bewußtes Einfühlen, einfühlen in das Bewußtsein, Erweiterung dieses Bewußtseins in die Umwelt und auf sein Gegenüber, ist Rapport. Eine gute, leistungsfähige Beziehung, guter Rapport, basieren auf Offenheit, Ehrlichkeit, Authentizität, Übereinstimmung, Achtung und Respekt gegenüber dem eigenen und dem Wertesystem des anderen und verlangt Ehrfurcht und Bewußtheit auch gegenüber der Hierarchie der Bedürfnisse.

Sich an die Stelle des Anderen zu versetzen soll nicht etwa der Versuch sein, „die Gedanken des Anderen zu lesen", etwas hineinzuinterpretieren, zu unterstellen, zu manipulieren, sondern soll, statt durch Widerspruch und Konflikt zur Trennung zu führen, aus einem zweiten Blickwinkel erfahrbar machen, was zu tun ist, um zu verbinden.

Sowenig die Landkarte identisch ist mit der Landschaft, sowenig ist der Mensch identisch mit seinem Verhalten. Auch das Bild, das wir von uns haben oder von jemand anderem, ist nicht identisch mit der Fülle unserer Möglichkeiten oder denen der anderen Person. All das, was wir nicht sehen, wahrnehmen oder gar wahrhaben wollen, schränkt ein, vermindert, macht krank, hindert gesund sein, bleiben, werden.

Es gilt die Reaktionen, das Verhalten, das Handeln von den Absichten zu trennen. Es gilt sich über seine eigenen Motive und über die des Gegenübers klar zu werden. Jedes Verhalten, jedes Geschehen kann, richtig eingeordnet, zum richtigen Zeitpunkt oder „im richtigen Licht betrachtet", sinnvoll und nützlich sein.

Gewöhnlich ist es so, daß, sobald uns ein Verhalten begegnet, das uns abstößt, ungewöhnlich oder verletzend erscheint, wir uns zurückziehen und das Vertrauen verlieren oder reduzieren. Die Beziehung wird weniger tragfähig, trocknet aus, friert ein, stirbt. Wir können tun was wir wollen – immer spiegelt unser Gegenüber einen Teil unserer selbst. Der große Geist, Gott, das höchste Wesen oder wie immer Sie die Schöpfungsursache nennen wollen, begegnet uns in jedem Menschen, in jedem Schöpfungsdetail. Können wir Gott nicht in allem sehen, so können wir ihn nirgendwo erkennen.

Resonanz, mitschwingen, heißt Energie aufnehmen. Energie ist Ursache und hat Wirkung. Wenn wir im Hallo, Aloha, im Verneigen das höhere Selbst in unserem Gegenüber anerkennen und grüßen, uns gleichsam auf der Basis des bewußten Geistes begegnen, schaffen wir die Grundlage des Vertrauens. Je aufmerksamer wir uns gegenüber sind, unserer Körpersprache, Mimik und Gestik, Atmung, Lautstärke, Geschwindigkeit, Rhythmus, Haltung und Ausdruck gegenüber, je genauer wir sie bei uns und anderen bemerken, spüren, desto leichter können wir uns auf unser Gegenüber einstellen. Als Kinder haben sicherlich auch einige von Ihnen und ich es oft so weit getrieben, bis ein großes Gelächter oder ein großer Ärger entstand. In den Kommunikationswissenschaften spricht man von **spiegeln** und **angleichen**. Mirroring und Matching sind feststehende Begriffe geworden. Durch Resonanz verstärkt sich das Gefühl der Vertrautheit zunehmend.

Im den Seminaren von Anthony Robins wird u.a. auch folgende Erfahrung demonstriert: Eine Versuchsperson, lassen Sie uns diese jetzt „A" nennen, besinnt sich auf ein sehr charakteristisches Ereignis, versetzt sich im Geiste geradezu hinein. Eine zweite Person, wir wollen sie „B" nennen, bemüht sich Körperhaltung, Atmung und Gesichtsausdruck sowie alles was sie an der ersten Person bemerken kann, möglichst genau zu kopieren, während sie von einer dritten Person, die wir „C" nennen wollen, dabei korrigiert wird. Ist eine möglichst genaue Übereinstimmung erreicht, soll die Person „B" angeben, welches Erlebnis Person „A" gerade im Geiste aktualisiert. Es ergeben sich die erstaunlichsten Beweise nonverbaler Übermittlung. Wenn wir uns daran erinnern, daß wir allein aus dem Foto eines Menschen oft auf seine Gemütsverfassung schließen können, ist das gar nicht so sehr aufregend und dennoch ist, die Tragweite des alltäglichen begreifend, mit dem bewußten Einsatz dieses Werkzeugs viel zu gewinnen. Menschen, die im Gleichklang, in Harmonie, in Resonanz sind, verhalten sich gemeinsam wie ein Organismus. Bei den Riten der Naturvölker mit Tanz und Musik, und in unseren Breiten beim Militär, können wir das sehr gut beobachten.

Nehmen Sie sich einen Augenblick Zeit, und überlegen Sie einmal, wie oft Sie schon mit anderen aneinader vorbeigeredet haben, wieviel Zeit Sie schon bei fruchtlosen Gesprächen verbracht, und wieviel Energie Sie schon aufgewendet haben, um dieses oder jenes Mißverständnis wieder aus der Welt zu schaffen!

Welch großartige Chance! Wann sind **wir alle in Harmnonie, jederzeit,** EINS?

Die Begeisterung / Yü – 16

Oben Dschen, das Erregende, der Donner

Unten Kun, das Empfangende, die Erde

Der Donner kommt aus der Erde hervorgetönt: Das Bild der Begeisterung. So machten die alten Könige Musik, um die Verdienste zu ehren, und brachten sie herrlich dem höchsten Gotte dar, indem sie ihre Ahnen dazu einluden.

[lxix] (I Ging, Wilhelm, 1978)

Im Kommentar zum 16. Bild des I Ging, des Buches der Wandlungen, dessen Geschichte mehr als 1000 Jahre vor Christi Geburt zurückreichen dürfte, lesen wir: „Wenn der Donner, die elektrische Kraft, zu Beginn des Sommers wieder aus der Erde hervorgerauscht kommt und das erste Gewitter die Natur erfrischt, so löst sich eine lange Spannung. Erleichterung und Freude greifen Platz. **Ähnlich besitzt die Musik die Macht, die Spannung im Herzen, der dunklen Gefühle Gewalt zu lösen. Die Begeisterung des Herzens äußert sich unwillkürlich im Laute des Gesanges, in Tanz und rhythmischer Bewegung des Körpers.**

Von alters her wurde die begeisternde Wirkung des unsichtbaren Klanges, der die Herzen der Menschen bewegt und vereint als Rätsel empfunden. Die Herrscher benutzten diese natürliche Neigung zur Musik. Sie erhöhten und ordneten sie. **Die Musik galt als etwas ernstes, heiliges, sie sollte die Gefühle der Menschen reinigen.** Sie sollte die Tugenden der Helden preisen und so die Brücke schlagen zur unsichtbaren Welt. Im Tempel nahte man Gott mit Musik und Pantomimen (aus denen sich später das Theater entwickelt hat). **Die religiösen Gefühle gegen den Schöpfer der Welt wurden vereinigt mit den heiligsten menschlichen Gefühlen, den Gefühlen der Ehrfurcht vor den Ahnen.** Sie wurden eingeladen zu diesen Gottesdiensten als Gäste des Himmelsherrn und Vertreter der Menschheit in jenen höheren Regionen. **Indem so die eigene Vergangenheit mit der Gottheit verknüpft wurde in weihevollen Momenten religiöser Begeisterung, schloß sich das Band zwischen Gottheit und Menschheit.** Der Herrscher, der in seinen Ahnen die Gottheit verehrte, war dadurch der Sohn des Himmels, indem die himmlische und die irdische Welt sich mystisch berührten. Diese Gedanken sind die letzte und höchste Zusammenfassung der chinesischen Kultur. Meister Kung selbst sagte von dem großen Opfer, bei dem diese Bräuche vollzogen wurden: „Wer dieses Opfer ganz verstünde, der könnte die Welt regieren, als drehte sie sich auf seiner Hand."" [lxx] (Wilhelm, R. 1978, S. 79-80)

Das Wesen von **Resonanz, das Geheimnis der Schaffung gleichsam eines Wesens aus vielen Einzelwesen** ist hier auf's Beste in ihrer Natur beschrieben.

Resonanz ist die Grundlage von Rapport, schafft eine Ebene gegenseitigen Vertrauens und Verstehens, eine Ebene, die wir durch Einfühlen erreichen, eine Ebene, in der wir Einfühlsamkeit erreichen. Auf der Ebene von Resonanz, das heißt, auf der Basis eines guten Rapports können wir sowohl unser **Gegenüber verstehen** als auch unser **Vorgehen so gestalten**, daß wir die **gewünschten Antworten und gewünschtes Verhalten beim Gegenüber bewirken.** Seine **Verhaltensmuster** bewußt von denen des Gegenübers zu **unterscheiden bedeutet den Rapport brechen, mismatching.**

Heute können Sie in den verschiedensten Seminaren lernen, Vertrauen zu schaffen, indem Sie eine Geste durch eine andere, z.B. das Wippen des Fußes durch ein rhythmisches Bewegen der Hand, das Wiegen des Kopfes durch eine Bewegung des Armes spiegeln – **cross-over-mirroring.** Sie können den Gesten Ihres Gegenübers solange folgen, **pacing**, bis der Grad der Vertrautheit groß genug ist, daß Sie für den anderen nun unbemerkt, die Führung übernehmen, indem Sie z.B. Körperhaltung oder Tonfall so verändern, daß der andere unbewußt nun Ihnen folgt, **leading.**

Um führen zu können, Ihr Leben, Ihre Aufgaben in der Familie oder Ihren Betrieb, müssen Sie wissen, was und warum Sie es tun, kurz, welches Ziel Sie haben. Insbesondere müssen Sie sich über die **moralischen Aspekte** klar geworden sein. **Die Verantwortung für das, was Sie tun, tragen Sie in jedem Falle.**

Erfolgreich sind die, die bereit sind, die Verantwortung für ihr Tun sofort und ganz zu übernehmen, bereit sind, zu lernen und dem Gelernten entsprechend zu handeln.

Wenn Sie sich bewußt anders verhalten als Ihr Gegenüber, **mismatching**, ist das einer der sichersten Wege, die Verbindung einschlafen zu lassen, die Konversation zu verarmen, den Kontakt, die Kommunikation zu unterbrechen. Für Ihre Gesundheit ist es also unumgänglich, daß Sie sich sowohl auf die Äußerungen ihrer Welt, innen wie außen, als auch auf die ihres Partners und die Welt Ihrer Kinder einlassen, sich um Verständnis ihrer Sprache, das heißt ggf. auch ihrer Slangs, Gesten und Verhaltensweisen bemühen und innerhalb gewisser Grenzen sich anpassen. Dasselbe gilt gegenüber anderen Familienangehörigen sowie gegenüber Mitarbeitern, Freunden und Umwelt. Andererseits sind Mißverständnisse, Täuschungen, Spannungen, funktionelle Störungen und Erkrankungen vorbereitet. Berücksichtigen Sie diese einfachen Regeln sowie die wenigen grundlegenden Forderungen von Hygiene und gesunder Lebensführung dürften sich kaum Gelegenheiten ergeben, ernsthaft zu erkranken.

Gibt es Wahrheit?

Über die Grenzen des intersubjektiven Austausches

Das Bild, das wir uns von der Welt machen, ist nicht die Wirklichkeit; es repräsentiert dieselbe. Die internalen Repräsentationen, das heißt, die Vorstellungen, die wir uns von der Welt und ihr Gefüge machen, sollten der Realität möglichst nahe kommen, sind aber nicht identisch mit derselben. Sie können der Schöpfungswahrheit, der Geistfülle Gottes erst entsprechen im Einssein. Das ist der Sinn des Satzes, der da lautet: Gott in seiner Fülle sehen und leben vermögen wir nicht. Wir können diese Fülle ahnungsweise erfassen, uns ein Symbol dafür machen. Dieses kann jedoch nur ein Symbol, eine endliche Entsprechung des Unendlichen sein.

Das, was wir für die Wahrheit halten, entspricht unserer internalen Repräsentation der Außenwelterfahrungen. Alle haben wir unsere eigenen Ansichten, Sichtweisen, unsere „Wahrheiten". Die absolute Wahrheit steht vereinend darinnen, dahinter, darüber.

Das was im täglichen Leben als Wahrheit gehandelt wird, ist im allgemeinen aus dem gesellschaftlichen Kontext entstanden und genau so

wandelbar wie die Moralbegriffe, die damit verbunden werden. Man denke nur an den Soldaten, der von seinen Vorgesetzten wegen Mutes und Pflichterfüllung geehrt und von den Gegnern als Kriegsverbrecher verfolgt wird. **Wer heute nicht impft oder impfen läßt, wird moralisch als eine Gefahr der Gemeinschaft , als „Volksschädling" dargestellt. Doch wie ist es morgen mit denen, die heute impfen und impfen lassen?**

Das Sein, Erleben, der **Erfolg** der bewußten Verbindung, des Austausches, der **Kommunikation**, hängt von der **Genauigkeit**, der **Präzision** ab, mit der im Inneren die eigenen Gedanken, Gefühle, Empfindungen, Bilder und Bedürfnisse **wahrge-nommen und in Wollen und Handlung ausgedrückt** werden, kurz von der **Wahrnehmung** der Umgebung und ihrer Äußerungen sowie von **Reizverarbeitung und Reaktion.** Die Herren Grinder und Bandler sind bei ihren Untersuchungen über die zwischenmenschliche Kommunikation ganz dem „wissenschaftlichen" Dogma der Trennung von Geist und Materie folgend davon ausgegangen, daß selbst die Bereiche der Kommunikation, die nicht durch den Sinn des Wortes abgedeckt werden, dennoch durch unsere 5 Sinne, Sehen, Hören, Fühlen, Geruch und Geschmack, erfaßbar sein müßten. Die **Steigerung der Wahrnehmungsfähigkeit** und die Schärfung der Sinne sind wesentliche Ziele ihres Kommunikationstrainings.

Eine andere Form der intersubjektiven Kommunikation, des Informationsaus-tausches, können Sie auf den Seminaren von Josè Silva erfahren. Gewöhnlich wird u.a. folgende Übung durchgeführt:

Vorbereitend vergegenwärtigt sich ein jeder Teilnehmer die Erinnerung an eine erkrankte Person und bringt einige charakteristische Wesenszüge sowie äußere Merkmale derselben zu Papier. Diese, nur mit Initialen versehenen „Steckbriefe" werden dann gemischt, so daß alle einen fremden Bogen erhalten. Jeweils 2 Personen bilden ein Team. Person A betrachtet den Bogen und nennt dann seinem Teampartner Namen oder Initial des unbekannten Dritten und, sofern vorhanden, ungefähres Alter und den vermuteten Aufenthaltsort. Der Teampartner B hat dann die Aufgabe, sich auf diese dritte Person einzustellen und berichtet über seine Empfindungen: Größe, Gewicht, allgemeiner Gesundheitszustand, Frohsinn oder Niedergeschlagenheit, Erkrankungen hier oder dort und viele Angaben zum familiären oder sozialen Umfeld, die häufig über das auf dem Papier Verzeichnete hinausgehen und schließlich von demjenigen, der das Papier verfaßt hatte bestätigt werden können."

Wie ist das möglich? Sehen, Hören, Fühlen, Riechen oder Schmecken können nicht direkt beteiligt gewesen sein. **Alle unsere Ansichten**, Klänge, Gefühle und Empfindungen, Erinnerungen von Geruch und Geschmack**, haben wir in unserer eigenen inneren Welt neu geschaffen.** Bewußt oder unbewußt sind es diese **internalen Repräsentationen der Welt, mit denen und in denen wir leben**.

Aller unserer Sinne mächtig, denken wir häufig in Worten, sprechen oft sogar still, subvokal mit. Mit Hilfe der inneren Werkzeuge sind wir sogar in der Lage, aus Symbolen gleichsam Bilder von Erlebtem, Vorstellungen, zu erschaffen. Aufregend war die Erkenntnis, daß zur Verarbeitung der Vorstellungen teilweise die gleichen Nervenbahnen und Gehirnzentren verwendet werden wie bei den Originalerlebnissen. **Erleben, Denken, Vorstellen, hat direkte körperliche Folgen. Die Physiologie, Herzschlag, Blutdruck, Durchblutung und viele andere meßbare Größen reagieren.** Wir alle kennen das, das plötzliche Herzklopfen, der Schweißausbruch, das Erröten in bestimmten Situationen, bei bestimmten Vorstellungen. Denken Sie einfach an die Säure einer Zitrone, die sich in Ihrem Munde verteilt, während Sie dort hineinbeißen und Sie werden wissen, wovon ich rede. Daß auch das Immunsystem und die Allergiekaskade in gleicher Weise reagieren, hatte ich bereits berichtet.

Selbst wenn ich sagte „**denken sie jetzt nicht** an eine Zitrone und wie die Säure ihre Mundschleimhaut zusammenzieht", wird dieser Reflex bei vielen ausgelöst. Diese Erfahrung möge ihnen zur Erkenntnis verhelfen, wie manipulierbar wir alle sind, sofern wir nicht voll bewußt werden. Die scheinbar so liebevolle und fürsorgliche Aufklärung über die verschiedensten Krankheitsrisiken und Gefahren bewirkt, sofern nicht ganz bewußt vermieden, unbewußt, automatisch Angst und damit das Bedürfnis nach Sicherheit – fast um jeden Preis. Während sie noch glauben, informiert zu werden, werden sie bereits manipuliert, in ihrem Selbstverständnis und der natürlichen Erfahrung ihrer Sicherheit untergraben.

Wenn ich gesund sein will, mir vorstelle, daß ich gesund bin und bleibe, bzw. werde, wird es mein Befinden in anderer Weise beeinflussen als Angst vor Krankheit oder anderen katastrophalen Folgen, vor Zerfall und/oder Tod.

146

Die Angst vor einem Tode als dem absoluten Ende wird mein Sterben anders beeinflussen als die Gewißheit, **daß der Tod der Raupe die Geburt des Schmetterlings** ist, daß Geburt und Tod Durchgänge einer Spirale sind, **die aus dem Licht in das Licht** führt.

Der Umgang mit dem Wahrgenommenen

Fast jeder Mensch hat eine bestimmte Begabung, eine besondere Fähigkeit der Sinne zu lebendigem Erleben, auch z.B. zu heilen oder zu prophezeihen. Die einen können besser sehen, die anderen besser hören, die dritten besser fühlen; entsprechend gestaltet sich auch die innere Welt bei jedem Menschen unterschiedlich. Die einen denken in Bildern, schwarzweiß oder farbig, die anderen hören eine Stimme, die zu ihnen spricht und wieder andere haben ein Gefühl für dieses oder jenes.

Je nachdem, ob eine Person im Inneren eher sieht, hört oder empfindet, spricht man hinsichtlich des **primären Repräsentationssystems** vom **visuell, auditiv** oder **kinästhetisch** veranlagten Menschen. **An der Sprache Ihres Gegenübers können Sie das bevorzugte Repräsentationssystem oft erkennen:** Der und die **sehe** eine Chance, man **höre** das Gras wachsen, das **Gespür** für die rechte Gelegenheit, **den richtigen Riecher** haben oder etwas **nach seinem Geschmack** sind einige Beispiele. Im Seminar würde man nun zu jedem dieser Beispiele eine ganze Seite füllen und je nach Belieben mehr oder weniger Zeit damit verbringen, diese Erkenntnis zu vertiefen und zu trainieren. Es ist einfach und wirksam. Es ist leicht verständlich, daß Menschen mit gleichen Repräsentationssystemen und verwandten Denkweisen sich gut miteinander austauschen können. Genau wie jede andere Kunstfertigkeit oder eine Fremdsprache können Sie lernen, sich auf Ihr Gegenüber einzustellen. Genauso wie Sie sich auf Ihr Gegenüber einstellen können, können Sie lernen zu begreifen, wie Sie selbst funktionieren, können Sie die Mechanismen durchschauen, die Sie rauchen, essen, versagen lassen, können sich selbst in einem anderen Lichte sehen, in der erfolgreichen Weise zu sich selbst sprechen oder ein neues Gefühl für sich entwickeln und Ihr Leben, Ihre Gesundheit ändern.

Während wir unser bevorzugtes Repräsentationssystem, gleichsam die Bahnen unseres bewußten Denkens in unseren Redewendungen, besonders in den verwendeten Verben offenbaren, existiert auch **ein System, auf unsere inneren Eindrücke, auf unsere Erinnerungen zuzugreifen.** Dieses **Führungssystem** erkennen Sie, wenn Sie sich Vergangenes ins Gedächtnis rufen. Wenn Sie z.B. an eine Geburt denken, haben Sie im Geiste ein Bild vor sich oder hören Sie die Geräusche im Kreißsaal oder haben Sie das Gefühl der Spannung, so wie es damals im Raume lag? **Das Führungssystem ist gleichsam der Faden, an dem Sie die gesamte Erinnerung, den ganzen Komplex aus dem Speicher mobilisieren können.** Es kann sein, daß einzelne Repräsentationssysteme oder Modalitäten davon „blockiert" sind. So kann es vorkommen, daß Sie auf Menschen treffen, die berichten, sie könnten sich weder Bilder vorstellen noch in Bildern träumen oder sie träumten nur schwarzweiß. Solcherlei Blockaden können Hinweise auf tiefergelegene Prozesse sein, müssen aber nicht notwendigerweise im jeweiligen Moment als Aufgabe oder Aufforderung sie zu bearbeiten aufzufassen sein.

Inneres Wahrnehmen, Denken, Empfinden, Wollen, Verarbeitung und Ausdruck sowie Handlung als Antwort, Aktion und Reaktion sind zunächst rein geistige Vorgänge. Sie sind begleitet von biochemischen, elektrophysiologischen Veränderungen im Gehirn und den Nervenbahnen und können die physiologischen, die Stoffwechselbedingungen des gesamten Organismus verändern.

Häufig werden diese unbewußten Abläufe von unbewußten Handlungen, z.B. von Veränderungen der Atmung oder der Kopfhaltung von mehr oder minder rhythmischen Bewegungen der Hände, Finger, Arme, Beine oder Füße oder von bestimmten Augenbewegungen begleitet. Über die Bewegungsmuster der Augen können sie Hinweise erhalten, einen Zugang zum Verständnis der Abläufe, die sich in Ihrem Gegenüber gerade ereignen: **Bei bildhaften Erinnerungen** blicken die meisten Rechtshänder unbewußt **nach links oben, bei erinnerten Klängen** nach **links zur Seite** und **bei erinnerten Dialogen** nach **links unten.** Geht es darum, **sich etwas bildhaft vorzustellen, zu konstruieren,** blicken die Mehrzahl der Rechtshänder nach **rechts oben;** beim Bemühen, **sich ein unbekanntes Geräusch zu vergegenwärtigen** werden sie nach **rechts zur Seite** blicken und **beim Versuch, sich ein Gefühl zu vergegenwärtigen,** werden die Mehrzahl der Rechtshänder nach **rechts unten** blicken.

Die Lehre von den Repräsentationssystemen ist sehr vielfältig. Sie kann helfen, **schulische Behinderungen** zu **überwinden, indem der Lerngegenstand z.B. in der Symbolik eines anderen Repräsentationssystems dargeboten wird.** Sie kann aber auch von Werbung und Medien ge- oder mißbraucht werden, um Meinung, Menschen und Umsatz zu manipulieren.

Über den **visuellen Kanal** kommen **in kürzester Zeit sehr viele Reize.** Das bedeutet eine **hohe Verarbeitungsgeschwindigkeit.** Visuell betonte Menschen sprechen häufig schneller mit einer höheren Tonlage und haben einen höheren Muskeltonus als **auditiv betonte Menschen**, die häufig in Selbstgesprächen denken, eher gleichmäßig atmen und **allgemein rhythmische Bewegungen** bevorzugen. Die Verarbeitungsgeschwindigkeit und die allgemeine Muskelspannung sind bei den **kinästhetisch betonten Menschen** vergleichsweise am niedrigsten. Oft sprechen sie **langsam** und mit langen Pausen. **Tageszeitlich und situativ sind Übergänge und Mischungen häufig.** Doch es überwiegt im allgemeinen ein charakteristischer Kanal.

Insbesondere bei einigen der programmierten Erfolgssongs aus den Vereinigten Staaten können Sie sehen, daß sowohl Tonführung als auch Text für Personengruppen aller drei Schwerpunkte bewußt etwas bieten, weil das Lied sonst nur einen Teil des Publikums intensiv ansprechen würde. Das gleiche gilt für Drehbücher von Spielfilmen oder Werbespots.

Vom Bemühen Töne oder Gefühle bildhaft bzw. Farben, Bilder oder Eindrücke in Tongemälden erfahrbar zu machen, zeugen Kunsthallen, Gemäldegalerien und Konzertaufführungen seit Jahrhunderten. In der Moderne sind Stroboskop und Lasershows sowie klangliche Extremdarbietungen Hilfsmittel und Dokumente der vermutlich sehr oft belasteten, ehemals natürlichen Harmonie ihrer Urheber, und immer wieder ein Zeugnis innerer und äußerer Spannungen.

Wenn wir uns nun nach innen wendeten, uns als Teil des Ganzen, als Schöpfungsbestandteil begreifen könnten, frei von der vermeintlichen Notwendigkeit, uns oder irgend jemandem unsere Daseinsberechtigung beweisen zu müssen...

Be to be, lam I am – Der ich bin, zu sein, um zu sein...

Stoffwechsel und Brennpunkt

Physiologie und Fokus

Jeder von uns ist in der Lage, den Rahmen und die Maßstäbe, nach denen wir unsere Erfahrungen gliedern und einordnen, selbst zu gestalten, schöpfen, generieren, kreieren.

In den scheinbar größten Problemen liegen die größten Möglichkeiten. Die Einschätzung, das Erfahren einer Situation, sei es im täglichen Leben oder sei es im Zusammenhang mit einer Erkrankung, hängt von dem gerade „laufenden" Wahrnehmungsmuster, z.B. bejahend oder verneinend, ab. Tatsache ist, daß wir nicht auf das Ereignis selbst, sondern auf seine internale Repräsentation, das heißt, auf die Art und Weise wie wir uns darin erinnern, reagieren. **Oft ist es nicht einmal der Inhalt, der im wesentlichen eine Reaktion bestimmt, sondern es sind wenige, begleitende Faktoren, sogenannte Submodalitäten.**

Denken Sie an das Bild eines Kindes, daß Sie vielleicht haben hinfallen sehen. Wenn Sie gut beobachten, werden Sie oft sehen, wie das Kind nach dem Sturz zunächst zu einer Bezugsperson blickt und auf ein Signal wartet, ob es bestürzt oder heiter reagieren soll. Ist die Bezugsperson selbst sehr erschrocken, wird das Kind **in Resonanz einen großen Schreck erleben** und die Sequenz, Unfall bedeutet großer Schreck mit allen Folgen, z.B. der Spannungslösung im lauten Weinen und eventuell im Erleben der ohnmächtigen Wut über seine vermeintliche Hilflosigkeit, speichern. Reagiert die Bezugsperson gelassen, wird auch das Kind in Resonanz gelassen, vielleicht sogar heiter reagieren und den nächsten Versuch unternehmen die gleiche Aufgabe zu meistern. **Diese Programme, diese Reaktionsweisen halten sich oft ein ganzes Leben lang, ergänzt, verstümmelt, verfeinert in unzähligen Variationen, häufig dem bewußten Zugriff entzogen.** Um das obige Beispiel zu vervollständigen sei erklärt, daß als Submodalität eventuell das grelle, kreischende, harte Entsetzen oder die milde, ruhige, warme Gelassenheit diskutiert werden können, die für den weiteren Verlauf und das Leben dieses Menschens erheblich bedeutender sein können als der Sturz selbst.

Um einen Menschen zu führen oder zu ver-führen, um ein Programm im Unterbewußtsein eines Menschen zu plazieren, eigenen sich die zwei Extreme

Zustände des Bewußtseins: **das intensive Fokussieren**, z.B. auf's Überleben bei der vermeintlich höchst bedrohlichen Situation wie bei dem Sturz des Kleinkindes oder die besondere Bindung der Aufmerksamkeit im Zustand der Erwartung bzw. das andere Extrem, **der Zustand kompletter Entspannung**, ohne Brennpunkt, defokussiert, der Zustand der **Konfusion. Erwartung und Entspannung**, beides machen sich auch Verkaufsprofis und Werbefachleute aller Branchen und Medien zunutze. Wer kennt es nicht, den Moment, wo statt der nächsten gespannt erwarteten Szene Werbung über den Fernseher flimmert? Wer hat es noch nicht bemerkt, daß bei einer Werbung z.B. durch langsame Rhythmen zunächst der kinästhetische Kanal der Empfindung unbemerkt, subliminal stimuliert und geöffnet wird, worauf dann visuell der eigentliche Gegenstand, der beworben werden soll, präsentiert wird.

So wie die nach außen gerichtete Aufmerksamkeit gebündelt oder zerstreut sein kann, können wir auch hinsichtlich der Reizverarbeitung im Inneren aufmerksam oder fahrlässig umgehen. Es ist wie beim Segeln oder beim Bauen: je größer die Präzision, um so sicherer gelangen wir ohne Zwischenfälle ans Ziel.

Häufig werden beim Sprechen eines scheinbar banalen Satzes ein ganzes Bündel an Ungenauigkeiten bewußt oder unbewußt gebraucht - vielleicht mit dem Ziel, Ihre Verwirrung zu steigern, um Sie zu manipulieren. Nehmen wir z.B. den folgenden Satz:

„Sie alle werden den guten Gedanken mittragen, man muß die Kinder impfen, sollen die schlimmeren Risiken mit Sicherheit vermieden werden."

- Sie alle werden mittragen, vereinigt in sich den Charakter einer **Vermutung**, einer **Unterstellung** und des **Gedankenlesens** genauso wie den einer **Vorhersage**. Er ist aber auch geeignet, gleich einer hypnotischen Suggestion, im Unterbewußtsein den Inhalt zu hinterlassen: Ich werde mittragen. **Hinterfragt werden muß** solch ein Satzteil **mit der Suche nach der Zielsetzung, der Motivation**.

- Ob der Gedanke wirklich „gut" sei, also **die Bewertung, muß hinterfragt werden nach wessen Bedingungen, unter welchen Prämissen, nach wessen Maßstäben**. Auch dieses Detail wird leicht unbewußt als „gut" abgelegt.

- Man, alle, jeder, jede, jedes, **Verallgemeinerungen aller Art müssen hinterfragt werden, wer oder was genau** ist angesprochen.

- Jede Darstellung einer Notwendigkeit, **jedes Muß, verlangt die Frage: Muß es wirklich, wer oder was verhindert es, wer oder was verursacht es**.

- Die Darstellung einer Möglichkeit im Sinne **von soll, sollte, kann, darf, sollte nicht ist zu hinterfragen, was wäre, wenn, bzw. wenn nicht. In diesem Falle ist es wahr, daß ein Risiko sicher verhindert wird? Was kann im einen, was kann im anderen Falle passieren?**

- Vergleiche im Sinne von **größer, kleiner, schlimmer, stärker verlangen die Frage im Vergleich wozu**. Ist das Risiko der Erkrankung wirklich schlimmer als das Risiko einer späten chronischen Schädigung durch toxische Materialien oder gentechnisch hergestellte Produkte, die Substanzgruppen in Lebensformen einschleusen, in die sie nach Jahrmillionen der Entwicklung nicht gelangt waren?

- **Nominalisierungen** wie Liebe, Kraft, Stärke, Sicherheit, Weisheit, Wille, Ordnung, Ernst, Geduld, Barmherzigkeit sind zu hinterfragen was ist genau gemeint, **in welchem Kontext, mit welchem Ziel**. Ist das sichere Vermeiden eines Risikos überhaupt möglich? Hat es sich nicht erwiesen, daß für viele Infektionserkrankungen hinsichtlich der Impfungen die Zahl der Non-responder, die Anzahl der Menschen, die auf eine Impfung nicht reagieren, etwa so groß ist, wie die Anzahl derer, die bei der Durchseuchung der Normalbevölkerung nicht betroffen sind?

- **Substantive müssen hinterfragt werden mit wer oder was genau.** Ist es z.B. sinnvoll und notwendig, auch Jungen den Dreifachimpfstoff gegen Masern, Mumps und Röteln zu verabreichen, obwohl die Rötelnerkrankung für Jungen fast ohne jedes reale Risiko verläuft? Ist es nicht vielleicht sinnvoller zu differenzieren?

- **Verben verlangen die Frage: Wie genau.** Mittragen, impfen, Risiken vermeiden, schon das mittragen kann so viele verschiedene Aspekte haben, beginnend von der fast passiven Bejahung bis zur nachdrücklichen Verwirklichung einer staatlichen Impfpflicht mit polizeilicher Vorführung bei den Gesundheitsbehörden und Entmündigung der Eltern zum Zwecke der Impfung, wie am Beispiel der Hepatitis B in Italien verwirklicht?[14]

Sie sehen: Wie bei jeder Kunst gibt es auch bei der Kommunikation die verschiedensten Feinheiten, deren Kenntnis und Beachtung weiterhelfen kann und eventuell über Gesundheit und Krankheit mit entscheidet. Die Fokussierung auf einen Bewußtseinsinhalt und die präzise Darstellung desselben sind mitentscheidend für den weiteren Verlauf. Die Erinnerung an das Ereignis, die verschiedenen Aspekte, die damit verbunden sind und damit auch die physiologischen Begleitumstände, können bewußt bearbeitet werden.

Bedürfnisse und Umsetzung

Aus dem Einssein entstammend, sind allen Menschen schließlich doch viele Eigenschaften gemeinsam.

Carl Gustav Jung war der erste, der Theorien über **das kollektive Unbewußte** formulierte. Nach seinen Auffassungen ist die Psyche u.a. in drei Ebenen gegliedert: **Das Bewußtsein**, **das persönliche Unterbewußtsein** und **das kollektive Unterbewußtsein**.

Wenn wir uns eine Inselgruppe vorstellen, entspräche der Teil, der über Wasser gelegen ist, dem Bewußten, dem **Ego.** Der weit größere, unsichtbare Anteil, der gerade betrachteten Insel läge außerhalb der direkten Wahrnehmbarkeit; dennoch würde niemand an ihrer Existenz zweifeln. Dieser Teil entspräche dem **persönlichen Unterbewußtsein.** Zu diesem Teil werden Erinnerungen, Träume, Impulse, Wünsche und alle Erfahrungen eines Menschenlebens, erinnerlich oder vergessen, gezählt. Viel weiter in der Tiefe, im allgemeinen unbekannt und unzugänglich dem

---

[14] Siehe den Artikel in meinem Buch „Goldrausch" und beachten Sie Hinweise zu ähnlichem Vorgehen in anderen Ländern Europas.

Bewußtsein des Individuums, läge **das kollektive Unbewußte.** Hier sind alle Erfahrungen vorangegangener Generationen, sowohl der Menschen als auch unserer tierischen Vorfahren, alle Schöpfungserkenntnisse repräsentiert. **Obwohl in der Tiefe gelegen, bestimmt es das alltägliche Denken, Wollen und Handeln und wird für die mächtigste Kraft im Menschen, für den kräftigsten Persönlichkeitsanteil gehalten.** Nach dieser Analogie entspräche eine Inselgruppe, deren Hügel über die Wasseroberfläche hinausragten, dem individuellen Bewußtsein einer Gruppe von Menschen. Ein jeder hat sein persönliches Unbewußtes und alle sind im kollektiven Unbewußten miteinander verbunden. (Clapp, 1997) [xxi]

JEDES Wesen hat Bedürfnisse. Wenn es uns gelingt, die im Folgenden bezeichneten Bedürfnisse bei uns und unserem Lebenspartner sowie bei Kindern, Freunden, Arbeitskollegen, Vorgesetzten, Bekannten und allgemein bei unseren Mitmenschen zu erkennen und zu befriedigen, werden wir einen weiteren Teil zum Mosaik beitragen, Krankheit zu vermeiden, Gesundheit zu erhalten oder wiederzuerlangen und zu stabilisieren.

- **Teil sein, teilhaben** – z.B. am Leben, an der Umwelt, am Erleben der Mitmenschen, an einem Team; **teilnehmen und teilnehmen lassen**
- **Bedeutung haben** – in gewisser Weise **einzigartig sein,** wie z.B. jede noch so eigenartig geformte Scherbe eines Gefäßes vorher notwendig war, damit es seine Aufgabe perfekt erfüllen konnte. Einzigartig, am Platz befindlich, individuell und doch Teil des Ganzen, personal-impersonal; **einzigartig sein und sein lassen**
- **Sicherheit, Urvertrauen** – wie die Sicherheit der Kinder, die keinen Gedanken an das Ein- und Ausatmen, an Auf- und Niedergang der Sonne wenden, sondern geborgen sind in der Liebe und der Aufgabe, zu wachsen und sich zu entwickeln; **vertrauen und Vertrauen zulassen**
- **Bewegung, Abwechslung, Austausch,** Sicherheit soll nicht sein Stagnation, Bewegung soll nicht sein Verlust von Sicherheit; **austauschen und Austausch zulassen**
- **Wachstum, Entwicklung,** aus dem Eins in das Eins – Wachstum heißt nicht uneingeschränkte Vermehrung, sondern heißt Entwicklung aller Ebenen; **sich entwickeln und Entwicklung zulassen**

- **Hingabe, Begeisterung** – ganz und gar eins sein mit dem Gegenstand des Bewußtseins, sei es ein Gedanke, eine Empfindung oder eine Handlung; **sich hingeben und Hingabe zulassen**
- **Spiritualität** – Ahnung, Entwicklung, Erkenntnis des Ursprungs und des Zieles; **Glauben und Glauben respektieren**
- **Einswerdung** – aus dem Sein in das Leben, in das Sein; **Verschmelzen**

Wenn wir einen dieser Punkte in unserem Leben, in unserer Familie, in unserem Beruf oder beim Umgang mit unseren Freunden und Mitmenschen außer acht lassen, nicht würdigen für uns selbst und für die anderen, werden wir früher oder später die Spannung bemerken, die daraus resultiert.

Übermäßiges Arbeiten und Sport, unsinnige Nutzung der Angebote der Freizeitindustrie, unvernünftiges Essen, der Gebrauch von Kaffee, Tabak und Alkohol, aber auch der unmäßige Gebrauch von Videos, TV, anderen Zerstreuungen und realen Drogen, all dies sind eigentlich Drogen, sind Ersatzhandlungen, durch die wir die Erkenntnis des Abweichens von unserem Lebensplan, von unserem Schicksalsweg vor uns selbst verbergen.

Wir sind es, die wir uns ablenken und die Erkenntnis vor uns verbergen. Das Wiederholen dieser Verhaltensweisen lenkt von den zugrundeliegenden Ängsten solange ab, wie sie geübt werden. Das führt zu weiterem Abweichen, zu vermehrter Spannung. Diese wird unterdrückt, ausgeblendet, nicht wahrgenommen, wird immer größer, bis wir sie endlich bewußt als eine Störung der Gewohnheiten, als eine funktionelle Störung, als eine entzündliche Erkrankung oder eine Tumorerkrankung wahrnehmen und reagieren.

Ziele und wie wir sie erreichen

Je nachdem, wohin wir unsere Aufmerksamkeit richten, wohin wir fokussieren, ob nach außen, up-time oder gleichsam wie in einer Trance, nach innen, down-time, entscheiden wir, welcherlei Reize wir vorwiegend in unserem Bewußtsein bearbeiten, die von außen oder die von innen.

Genau genommen ist das Ergebnis der Kommunikationsforschung ein Zuwachs an Erkenntnis von Wissen über das Wissen, Metakognition. Das Gemeinsame der studierten Vorbilder ist, daß ihre Art und Weise eine Aufgabenstellung zu bewältigen, sich als nützlich und anwendbar erwiesen hat. **Ziel des Modellierens**, modelling, ist es, das **Muster**, die **Abfolge von Gedanken und Verhaltensweisen**, von inneren Repräsentationen und äußeren Stimuli, die einen Menschen befähigen, hervorragende Leistungen zu vollbringen, kurz, die **Art und Weise**, wie sie ihre **Erfahrung strukturieren** und ihre **Handlungen auslösen, nachzuvollziehen**. Auf die Art und Weise kann gleichsam neurolinguistisch ein Programm erstellt werden, das es den Anwendenden erlaubt sehr viel schneller zu lernen und die Ziele zu erreichen als wenn wir dasselbe Ergebnis durch Versuch und Irrtum selbst mühsam austesten wollten.

Um das Folgende etwas verständlicher darstellen zu können, muß ich noch einiges über **Sprache, Bewußtsein und Physiologie** ergänzen. Wir alle kennen die Redewendung, daß dieses oder jenes **im Bewußtsein verankert** sei. Bei vielen sprachbegabten Menschen vollzieht sich **ein Großteil des bewußten Denkens und Erlebens in Worten oder Gedankenfolgen**.

Unser Bild von der Welt ist so reichhaltig und vielfältig, wie wir es gestalten. **Verarbeitung und Speicherung der Sinneswahrnehmungen, die Bildung der inneren Repräsentationen führt bei jedem Menschen zu unterschiedlichem Erleben**. Bei diesem Prozeß werden gleichsam Rechenoperationen mit den vorhandenen Daten durchgeführt, die von der Innenwelt und der erlebten Geschichte des jeweils betrachteten Menschen mit beeinflußt sind. Die Beschreibung der objektiven Information hat ihre Grenzen im Prozeß der der Sinneswahrnehmung folgt. Jeder von uns kann sich die unterschiedlichen Resultate im Zeichenunterricht der Schule vorstellen, wo es z.B. heißt: Ihr seht das Fenster und die Vase, malt ein Bild davon. Das Resultat ist weit mehr als Farben und Linien, ist u.a. auch eine Offenbarung von Stimmungen und Erkenntnissen, eine Darstellung der logischen Ebene und der Erfahrung.

Im inneren Erleben sind die Bewußtseinsgegenstände mit allen Sinnesqualitäten verknüpft. Das heißt, man kann ein beliebiges Repräsentationssystem benutzen, um den Zugang zur Gesamtheit der Repräsentationen zu bekommen. Sie können ein Geräusch, ein Gefühl oder ein erinnertes Bild nehmen, um sich die komplette Szene und alle Einzelheiten zu vergegenwärtigen. Es hat sich bewährt, die unwillkürlichen Augenbewegungen, wie sie bei dem Stichwort Zugangshinweise der Augen beschrieben sind, zu Hilfe zu nehmen, um die mit dem jeweiligen Detail verknüpften Hirnareale zu aktivieren: Um Bildhaftes leicht zu erinnern, blicken Sie nach links oben, für gehörte Klänge nach links zur Seite, um Dialoge zu erinnern nach links unten und um Gefühle und Körperempfindungen zu aktivieren nach rechts unten. Die automatische Verknüpfung zweier oder mehrerer Sinneskanäle, z.B. ein Musikstück gleichzeitig zu hören, zu empfinden und in irgendeiner Form vor sich zu sehen, bzw. einen visuellen Eindruck gleichzeitig zu hören, wird als Synästhesie bezeichnet.

Wie wir im vorigen Kapitel gesehen haben, ist es notwendig, Worte und Wortsinn genau zu erfassen und zu nutzen, soll eine Botschaft präzise übermittelt werden. Im sogenannten **Meta-Modell** haben Grinder und Bandler untersucht, wie Stärken und Schwächen der Sprache zur Verständigung oder zur Manipulation benutzt werden können. Die Requisitenvielfalt, das meint die Flexibilität im Umgang mit verschiedensten Mustern wird durch eine genaue Beachtung der sprachlichen Feinheiten um vieles vermehrt.

Da gibt es z.B. **Die phonologische Mehrdeutigkeit**. Der Begriff bezeichnet den Gleichklang zweier oder mehrerer Worte, deren unterschiedlicher Sinn sich vielleicht aus dem unterschiedlichen Schriftbild oder aus ihrem Zusammenhang ableiten läßt. Daneben gibt es die sogenannte **syntaktische Mehrdeutigkeit**, bei der durch entsprechende Wahl des Satzbaus unklar bleibt, wer als Subjekt und wer als Objekt im Geschehen fungiert. Wir können das Bewußtsein des Anderen beeinflussen, ja gleichsam erobern, indem wir unsere Botschaft in **Gleichnisse** kleiden, **Beispiele** sprechen lassen oder gleichsam **künstlerisch sinnbildhaft** zum Ausdruck bringen. Wir können **in indirekter Rede sprechen und rhetorische Fragen so stellen**, daß sie **als Aufforderung** zu verstehen sind; letzteres wird gleichsam als eine hypnotische Form der Sprache, conversational postulates, genannt. Wir können unterschiedliche Sachverhalte so nebeneinander stellen, daß sie miteinander verbunden wie gleichwertig wirken. Insbesondere dieses Muster, **komplexe Equivalenz** genannt, begegnet uns sehr häufig in unserer Umwelt, wenn wir jemanden z.B. sinngemäß sagen hören: „Du tust nicht, was ich will – Du liebst mich wohl nicht mehr..."

Betrachten wir zunächst das Beispiel eines Kleinkindes, das gerade zu krabbeln beginnt. Dabei möchte ich mich hier zunächst auf das neurophysiologische Modell beschränken und die vielen seelischen und geistigen Qualitäten dieses kleinen Wesens, das auf der Seins- und Erfahrungsebene vielleicht viel älter ist als viele Menschen seiner Umgebung, zunächst nicht besprechen.

Nehmen wir an dieses Kind, gesund, wach, satt und wohlgelaunt, blickt um sich. Das Licht, das von einem Gegenstand reflektiert wird, erreicht seine Augen. Fast im selben Moment aktiviert sich das Muster: Sehen extern: Gegenstand; Verständnis intern: schön, anregend; Wollen: begreifen, erfahren, haben wollen; Handlung: alle Formen von Anstrengung unternehmen, die das Objekt in greifbare Nähe bringen. Dies ist nur eine der möglichen Darstellungen der Folge, die sehr vereinfacht lauten kann: Denken, Fühlen, Wollen, Handeln. Auf der Ebene dieses jungen Wesens ist Denken, Fühlen, Wollen, Handeln praktisch identisch und entwickelt sich im Laufe der Reifung zu immer weiterer Differenziertheit.

Betrachten wir nun einige Aspekte im Zusammenhang mit der Entscheidung eines jungen Erwachsenen, einen Studienabschluß zu erreichen oder eine Lehre anzustreben, oder den Wunsch der jungen Familie, das Beste zu verwirklichen und die über die Medien verbreiteten Mahnungen der Industrie, Nichtimpfen gefährde die Volksgesundheit. Mit Hilfe des Meta-Modelles können wir leicht begreifen, daß dem geäußerten Sachverhalt, also seiner **erkennbaren Oberflächenstruktur** in der Tiefe spezifische Gedanken, eine **Tiefenstruktur** zugrunde liegt.

Verhältnismäßig wenige Menschen sind ganz und gar authentisch, kongruent, das heißt, ganz und gar eins in sich in Bezug auf Denken und Handeln, teils angeboren, teils durch die Erziehung, teils durch die Entwicklung. Die Mehrzahl der Menschen wird heutzutage von diesem Ideal weggeführt. Wie weit dieses Bildungs- und Erziehungssystem bewußt manipuliert mögen andere Studien klären. Tatsache ist, daß durch unser an äußeren Werten orientiertes System von Belohnungen und Bestrafung die Kinder bereits in der Schule dahin geführt werden, **gute Noten mit sozialen Vorteilen** im weitesten Sinne zu assoziieren. Bei den geforderten Leistungen bedeuten **gute Noten jedoch nicht notwendigerweise ein Zeugnis emotionaler oder menschlicher Reife**. So kommt es denn, daß sich das leistungsorientierte Streben verselbständigt, der Traum so vieler Menschen verblaßt bereits zu dieser Zeit, um schließlich ganz auf der Strecke zu bleiben.

Aus der Mitte abgelenkt, gewinnt das Lustprinzip, die verhältnismäßig schnell erreichte und ebenso kurzlebige Befriedigung oberflächlich formulierter Wünsche immer mehr an Bedeutung. Das mag im Augenblick härter klingen als es im Einzelfall tatsächlich ist. Dennoch hat es sich bei den vielen Beratungen, die ich bisher durchgeführt habe, so oft erwiesen, daß z.B. das oberflächliche Ziel des Studienabschlusses oder der Lehre auf seinen Sinn und Nutzen oft genau sowenig hinterfragt worden ist, wie die Frage nach seiner Ursache, nach den spezifischen, in der Tiefe zugrundeliegenden Gedankenverbindungen. War es der Antrieb, endlich das Elternhaus verlassen zu können oder Geld zu verdienen, sich mit seinen angestrebten Statussymbolen ausstatten zu können? Was heißt das, das Beste zu verwirklichen? Freude für alle – worin besteht sie für jeden einzelnen? Glücksgefühl für alle – wie ist es zu erreichen? Entwicklung der spirituellen Identität eines jeden – was ist das?

Nichtimpfen gefährdet – wessen Vorteil, wessen Nachteil, wen, wodurch?

Wenn Energie und Zeit für das eine nicht auszureichen scheinen, können wir oft feststellen, daß, nach Verknüpfung mit einem anderen alles schnell erledigt ist. Das Geheimnis liegt im Motivationsniveau. Kann ein kleines, vermeintlich unbedeutendes oder in irgendeiner Form problematisches Ziel nicht erreicht werden, nehmen wir an es sei Profitstreben, so muß es **mit einer größeren**, **wichtigeren**, **beliebteren Idee**, z.B. der Gesundheitspflege **verknüpft** werden. Als nächste Steigerung hat sich in Geschichte und Gegenwart, wenn auch aus unterschiedlichen Perspektiven, die Verknüpfung mit religiösen Zielen bewährt. **Glauben hat mit Identität zu tun. Glaubensgekoppelte Fragen mobilisieren die Energien fast vom innersten neurophysiologischen Niveau.**

Das Verwischen des wahrhaftig in der Tiefe liegenden Handlungsantriebes bei so vielen Erwachsenen hat seine Ursache auch in der ungeheuren Menge an Information, die über die entwickelten Sinne von außen aufgenommen und in den Gedanken, die im Inneren wahrgenommen werden. Ereignisse, Begriffe, Gedanken, Symbole, Information wird in verschiedenen Datensätzen zusammengefaßt und

verarbeitet, in neue Strukturen gebracht. **Auswahl, Vereinfachung und Verall-
gemeinerung sind die Ursachen von Tilgung und Verzerrung.**

**Filter haben Einfluß auf die Qualität und damit den Inhalt dessen, was von dem
wahrgenommenen bewußt wird.** Infolge der Reizverarbeitung haben sie einen
Einfluß auf die Physiologie – denken Sie an das Gefühl von Stärke oder
Herzklopfen, Schweißausbrüche und Erröten. Das von unserem physiologischen
Zustand mitbestimmte Selbstwertempfinden beeinflußt wiederum rückwirkend die
Reizverarbeitung und vorwärtswirkend die Auswahl von Zielen und den zum
Erreichen der Ziele angewandten Wegen. Filter und Physiologie beeinflussen die
Verankerung von Mustern im Bewußtsein und damit die Automatismen, von denen
wir uns kontrollieren lassen, sofern wir nicht zum **Bewußtsein** kommen.

**Tilgung ist der Vorgang, bei dem als unwesentlich eingeordnete Botschaften
vor der Bewußtwerdung ausgeblendet werden.**

**Verzerrung ist die Folge des Blickwinkels, der Perspektive, aus der wir
wahrnehmen.**

Verallgemeinerungen werden einzelnen Fällen nicht gerecht, sowie es
fehlerhaft ist, aus Einzelfällen auf die Allgemeinheit schließen zu wollen.
Dennoch lassen sich bei der Betrachtung von Datengruppen und Einzelkomponenten
Erkenntnisse gewinnen. Das schrittweise Hinuntergehen, **vom Allgemeinen zum
Besonderen wird als chunking-down** bzw. stepping-down und der umgekehrte
vom Besonderen zum Allgemeinen als chunking-up bzw. stepping-up bezeichnet.
Da es sich bei diesen Ordnungen um Klassen von Begriffen bzw. Ideen handelt, die
vom Konkreten, sinnlich Wahrnehmbaren bis zum Gruppenbegriff reichen, ist der
Vorgang **nicht mit induktivem bzw. deduktivem Denken identisch.** Das letztere
bezieht sich auf eine **andere Ebene logischer Verknüpfung,** gleichsam **horizontal,**
während bei stepping-up und stepping-down **Klassenbegriffe** wechseln.

**Um als Ziel sinnvoll zu sein, muß ein Begriff verschiedene Qualitäten
erfüllen.** Die Situation muß **erreichbar** und wirklich sein. Sie muß **klar umrissen,**
erkennbar, **eindeutig** sein. Das Ziel muß **positiv formuliert** sein. Eine Formulierung,
die in sich faßt, dieses oder jenes zu vermeiden, läßt unzählige Lösungswege in den

Bereich des Denkbaren kommen. Das führt zu einer Spaltung der Energien, die im Extremfall soweit geht, daß der Mensch vor der Vielzahl der Möglichkeiten kapituliert und gleichsam wie gelähmt unbeweglich verharrt. Das Ziel **muß groß genug sein, daß es hinreichend motiviert** und **darf nicht zu groß sein, daß es unerreichbar scheint.** Gegebenenfalls müssen mehrere Ziele aneinander gekoppelt oder ein großes Unterfangen in mehrere kleine Schritte aufgeteilt werden. Ein weiterer Schritt **vor der endgültigen Zieldefinition** ist die **ökologische Überprüfung**, das heißt, mit welchen **Konsequenzen bei Erreichen** des Zieles **für die Person und seine Umwelt** zu rechnen ist. **Mit anderen Worten, das Ziel muß im Einklang mit Natur, Mensch und Schöpfung, erstrebenswert sein.**

Insbesondere der letzte Punkt ist für langfristigen Erfolg entscheidend. Davon ausgehend, daß wir alle auf der Ebene des kollektiven Unterbewußten verbunden sind, einer Ebene, die nicht durch Gedanken und Worte erreichbar ist, sondern durch komplexe Signale, wie sie z.B. über die Haut oder den Körper aufgenommen werden, Klänge, Berührungen, Vibrationen, Licht, wie sie z.B. auch wirksam sind bei allen rituellen Tänzen und Gesängen, vom Schlaflied über das Trösten bis zum Regen- oder Kriegstanz, ist es wahrscheinlich, daß das, was wir als vermeintliche Realität wahrnehmen und empfinden, im wesentlichen durch Vorgänge und Einstellungen auf dieser sehr tiefen Ebene beeinflußt wird. Da diese Ebene aber kollektiv, das heißt, allverbunden ist, wird von ihr kein Gedanke, kein Impuls unterstützt werden, der in irgendeiner Form die Schöpfung oder ein anderes Wesen verletzt, dieses würde ja die eigene Basis gefährden. Umgekehrt können wir annehmen, daß Ziele, die das Gemeinwohl fördern, aus dieser Ebene, individuell aus uns selbst und kollektiv, gleichsam vom ganzen Universum, so wie wir es auch bei Paolo Coelho gelesen haben, unterstützt werden.

Da wir als Menschen Teil einer Gemeinschaft sind, ist zu klären, wie weit unsere Ziele mit den Zielen anderer Menschen und den Notwendigkeiten der Natur interferieren. Zielorientiertes Planen schließt idealerweise **einen Schritt des Aufeinanderabstimmens** und –verbindens ein, das am Ende optimale Lösungen darin findet, daß **alle Seiten gewinnen, win-win-Lösungen.**

Ist das **Ziel** erfaßt und erfüllt die oben angebenen Forderungen, gilt es, die Bedingungen zu klären, die beim Erreichen des Zieles als Ergebnis gelten sollen, die

Zielerfüllungskriterien. Fragen dazu sind: Wie werden wir uns fühlen, was werden wir sehen, hören, schmecken, riechen, mit anderen Worten, was will ich erreichen? Es gilt **zu den äußeren Zielbedingungen die inneren zu definieren**.

Oft geschieht es, daß wir uns irgendwann, mehr oder minder halbherzig, ein Ziel setzen, das zu verfolgen wir aufgrund anderer Ereignisse schließlich unterlassen. **Solche offenen Wünsche** sind gleichsam wie offene Wunden. Im Yoga heißen sie **virgin desires**. Man sagt, daß sie in die Zukunft verschleppt werden, sofern sie nicht befriedigt oder bewußt gelöscht werden. Was heißt das? Ein solcher offener Wunsch hinterläßt, schließlich ins Unbewußte verdrängt, eine Spannung, die, nach den Regeln von Ursache und Wirkung, Änderungen nach sich zieht. Im einfachsten Fall ist dies eine Schwächung der Basis. Im Extrem kann es, wie die Redewendung sagt, verzehrend sein und zu Krankheit führen.

Vielleicht haben Sie sich als Kind gewünscht, Sie wollten Klavierspielen können. Die Ursachen dieses Wunsches sowie seine Erfüllung sind schließlich in Vergessenheit geraten. Was bleibt ist ein unbestimmtes Gefühl einer unerledigten Sache, das ihre Gedanken, Empfindungen, Entscheidungen und Handlungen beeinflußt. **Wann immer Sie unerfüllten Wünschen in sich begegnen, prüfen Sie, ob dieselben noch aktuell sind**. Sind sie es, dann gliedern Sie sie hierarchisch und beginnen vom bedeutendsten zum geringsten, mit der Umsetzung. Sind sie nicht mehr aktuell, weil Sie mittlerweile etwas gefunden haben, das Sie ebenfalls erfüllt und statt des eigenen Klavierspiels auch Freude an einer schönen Schallplatte oder CD haben können, so ist es wichtig sich zu vergegenwärtigen, daß das Gefühl „eigentlich wollte ich doch Klavier lernen" nicht mehr aktuell ist. **Vergegenwärtigen Sie sich, ob die Kriterien, die das Erreichen des Zieles gekennzeichnet haben würden, auf anderem Wege erreicht wurden oder durch andere ersetzt worden sind.**

Ein weiterer Schritt wird es schließlich sein, die **Ressourcen** zu **klären**. Das heißt es gilt sich darüber klar zu werden, welche **Mittel zum Erreichen des Zieles** zur Verfügung stehen. Mittel in diesem Sinne sind sowohl **materiell** wie Geld oder Besitz als auch **immateriell** wie Gesundheit, Kenntnisse, Gedanken, Strategien, alles, was unter dem Begriff **Requisiten** gefaßt werden könnte. Ressourcen sind auch

Mitmenschen, Freunde, Bekannte, Mitarbeiter und alle anderen, die bei diesem Unternehmen in irgendeiner Form berührt werden. **Es gilt zu klären, was hindert und was fördert.** Die geeigneten **Strategien** sind zu untersuchen und ein **Zeitplan** ist zu skizzieren.

Ist alles vorbereitet, kommt es zur entscheidenden Frage: **welches ist der erste Schritt** auf dem Weg von der Planung zur Umsetzung? Genau genommen werden Sie erkennen, daß bei einem guten Plan die erfolgreiche Umsetzung praktisch dort begonnen hatte, als das Ziel definiert wurde. Auch hier sehen Sie einen Aspekt der Wahrheit: **Der Weg ist das Ziel.** Auf den Seminaren von Brian Mayne zum Thema „Goalmapping" können Sie erfahren, wie Sie die hier sehr kurz theoretisch gefaßten Schritte graphisch niederlegen können, so daß es gelingt, über die lineare Erfassungs- und Verarbeitungsweise der linken Gehirnhälfte hinaus, die Kreativität der rechten Gehirnhälfte für das Erreichen des Zieles zu mobilisieren. Auch er betont, daß Ziele ohne ein festes Datum bloß Wünsche seien, denen die Magie der Selbstverpflichtung, die Kraft der Motivation aus dem Ich, fehle. Mut und Realitätsbewußtsein bei der Wahl des Datums und der Skizze bezüglich des Zeitplans sind genauso notwendig wie bei der Auswahl des Zieles selbst.

Oft, wenn wir ein Ziel anstreben, ist es sinnvoll, **nach einem Vorbild Ausschau zu halten.** Die Chance, dieses Vorbild zu modellieren, seine Arbeits- und Denkweise zu erkunden und daraus Inspirationen für eigenes Vorgehen abzuleiten, ist von unschätzbarem Wert. Was sollte uns hindern, eine Vertrauensbasis aufzubauen und ggf. **Rat einzuholen.**

Entscheidend ist:

- Fragen Sie „den richtigen", jemanden, der Antwort weiß.
- Fragen Sie in einem Moment, wo Sie die richtigen Fragen zu stellen in der Lage sind.
- Fragen Sie in einem Moment, wo Ihr Gegenüber bereit, willens und in der Verfassung ist, Ihnen zu antworten.
- Fragen Sie die richtigen Fragen, so daß Sie Antworten erhalten, die Sie zum Ziele führen, nicht nur zu dem, was Sie wissen wollen, sondern zu dem, was Sie wissen müssen. Klären Sie den Gegenstand des Fragens und Ihrer Position, bevor Sie zum Fragen aufbrechen.

- Fragen Sie lange genug, daß heißt solange, bis Sie es wissen. Begegnen Sie Ihrem Gegenüber in einer Art und Weise, die Sie beide fördert, die Energie anhebt.. Sind Sie gemeinsam interessiert, eine Inspiration zu empfangen und auszutauschen oder handelt es sich im weitesten Sinne um das Verhältnis von Lehrer und Schüler. Ein guter Lehrer wird das Bedürfnis seines Schülers erkennen und ihm geben, was dieser wissen muß; das ist nicht notwendigerweise was dieser wissen will.

Bei den Naturvölkern und in der Antike galt bereits sinnentsprechend: **Wer mit leeren Händen kommt, wird mit leeren Händen gehen**. Das Opfer, das dem Priester, dem Lehrer, dem Heiler gebracht wurde und wird, war und ist Ausdruck der eigenen inneren und äußeren Beteiligung an dem, was schließlich zu Resonanz und Förderung des Gegenstandes einer Idee führt.

Strategie und Erfolg

Der **Erfolg** einer Handlung ist abhängig von den **Startbedingungen**, dem **Verlauf**, der seinerseits von **Planung und Einsatz der Ressourcen** bestimmt wird, und von den Resultaten. Ob Resultat und Ziel identisch sind, ob das ganze Unternehmen ein großer Erfolg ist, hängt auch ab von der Anpassungsfähigkeit hinsichtlich Ansatz und Ausführung.

Planung und Einsatz der Ressourcen sind Gegenstand der **Strategie**. Wir verstehen darunter eine **bestimmte Art und Weise, die Quellen, Gedanken, Verhalten und Ressourcen, so zu organisieren, daß bestimmte Resultate herbeigeführt werden**. Eine feststehende Strategie ist eine verankerte Folge von Mustern, unterschiedliche, innere und äußere Repräsentationssysteme zu gebrauchen, um bestimmte Handlungen auszulösen und zu steuern. Nehmen wir z.B. das Lernen. Ein Lehrer schreibt etwas an die Tafel. Sie können diesen Bildungsinhalt lesen (visuell extern, V^e). Viele von Ihnen werden im Stillen, subvokal das Gesehene mitlesen (auditiv, innerer Dialog A^{id}). Dann werden Sie die Information zu Papier bringen, während Sie ein Gefühl für die Anordnung des Geschriebenen auf dem Bogen entwickeln (visuell, extern, V^e; kinästhetisch internal, K^i). Wenn Sie sich den Lerninhalt nun vergegenwärtigen wollen, können Sie je nachdem, welches Ihr

Führungssystem (lead-system) ist, vom Gefühl ausgehen (kinästhetisch internal, $\vec{K}$); z.B. ich weiß, es steht oben links, oder Sie können sich das Bild des Bogens vergegenwärtigen und direkt oben links nachlesen (visuell internal, $\vec{V}$), oder Sie können sich daran erinnern, wie Sie beim Ablesen von der Tafel und Aufschreiben auf dem Bogen den inneren Dialog gesprochen haben (auditiv, innerer Dialog, A^{id}).

Haben Sie ein Vorbild, daß durch seine Erfolge beeindruckt, erforschen Sie die Strategie und prüfen Sie, wieweit dieselbe für Sie anwendbar ist. Oft verhält es sich wie bei einem Backrezept, daß das Ergebnis mehr ist als eine chemische Analyse wiedergeben könnte. Die **Submodalitäten**, das heißt, die Details hinsichtlich Qualität der Zutaten, Menge, bzw. **Intensität** derselben, **Reihenfolge** des Gebrauchs und zeitlicher Verlauf der Anwendung, die ihren Ausdruck in der Syntax der Strategie finden, tragen entscheidend zum Ergebnis bei.

Sie haben etwas über das Lernen erfahren. Wichtig ist, daß Sie auch Ihre **Motivationsstrategie** untersuchen. Sie können darüber nachdenken, was für Sie mehr Bedeutung hat: **Schmerz vermeiden** oder **Wohlbehagen, Freude, Genuß, Gewinn vermehren?** Sind Sie problemorientiert und untersuchen gleichsam durch die „Schuldbrille", betrachten den Schuldrahmen (blame-frame), wird Sie das häufig der Lösung nicht sehr viel näher bringen. Sobald Sie sich für einen bestimmten Weg entschieden haben, gilt es zu klären **wie muß ich es anstellen, daß diese und jene Handlungsweise zum Erfolg führt.** Wir erkennen hier wieder, daß das Ziel positiv formuliert sein soll, damit Sie die volle Unterstützung Ihres Unterbewußtseins erhalten. Sollte sich durch eine Änderung der Art und Weise keine befriedigende Lösung erzielen lassen, ist es wesentlich, dieses nicht als ein Versagen aufzufassen. Wenn auch ggf. unwillkommen, ist das Ergebnis ein hervorragendes Echo, ein gutes Feedback hinsichtlich der Wirkungen der angewandten Methodik. Die Einordnung als Versagen hingegen verankert die angewandte Strategie als „Weg des Versagens" im Bewußtsein. **Handeln Sie unter dem Gefühl eines äußeren Zwangs statt in der Gewißheit der inneren Freiheit, in der Erkenntnis der eigenen Entscheidung, haben Sie wieder die kreativen Anteile Ihres Bewußtseins, die noch zum großen Teil im Unterbewußtsein verborgen sind, ausgeschlossen, da die Identifikation mit dem Ziel und somit auch die Motivation nicht vollständig ist.**

Gegenwärtig wird auf nahezu fast allen Ebenen sowohl mit Gefahren gedroht als auch mit Wunschbildern gelockt. Insbesondere aber im Gesundheitsbereich als auch in der Tagespresse, den Tagesnachrichten und in Radio, Film, Fernsehen und Videos hat sich **die Darstellung von Katastrophennachrichten und Gewalt** scheinbar durchgesetzt. Wenn nun doch in so vielen Darstellungen scheinbar das Gute siegt, die Ordnung bestehen bleibt oder im Impfschutz scheinbar der Weg zum Heil eröffnet wird, sind doch **so viele negative Bilder unkontrolliert und unkontrollierbar ins Unterbewußte** übergeflossen, daß immer weniger Menschen eine Vorstellung der natürlichen Harmonie haben. Stattdessen entladen sich in unkontrollierten Momenten, wie Konfusion oder Streß, die unbewußten Spannungen in Aggression und Gewalt.

„Das System" ist fast perfekt, da selbst die Eltern, die sich bemühen, ihren Kindern Liebe und eine heile Welt mit ins Leben zu geben, darin einer großen Herausforderung begegnen, daß die Kinder im Kindergarten, in der Schule und auf ihrem weiteren Lebensweg scheinbar völlig anderen Gesetzen, einer scheinbar anderen Welt, begegnen. Darüber hinaus gibt es noch den **Einfluß des morphogenetischen Feldes** und Intereferenzerscheinungen durch die verschiedensten Überlagerungen und Resonanzen, zu denen weiterhin noch einiges gesagt werden wird.

Übergeordnete Regelsysteme
Filter - Metaprogramme

Da die Informationsvielfalt durch die Sinne von außen und das Denken und Empfinden von innen so ungeheuerlich ist, haben sich unwillkürlich Mechanismen ergeben, sind installiert worden, die über Inhalte und über Art und Weise, kurz über die **Muster des bewußten Wahrnehmens** und **die daraus resultierenden internalen Repräsentationen** entscheiden. Unkontrolliert funktionieren diese Regelwerke vor- bzw. unbewußt. Sie werden als **Metaprogramme** bezeichnet und **offenbaren sich in bestimmten Sprachmustern.**

Eines der bekanntesten ist der Optimismus und Pessimismus, den Sie an der Sprache und den nonverbalen Äußerungen eines Menschen häufig recht schnell erkennen. Wollen Sie hinsichtlich Motivation und Entscheidungsfindung Einfluß nehmen, müssen Sie, einfacher ausgedrückt, **die gleiche Sprache sprechen wie Ihr Gegenüber.** Das betrifft sowohl die Metaprogramme, von denen einige im Anschluß noch besprochen werden als auch die Berücksichtigung des bevorzugten Repräsentationssystems. Wenn Sie einen kinästhetisch langsam empfindenden Menschen in visueller reizüberflutender Manier die Vorzüge Ihres Angebotes zu vermitteln versuchen, wird er genauso wenig davon begreifen, als wenn Sie einen visuell empfindenden Menschen bei den Händen oder am Arm fassen, um ihm die Größe eines Augenblickes spüren zu lassen.

Wozu all diese Mühen?! **Der Ton macht die Musik** – das hatten doch unsere Großeltern schon gewußt. Tatsächlich hatten sie es schon gewußt. Tatsächlich leben wir aber jetzt in einer Zeit, da die Reizüberflutung ein nie da gewesenes Ausmaß erreicht hat und stetig zunimmt. In gleichem Maße, vielleicht schneller noch, wächst auch die Orientierungslosigkeit. Ob dahinter Methode steckt? Ziel dieser und der Ausführungen, die noch folgen, ist, Ihnen ein Werkzeug an die Hand zu geben, Ihr Funktionieren zu begreifen und ggf. „zu reparieren".

Ob das Glas halb voll ist oder halb leer und daß diese Einschätzung weit mehr offenbart als nur den Füllungszustand eines Gefäßes hatte ich schon gesagt. Lassen Sie uns nun einige Muster betrachten:

- **Hinstrebend – fliehend**: zu motivieren, indem Sie Ziele und Belohnung, Lustgewinn in Aussicht stellen oder die Chance Fehler, Schmerz und Bestrafung zu vermeiden.
  Müssen wir wirklich zum Segen der Welt eine hohe Durchimpfungsrate vielleicht sogar erzwingen, weil sonst die Katastrophe der Kinderkrankheiten droht?
- **Aktiv handelnd – passiv reagierend**: zu motivieren durch Aufforderung wie fange an, greif zu, bzw. laß dich inspirieren, denk nach! Ist es wirklich frei von Manipulation, wenn in immer mehr Artikeln zu lesen ist, „Nutzen Sie jeden Arzt-/Patientenkontakt, das Impfbuch auf Vollständigkeit zu überprüfen bzw. denken Sie darüber nach, wie der Impfgedanke intensiver in der Bevölkerung verankert werden kann" – für jeden etwas?
- **Autonom – fremdbestimmt**: Menschen mit einem gesunden Selbstwertgefühl erkranken weniger leicht als diejenigen, deren Selbsteinschätzung vom Lob Außenstehender stark bestimmt wird. Um hier mehr Einfluß zu gewinnen, wird die

Einrichtung zertifizierter Kurse besprochen, deren Absolvieren Teil der Zulassungsbedingungen bei einzelnen Aufgabenbereichen sein könnte. Um abweichende Meinungen innenorientierter Menschen immer weniger wahrscheinlich zu machen, werden große Anstrengungen zur Durchführung von Konsensus – das heißt, Gleichschaltungskonferenzen unternommen.

- **Orientiert an eigenen – an fremden Bedürfnissen**: zu motivieren z.B. durch Wendungen wie: Sie benötigen, bzw. Ihr Kind braucht, bzw. zur Sicherung der Volksgesundheit ist notwendig.

Wenn Impfen notwendig sein sollte, ist es dann nicht auch dringlich, Impfstoffe auf den Markt zu bringen, die frei von **Formaldehyd, Quecksilber, Aluminium** und anderen sogenannten medizinischen Hilfsstoffen sind?

- **Erfaßt Ähnlichkeiten – Unterschiede**: mehr als die Hälfte der Menschen orientieren sich an Gemeinsamkeiten, während ca. 35 % Unterschiede wahrnehmen.

Ist es wahr, wenn heute gesagt wird, daß alle Neugeborenen gegen Hepatitis B geimpft werden **müssen**, während der Impfstoff viel zu jung ist, um möglicherweise damit verbundene chronische Schädigungen zu bemerken, während sich 1995 bei ca. 81 Mio. Bundesbürgern und etwa 1 Mio. Geburten nur 35 Neugeborene mit Hepatitis B infiziert hatten. Dabei wird nicht mitgeteilt, wieviele der erkrankten Kinder eine Hepatitis B-infizierte Mutter haben, bzw. bei wievielen der Hepatitis B-infizierten Kindern Blut bzw. Plasmaprodukte zur Verwendung kamen.

Es bleibt zu überlegen, ob tatsächlich im Unterschied zu früher der erheblich vermehrte Aufwand dem fraglichen Nutzen äquivalent ist und wieweit, im Unterschied zu früher, das stark vermehrte Auftreten von z.B. Allergien, Neurodermitis und Asthma sowie von kleinen bis erheblichen Hirnleistungsstörungen bereits im Kindesalter eventuell durch die häufige Verabreichung von Impfstoffen und insbesondere durch die häufige Verabreichung von toxischen arzneilichen Hilfsstoffen bedingt sein kann.

- **Komplex, ganzheitlich erfassend – spezifisch, ordnend**: die einen betrachten **einen ganzen Komplex wie eine Einheit**, die anderen gliedern und **denken in Reihenfolgen und Schritten**.

Während die einen den Medienfeldzug entscheiden, entwerfen die anderen die Strategie. Auf der einen Seite der Slogan „Impfen nützt, Impfen schützt" (?) und auf der anderen detaillierte Faltblätter und (Pseudo-?) Aufklärungsbroschüren. Ob der Begriff Pseudo an diese Stelle gehört, können Sie nach dem Lesen der Anmerkungen zur Patientenaufklärung jeweils selbst entscheiden.

- **Möglichkeiten – Notwendigkeiten**: die einen motivieren Sie, indem sie formulieren, Sie haben die Wahl, die anderen indem sie unterstreichen, daß es nur eine richtige Entscheidung gibt.

Den einen wird angeboten zwischen diesem und jenem Impfschema zu entscheiden, den andern wird die vermeintliche Notwendigkeit des Vorgehens vorgestellt.

- **Einzel – Gruppenwesen**: den einen motiviert man z.B. durch Unterstreichung seiner individuellen Fähigkeiten und Betonung seiner Vorbildfunktion, die andere, indem man ihr die Verhaltensweisen der Allgemeinheit als Ziel gibt. Ist es wirklich wahr, daß alle, die nicht impfen lassen, die Allgemeinheit gefährden? Hat nicht das Bild des Volksschädlings besonders in Deutschland Geschichte?

- **In der Zeit – durch die Zeit**: für die einen liegt die Zukunft vorn und die Vergangenheit hinten, sie befinden sich natürlicherweise in der Gegenwart. Für die anderen erstreckt sich die Zeit im allgemeinen vor ihnen von links nach rechts. Sehr oft verteilen sie ihre Energien indem sie auf Vergangenheit und Zukunft blicken, statt die Gegenwart optimal zu bewältigen.

Wie verhält es sich mit dem „großartigen" Vorhaben, Erkrankungen bis zum Jahre XYZ auszurotten und dem Hinweis, man müsse jetzt handeln? – Wieder für jeden etwas?

- **Was ist da – was fehlt**: die Zeit ist da; es fehlt diese oder jene Handlung; so kann man motivieren.

Wie verhält es sich: „Das Problem" der Gefährdung ist da, doch es fehlt an Impfbereitschaft?

- **Belohnungs- bzw. Überzeugungsstrategien**: hier gibt es entsprechend den drei wichtigsten Prägungen drei Wege: die einen wollen hören, daß sie ihre Aufgabe gut erledigt haben, die anderen wollen es lesen, bzw. sehen und die dritten wollen es spüren. In jeder Gruppe unterscheiden sich die, denen eine einmalige Bestätigung grundsätzlich reicht von denen, wo dieselbe für eine gewisse Zeit reicht und mehrfach wiederholt werden muß und von denen, die ständig neue Bestätigung verlangen.

Wenn, wie auch in den Richtlinien der KV-Hessen empfohlen, jeder Arztbesuch auch zum Anlaß der Kontrolle des Impfstatus wird, sollte es da nicht gelingen, alle wirklich zu befriedigen? Immerhin wird das Impfen gut bezahlt.

Die Absicht, das gewählte Ziel entscheidet über den Blickwinkel, die Perspektive. Der Brennpunkt der Betrachtungen, der Fokus wirkt wie ein Filter, wobei nur das Zentrum, das klar und scharf erscheint, wahrgenommen wird, während der Rest verschwimmt, ausgeblendet wird. **Sie bestimmen über die Qualität einer Wahrnehmung und letzten Endes über die Einordnung als Lust oder Leid.** Die Art und Weise wie wir Bewußtseinsinhalte in uns vergegenwärtigen, die internalen Repräsentationen, bewirken eine **körperliche Veränderung**, einen Zustand, haben begleitende biochemische, hormonelle und physiologische Erscheinungen und Folgen. So entsteht und wird bewirkt unterschiedliches Denken, Fühlen, Wollen und Handeln.

Ich handle?

Nicht länger re-agieren, auf die Reize der Umgebung antworten, **fremdbestimmt**, **sondern agieren**, eigenverantwortlich handeln, seinen Schicksalsinhalt manifestieren.

Im Zusammenhang mit einer Handlung können verschiedene logische Ebenen betrachtet werden:
Die innerste ist **die spirituelle Ebene**, wo das höhere Selbst, Ich, in Verbindung mit der Schöpfungsursache eines Menschen Leben lenken. Gleich benachbart ist die Ebene der **Identität**. Sie ist verknüpft mit den Auffassungen über Wert, Sinn und Ziel unseres Lebens und **beinhaltet das Selbstbild des Menschen**. Weiter außen folgt die Ebene von **Glaubenssätzen** (beliefs), die aus dem Erleben von Eltern, Lehrern und Umwelt abgeleitet werden und unsere **Hierarchie der Werte**. Während die Glaubenssätze und Einstellungen unsere Möglichkeiten und Beschränkungen definieren, beschreibt die Hierarchie der Werte, was uns wichtig ist und die Gründe, so oder anders zu denken und zu handeln. Es ist dies **die Ebene, auf der wir uns oft bewußt begegnen und Rechenschaft abgeben.** Jedoch anstatt zu sagen „Ich will", sagen wir oft „Ich muß". Anstatt bewußt aus tiefem, innerem Anlaß zu

entscheiden, weil eine Überzeugung auf der Ebene von Ich und Selbstbild kein anderes Handeln mehr zulassen, argumentieren wir oft oberflächlich und begründen Handlungen, die eigentlich unserem Wertesystem zuwiderlaufen mit Worten.

Glauben bestimmt Sprache, Sprache und Fokus, Gegenstand und Richtung des Betrachtens beeinflussen sich gegenseitig. Sprache beeinflußt Physiologie. Physiologie beeinflußt Fähigkeiten, Fähigkeiten beeinflussen Tat und Tatsache.

Da das Wertesystem intensiv emotional durch unsere Glaubenseinstellungen unterstützt wird, folgt, daß Glauben, Sprache und Fokus unsere Physiologie, das heißt, unseren emotionalen und vegetativen Zustand, das heißt, die Gesamtheit unserer körperlichen Fähigkeiten beeinflussen. Das heißt, unsere tatsächliche Chance, diese oder jene Aufgabe mit Erfolgt zu erledigen, hängt von unserem Selbstbild und dem dadurch bestimmten inneren Dialog ab. Der innere Dialog ermöglicht auf Erfolg oder Nichterfolg und die entsprechenden Strategien zu fokussieren und bestimmt die körperliche Befindlichkeit in ihren Extremen zwischen Ohnmacht und Zittern vor Aufregung.

Das Umfeld, eigentlich die Bühne unserer Handlung, ist in der Lage, auf unser Glauben und Wertesystem, auf Sprache, Fokus und Physiologie und so auch auf unsere Fähigkeiten zu wirken, uns zu stärken oder zu schwächen. Denken Sie z.B. an die anfeuernden Zuschauer bei einem Tennismatch oder an die Kampagne zum Impfen. Die einen werden durch Zurufe gestärkt, die anderen durch Angst manipuliert. Eine besondere Schärfe entsteht dadurch, daß auch die nicht aufmerksam, das heißt bewußt aufgenommenen **Botschaften** wahrgenommen werden. Doch selbst, bevor diese dann in entsprechender Weise, bewußt, beantwortet werden können, haben sie **Einfluß auf die Physiologie, das heißt, auf das Vermögen gesund zu bleiben.** Bei der Beobachtung unserer selbst bzw. unserer Mitmenschen, finden wir leicht den Zusammenhang zwischen Werbung und Konsum. Zunächst werden Gelüst geweckt. Diese wirken unbewußt und steuern so unsere Wünsche, zu deren Befriedigung wir dann, sofern es unsere Mittel erlauben, schreiten. Nur wenn wir dieses aufmerksam wahrnehmen, können wir dem entgehen.

Ebenen des Handelns

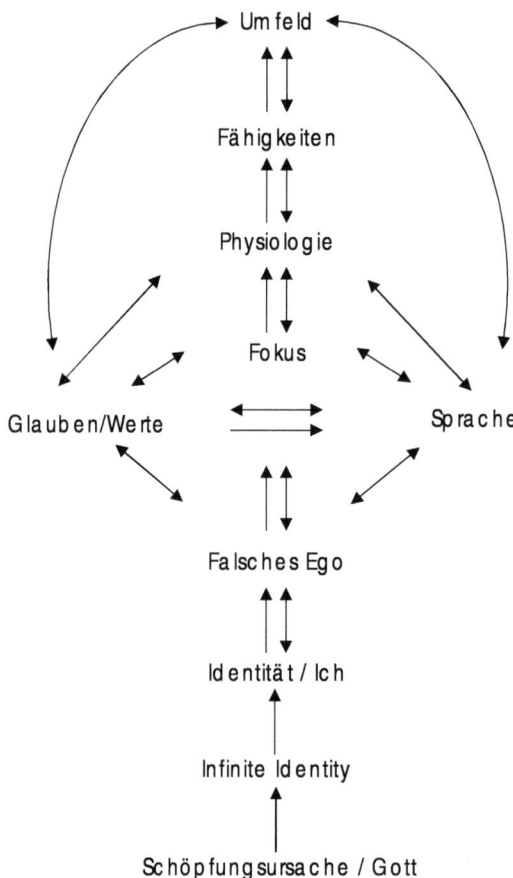

Umfeld, Fähigkeiten, Physiologie (Stärke und Schwäche, Ruhe und Gelassenheit, Herzklopfen und Spannung, Sicherheit und Angst, Stabilität und Durchfall) sind miteinander in wechselseitiger Beziehung, ebenso der Fokus, der Brennpunkt unserer Betrachtungen und unseres Denkens. Gleichfalls in Wechselwirkung sind unser Glaubens- und Wertesystem und die Sprache, mit der wir uns selbst ermutigen oder schwächen. Sie werden bestimmt durch die Ansichten unseres „falschen Egos", unserer Fassade, des Bildes, auf das wir oft selbst hereinfallen.

Idealerweise gelingt es, unsere Identität so klar auszuformen, zu erfassen, daß alle anderen Ebenen zu Ebenen der Manifestation des göttlichen Wortes werden; in Denken, Fühlen, Wollen, in Wort, Fähigkeit und Tat.

Stärke und Motivation sind abhängig von unserer **Kongruenz**, das heißt, von der Übereinstimmung unseres Verhaltens mit unserem Wertesystem, von unserem **Selbstbild** und der **Auswahl möglicher Ziele**.

Die Hierarchie unserer Werte, die zu erfüllen uns Bedürfnis ist, ist der Schlüssel zum Verstehen unserer Handlungsantriebe, der Schlüssel zum Verstehen der Motive eines Menschen.

Das Erfüllen oder Verletzen der Kriterien unseres Wertesystems stärkt oder schwächt Selbstbild, Persönlichkeitsstruktur und Handlungsantrieb.

Ehrlichkeit und Aufrichtigkeit, Deckungsgleichheit von Denken, Empfinden und Handeln, Kongruenz, in Verbindung mit einer inneren Anbindung an die Schöpfungsursache bedingen die Güte der Entwicklung eines Menschen und seiner Beziehungen. Sobald wir aufbrechen werden sich unsere Probleme sowie die Kreise Familie, Beruf, Staat, Schöpfungsgemeinschaft gleichsam wie von selbst ordnen.

Sicherheit und Angst

Wir werden in diese Ebene geboren, lassen uns gebären, und während wir zum Bewußtsein dieser Ebene erwachen, können wir Harmonie, Freude und Glück erfahren. Ob das so ist, hängt nicht, wie im allgemeinen angenommen wird, mit dem Wohlstand der Familie zusammen, in der wir aufwachsen. Harmonie, Freude, Glück, Liebe, Stärke, Kraft, Sicherheit und viele andere Qualitäten sind dem analytischen Ansatz der neurolinguistischen Vorgehensweise nicht direkt zugänglich, nicht über Augen, Ohren, Körpergefühl, Geruch oder Geschmack erfahrbar. Es ist richtig, daß die Fülle der Daten, die über die Sinneskanäle verarbeitet wird, das Erleben einer der oben beschriebenen Qualitäten unterstützt oder behindert. Dennoch ist **die tiefste Ebene des Individuums, die spirituelle Ebene des höheren Selbst, nicht direkt über die Sinne manipulierbar**. Umgekehrt aber vermag sie es, über den Zusammenhang mit der Welt, uns so zu führen, daß **wir zur richtigen Zeit am richtigen Ort die richtige Erfahrung** machen können. Ob wir sie machen wollen und schließlich dann auch machen, so daß sie in unser Bewußtsein dringt, können wir entweder **selbst entscheiden** oder **äußeren Faktoren überlassen**. Im letzteren Fall sind wir gleichsam Spielball äußerer Gewalten, bis wir erwachen und uns entscheiden, unserem Lebensplan zu folgen. Mit anderen Worten: **Wenn Sie nicht wissen was Sie wollen, wird sich sogleich jemand finden, der Ihnen sagt, was Sie zu tun haben.** Sie werden dann, ob Sie wollen oder nicht von anderen Menschen in deren Lebensplan integriert.

Dieses Nicht-wollen ist im Vergleich zum positiven Willen des anderen, schwach, da Nicht-wollen, nicht die gleiche Unterstützung der tiefen Persönlichkeitsschichten findet, wie das Erstreben eines positiv formulierten, eindeutig definierten, klar erkennbaren, für Mensch und Gemeinschaft förderlichen Zieles.

Während in der frühen Kindheit Bewußtsein und Ego immer mehr erwachen, verblassen im allgemeinen Erkenntnis und Erinnerung bezüglich unserer Herkunft, auf daß Sie die Erfahrung, die wir zu machen auch geboren sind, tatsächlich erarbeiten können.

Bereits im Leib der Mutter haben wir wahrgenommen und erlebt, doch das Instrumentarium, auf dieser Ebene Reize zu verarbeiten und zu beantworten, hatte noch nicht die entsprechende Reife. Mit der Reifung und dem Heranwachsen, mit dem Erwachen des Ego werden die ersten und dann immer weitere Erfahrungen entsprechend der Syntax als Muster gespeichert, im Bewußtsein verankert. Aktive Anwendung eines Musters oder einer Folge von Mustern, bewußt oder unbewußt, ist Strategie, mit dem Zweck ein Ziel zu erreichen.

Jedes Verhalten, und in diesem Sinne ist auch Erleben ein Verhalten, nicht von Verhalten zu trennen, **gehorcht einem Sinngefüge**, erscheint aus irgendeinem Blickwinkel innerhalb eines Rahmens, eines Kontextes **vorteilhaft**. Vorteilhaft ist dabei nicht moralisch gemeint, sonder kybernetisch: **Spannung auf der einen Ebene wird auf eine andere abgeleitet, die derzeit hierarchisch niedriger gelegen ist**, bzw. fließt, scheinbar ohne äußere Einflüsse.

Dem scheint es zu widersprechen, wenn z.B. ein Asket sich den verschiedensten Torturen unterwirft, Menschen schwere Krankheiten erleben oder Kinder aus den verschiedensten Gründen „unschuldig" leiden. Aus dem Blickwinkel des von dieser

Seinsebene beschlossenen und verwirklichten Wunsches, sich entwickeln zu können, zu wollen, erscheinen all diese Wege als mögliche Wege zum Ziel. **Als sehr unbequem erleben wir aber im Allgemeinen, daß Bewußtsein, Ego und Unterbewußtsein, bzw. kollektives Unbewußtes nicht so einfach, über die Sinne direkt miteinander kommunizieren können.**

Wir können nun entweder die scheinbare Trennung von Geist und Materie weiterhin akzeptieren oder uns gar nicht dafür interessieren und auf der Verhaltensebene über eine Veränderung der Strategien andere Ziele erreichen oder einen ganzheitlichen, komplexen Ansatz, den ich weiter hinten noch besprechen werde, verfolgen.

Im Bewußtsein verankert

Jedesmal wenn **auf dem Höhepunkt der Erfahrung** eines intensiven Zustandes, das heißt, während ein charakteristisches, biochemisches und physiologisches Muster gelebt wird, **ein idealerweise einzigartiger Reiz gleichzeitig auftritt,** entsteht eine neurologisch nachweisbare und begründete **Verknüpfung zwischen Reiz und Zustand**. Bei starken Intensitäten und charakteristischen Verhältnissen genügt die **einmalige Verknüpfung**, daß schließlich der Reiz allein in der Lage ist, Physiologie und Biochemie des Zustandes und damit praktisch dasselbe Erleben wieder hervorzurufen – die Konditionierung eines Reflexes nach Pawlow. Schwächere Reize und weniger charakterische Zustände bedürfen **häufigerer Wiederholung**, um als Muster ins Repertoire einzugehen. Schließlich ist **das Gefüge**, das Erleben des Zustandes, **verankert**. Ein Engramm ist entstanden, **eine Zauberformel** im Sinne der sich selbst erfüllenden Prophezeiung, der Selffulfilling Prophecy.

Beim Reflex denken Sie z.B. an die Angst vor Hunden, die entstanden ist, als ein Hund Sie überraschend, vielleicht freudig bellend ansprang, während Sie träumend dahinschlenderten oder an das Wasser, das Ihnen im Munde zusammenläuft, während Sie hungrig an eine leckere Mahlzeit denken. Es ist jedoch auch der gleiche Mechanismus, wenn ein Kind ständig weint, weil es weiß, daß es dann Zuwendung erhält oder wenn es ständig „Ärger macht", weil es spätestens dann, wenn auch negative – ist aber besser als keine – Zuwendung erhält.

Die Verknüpfung eines charakterischen Zustandes mit einem eindeutigen Auslöser nennt man Ankern. Der Ablauf, das Muster ist verankert. Die Psychoneuroimmunologie befaßt sich mit der Erkundung des Phänomens, daß **auch die Immunantwort, Erhalt der Gesundheit, Erkrankung und Heilung** zumindest zum Teil nach festen Mustern ablaufen und **wie Reflexe konditionierbar** sind.

Denken ist Lernen. So wie Sie Vokabeln lernen, beim Lernen für den Führerschein oder beim Erlernen der Fähigkeiten, die Sie täglich bei Ausübung Ihres Berufes zur Anwendung bringen, bewußt oder unbewußt eine Strategie entwickelt haben, können Sie auch eine Strategie für Ihr Gesundbleiben, bzw. Ihre Heilung entwickeln oder von einem Vorbild übernehmen. Sie können das Muster „**Ich bin machtlos, ohne den Segen der pharmazeutischen Industrien und ohne das Impfen sind wir alle verloren**" genauso durchbrechen, wie einst in Ihrer Kindheit das Muster „Die Welt und ich sind eins, alles ist gut" durch die Strategien der Frustration und des Versagens mehr und mehr überschrieben wurde.

Angst ist ein Erleben, ein Verhalten, wird zum Ausdruck infolge eines Eindrucks oder vieler Eindrücke. Im weitesten Sinne ist jeder Ausdruck Sprache. Sie kennen die Metapher von der Sprache der Musik, der Sprache des Herzens, der Gesten und der Mimik – nonverbale Kommunikation, ohne Worte. Oft genug wird Angst **von einem inneren Dialog, einem inneren Wortgefecht begleitet, das die Machtlosigkeit als Teil des inneren Selbstbildes und den Glauben, nicht bestehen zu können, wiedergibt**. Die **wechselseitige Beeinflussung von Selbstwert und Glauben, Sprache und Physiologie bestimmt den Ausgang**. Das Erleben der Angst ist also von bestimmten, charakteristischen, biochemischen Reaktionsabläufen, hormonellen Wechseln, kurz Wechseln der Physiologie und des Energieniveaus, von dem aus wir handeln und erleben, begleitet, bzw. scheint dieselben zu bewirken. Da seien: Herzklopfen, Schweißausbrüche, Hitzewallungen und Erröten, Erschöpfung und Ohnmacht als Beispiele genannt. Umgekehrt können auch körperliche Veränderungen unterschiedliches Erleben begünstigen. Das bekannteste Beispiel sind die Veränderungen, die während der zweiten Hälfte des weiblichen Zyklus und insbesondere vor Einsetzen der Periodenblutung von vielen Frauen deutlich und teils als sehr belastend erlebt werden. Doch genauso gilt auch für die Männer: Sind wir mürrisch, fühlen wir uns schlecht, geht es uns schlecht. Geht es uns schlecht, ist es recht wahrscheinlich, daß viele von uns mürrisch werden.

So unangenehm solcherlei Zusammenhänge auch sein mögen, so sehr vermitteln sie doch in ihrer Regelhaftigkeit eine gewisse Sicherheit. Diese ist mit dem Erleben einiger Aspekte von Stärke, Kraft und Geborgenheit verbunden.
Viele Menschen ziehen es vor, in alten, wenn auch oberflächlich ungeliebten Bahnen zu verharren, als diese Sicherheit aufgeben und aufzubrechen, das Wunderbare ihres Daseins zu erproben.

Sicherheit

Wie im letzten Abschnitt erwähnt, kann sogar **das Erleben von Angst** eine gewisse Form von **Sicherheit vermitteln**, wenn es nach einem feststehenden Muster geschieht.

Stärke und Kraft sind umso größer, je leuchtender und besser das Bild ist, das wir von uns selber haben und zu erhalten vermögen, sind umso größer je eindeutiger die Feedbacks aus der Umgebung dieses Selbstbild bestätigen.

Die **Glaubenssätze**, die wir haben und die wir mittels des Wertesystems, das wir installiert haben, verwirklichen, **können auf einer oberflächlichen Ebene helfen, Schmerz zu vermeiden**. Das heißt **sie schaffen einen Gesichtsfeldausfall**, ein Skotom, das es uns erlaubt, über die Erkenntnis der Interferenzen, über die Folgen, die unsere Handlungen bei anderen auslösen, hinwegzugehen. Mit anderen Worten, wenn ein Grenzsoldat den festen Glauben hat, er müsse den Flüchtigen aufhalten, wird ihn, im entscheidenden Moment, der eventuelle Gedanke an Menschlichkeit nicht vom Schießen aufhalten können, sofern der Glaube, der die Unterstützung aus der Identifikation erhält, ein Teil des Ganzen zu sein und die Gemeinschaft vor dem Verrat schützen zu müssen, tiefer begründet ist als die mögliche Idee von Menschlichkeit. Alle für einen, einer für alle, der Erhalt des Systems, der Art. Solange wir uns auf der Bewußtseinsebene, vorwiegend links-hirnisch, linear argumentierend, bewegen, können die Gewichtungen und damit die Ereignisse und Ergebnisse manipuliert werden, wie immer es beabsichtigt ist, wie immer es vom System gewünscht wird.

Unsere Chance besteht darin, unser kreatives Potential zu entwickeln, das bei Beteiligung des ganzen Menschen und bewußter Nutzung beider Hirnhälften zur Verfügung steht, auf daß wir einst über die Erschließung des kollektiven Unbewußten zum kollektiven Bewußtsein zum „Wir sind eins", gelangen.

Zuvor, in unserer täglichen Gegenwart, entsteht **ein Wechsel der Glaubenssätze,**

- wenn Schmerz assoziiert wird.
- wenn Zweifel bewußt werden.
- wenn irreführende Fragen auftauchen.

Am oben Gesagten können wir erkennen, daß in Situationen, in denen im weitesten Sinne das Überleben bedroht scheint, in Überlebenssituationen sowie bei Konfusion die Wahrscheinlichkeit am höchsten ist, Muster zu durchbrechen, und daß bis hinab zur Ebene der Glaubensgrundsätze. D.h. daß in jedem Zustand der Ablenkung, wo der Fokus des Bewußtseins nicht auf die zentrale Botschaft von Selbstwert, Identität und Ich gerichtet ist, in gewisser Weise die Verwirrung zunimmt. **Ist das Bewußtsein aber nicht mit zielgerichteter Wahrnehmung befaßt, die Aufmerksamkeit nicht wach, kann von außen praktisch jede beliebige Botschaft und schließlich jedes Muster verankert werden.**

Gehen wir noch einmal zurück zu der Aussage, **daß Identifikation Sicherheit bewirkt** und **Glauben hilft, Schmerz zu vermeiden**, indem er einen Gesichtsfeldausfall schafft. Ein Manager wird erfolgreich sein, wenn er Strategien des Erfolges anwendet. Ein Verlierer wird ein Verlierer bleiben, wenn er seine Strategie nicht ändert. Eine der Schwierigkeiten in unseren Familien entsteht dadurch, daß wir, wenn wir vom Arbeitsplatz nach Hause wechseln, gewöhnlich versäumen, unsere Sprache, unsere Metaprogramme, den Menschen anzupassen, denen wir zu Hause begegnen. Stattdessen bleiben wir oft bei der Gewohnheit und verhalten uns gemäß der Identifikation, die wir so häufig oberflächlich aus unserem Beruf, immerhin sichert er uns unsere Lebensgrundlage, ableiten. Indem wir aber eine andere Sprache sprechen als unser Gegenüber, Partner, Partnerin, Kinder, sind die Bedingungen zur Kommunikation nicht optimal. Es ist gleichsam, als ob der

Kanal, durch den Energie in beide Richtungen ausgetauscht werden könnte, viel kleiner, enger ist, als vorgesehen. Vielleicht gibt es trotz eines mächtigen Stromes nur ein stockenden Tropfen von Kraft. Der Datentransfer ist gestört. **Verstümmelte Daten werden zu falschen Botschaften zusammengesetzt.** Spannung entsteht und schaukelt sich auf. Durch Resonanz kann die Spannung bis zum Unerträglichen, eventuell zur gewohnten allabendlichen Auseinandersetzung sich steigern. Vielleicht wird sie aber auch bei einem Bier oder bei einem scheinbar gemütlichen Glas Wein, beim Konsum von Fernsehen oder Videos verdrängt.

Wenn ich nur die Visage sehe......

Wir haben gesagt, **Anker sind die Verknüpfung eines charakteristischen Zustandes mit einem eindeutigen Auslöser.**

Um etwas zu ankern, ein sicher ablaufendes Muster zu erzeugen, müssen wir einen intensiven, charakteristischen Zustand erfahren. Das heißt, wir dürfen uns nicht etwa dissoziiert, wie von außen betrachtet, von Empfinden und Erleben getrennt neben die Szene stellen, sondern sollten möglichst vollkommen assoziiert, durchgehend kongruent, alle Ebenen des menschlichen Erfahrens mit einbeziehend, im Geschehen sein oder uns hineinversetzen, während wir einem eindeutigen Reiz begegnen oder einen solchen auslösen.

Nehmen wir z.B. eine Szene, die sich in so vielen Familien, überall auf der Welt, jeden Tag ereignet: Einer von beiden, nehmen wir an, er kommt nach der Arbeit heim. Im Geiste noch im Erleben des täglichen Getriebes begegnen die Partner einander. Während sie berichtet, was ihr widerfahren ist und vielleicht eine Idee äußert, was in den nächsten Tagen zu erledigen sei, fühlt er sich aufgefordert, für irgendwelche „Probleme", die ihn zu diesem Zeitpunkt noch gar nicht interessieren, Lösungen zu entwerfen, kurz und bündig, ohne Zweifel an seiner Kompetenz, pragmatisch, wie er seine Rolle versteht. **Sie wollte Kommunikation, er seine Ruhe.** Indem er, statt sich ihr zuzuwenden und auf ihre Sprache einzugehen, die Ebene des Vertrauens und unbegrenzten Austausches, den Rapport bricht, da er sich abwendet, eventuell zur Zeitung, Bier und zur Fernbedienung vom Fernseher greift, spiegelt er zugleich ihr Versagen, auf ihn und seine Bedürfnisse einzugehen.

Wer angefangen hat, spielt jetzt keine Rolle mehr. Aus dem **Miß-, dem Unverständnis** entsteht die **Katastrophe**. Die Spannung entlädt sich entweder krachend oder im Einfrieren der Kommunikation.

Den Erfordernissen der Situation nicht genügen zu können oder zu wollen, **bedeutet eine Sünde begehen. Daraus resultiert Schuldgefühl.** Die Empfindung der Ohnmacht vor dem eigenen und dem Fehlverhalten des Partners im Kontrast zur Persönlichkeit der Actionhelden führt zum Verlust des Glaubens, den Kriterien der eigenen Werte weiter voll gerecht werden zu können. Gut, böse, richtig und falsch, Rechte, Berechtigungen und Begrenzungen werden schrittweise eingeschränkt. **Zunehmendes Minderwertigkeitsgefühl führt mehr und mehr zum Verlust der Identität.** Das ist schmerzhaft. **Schmerz vermeiden wird zum Prinzip.** Er arbeitet länger, sie sucht nach Auswegen in Clubs, auf diesem oder jenem Seminar oder im Alkohol. Beide werden offen für Kontakte mit anderen Partnern, mit denen dieses Muster bisher noch nicht installiert ist. **Regeln werden erneut verletzt, „Sünde" erneut begangen, Schuldgefühl vermehrt, Minderwertigkeit vermehrt – Strafbedürfnis taucht auf in Verbindung mit der magischen Vorstellung, durch Sühne Reinheit zu erlangen.** Die Sicherheit ist verloren. **Angst** stellt sich ein und steigert sich. Sie entlädt sich in verschiedenen Formen von **Gewalt** oder wird zur Ursache von **Depression**.

Praktisch der gleiche Zyklus ergibt sich, wenn in der Kindheit Geborgenheit nicht erlebt wird, wenn den Regeln der Eltern nicht genüge getan werden kann – Super-Vater, Super-Mutter.

In unserem obigen Beispiel ist bedeutend, daß sich immer der gleiche Handlungsablauf ereignet. Jeden Abend wird er zur festgesetzten Zeit oder wie immer zu spät kommen, Mißverständnisse werden sich steigern und **Frustration**, innere oder äußere Gewalt hinterläßt ihre Spuren. **Ein intensiver, charakteristischer Zustand**, vollkommen assoziiert, **ist wiederholt mit dem selben Reiz verbunden; frustriert und/oder verärgert sieht man das Gesicht seines oft ebenso frustrierten Partners**. Ein Muster ist entstanden. Schließlich löst schon der Gedanke an das Gesicht des Gegenübers Wut und Frustration aus. Häufiges Wiederholen erhöht den Lerneffekt, die Ausbeute.

Da die **Kommunikation leidet**, leben die beiden in unserem Beispiel bald **nicht mehr miteinander, sondern zunehmend nebeneinander.** Die Vertrautheit ist verloren. Ebenso kommt es zum **Verlust der sexuellen Attraktivität.** Frustration wird größer. Dennoch müssen einige Sachen geregelt werden, z.B. wer das Auto aus der Werkstatt holt und die Kinder zur Musikschule oder zum Kindergeburtstag fährt. **Organisatorisches, vielleicht der letzte gemeinsame Berührungspunkt,** ist zu regeln. Je weiter die Beziehung verkümmerte, desto größer wurde die Wahrscheinlichkeit, daß jeder von den beiden das eigene Ego vermehrt entwickelte oder aufblähte. Organisatorische Regelungen bedeuten Unbequemlichkeit, vielleicht erneut Spannung, Frustration oder Ärger, während man wieder das Gesicht des Partners vor Augen hat. Charakterischer Zustand und einzigartiger Reiz – der Reflex ist perfekt, irgendwann funktioniert es: Wenn ich nur die Visage sehe... Das Gesicht zu sehen und schließlich die bloße Vorstellung von dem Gesicht ist zu einem visuellen Anker geworden, der das Gefühl von Ohnmacht und Frustration wachruft. Genauso gut könnte es die Stimme sein als auditiver Anker oder das Gefühl der Gegenwart des anderen als kinästhetischer Anker. Bei dem obigen Beispiel werden alle drei Kanäle mehr oder minder gemeinsam beteiligt sein.

Über jedes Repräsentationssystem kann ein Anker wirken. Die wichtigsten sind visuelle, auditive und kinästhetische Anker. Diese können mit jeder beliebigen Erfahrung, mit jeder beliebigen Vorstellung, das heißt, mit jedem beliebigen Zustand verbunden werden.

Mein Beileid

Ein anderes Beispiel für einen häufig, im allgemeinen unbewußt gesetzten Anker ist die Geste, bei der ein wohlmeinender Mensch dem anderen nach dem Tode eines Angehörigen, während er sagt, „mein Beileid" die Hand auf die Schulter legt. Die Szene wiederholt sich am selben Tage wahrscheinlich mehrfach. Auch in Zukunft wird dieser Mensch, wenn er diesen Anker nicht bewußt löscht, Trauer und Verlassenheit empfinden, sobald ihm jemand die Hand in gleicher Weise auf die Schulter legt, selbst wenn der Text ein anderer wäre, wie z.B. „Laß gut sein alter Freund" oder „Hallo, mein Lieber".

Vom Separator zum Erfolg

Jedesmal, wenn bewußt oder unbewußt ein „**Versagensmuster**" gestartet ist, eine Sequenz, die z.B. in die Empfindung von Ohnmacht, Versagen, Unterlegenheit oder Minderwertigkeit führt, **ändert** sich **die Repräsentation von Selbstbild, Glauben, Werten und Kriterien**, der innere Dialog und damit **die Physiologie. Die Flexibiltät von Denken und Handeln**, im weitesten Sinne die Requisitenvielfalt, ist eingeschränkt und sie kommen in einen ressourcenarmen Zustand.

Wir können es einander ansehen, am Gesichtsausdruck, an der Körperhaltung, dem Muskeltonus und dem Atmen. Die Redewendung sagt, „Die Ohren hängen lassen", oder „Sich hängen lassen", „herumhängen". Beim Militär hat man es schnell heraus, wie man durch das „Haltung annehmen" einen ressourcenreichen Zustand hervorrufen kann. **Aufrecht stehend, mit erhobenem Haupt, kann man viel schwerer Angst und Mutlosigkeit empfinden als mit hängenden Schultern und gesenktem Blick.**

Wann immer Sie bemerken, daß die Echos der Vergangenheit, Bilder, Klänge, Gefühle, Erinnerungen Sie in einen schwachen, ressourcenarmen Zustand bringen, oder wenn jemand Sie anspricht und z.B. fragt, ob es Ihnen gut gehe oder ob Sie vielleicht Heimweh haben, spätestens dann ist es Zeit, daß Sie aus diesem Muster aussteigen, aus der Trance erwachen und „Haltung annehmen".

Dieses „**Haltung annehmen**" hat durchaus nichts Militärisches an sich. Es ist der Moment, wo Sie entscheiden „**jetzt ist Schluß mit dem Leid**", wo Sie bewußt die **Verantwortung für Ihr Wohlbefinden** wieder **übernehmen**. Sie können eine beliebige Strategie wählen, Ihren emotionalen Zustand zu verändern. Wechseln Sie den Fokus Ihrer Aufmerksamkeit von der Erinnerung auf etwas anderes. **Besinnen Sie sich auf einen Moment der Stärke und Kraft.**

Am schnellsten, am einfachsten können Sie die Physiologie und damit Ihre Fähigkeiten, mit einer Situation umzugehen, ändern, indem Sie die Körperhaltung ändern, eben „Haltung annehmen".

Das neue Erleben durch Verlagerung der Aufmerksamkeit oder Veränderung der Haltung oder eine Kombination aus beidem, wird als **Unterbrecherzustand,** als **Separator,** bezeichnet.

Je schneller Sie diesen Wechsel beherrschen, desto weniger Energie werden Sie durch Haften, z.B. in Niedergeschlagenheit, Frustration, Wut oder Angst vergeuden. Sie können sich auch mit Ihrem Partner verabreden, daß ein bestimmter Blick, eine Geste, ein Wort oder z.B. das Anschlagen eines kleinen Glöckchens als Anker für Besinnung, für einen ressourcenreichen Zustand gelten soll. Das wäre dann ähnlich wie beim Boxkampf, wo die Glocke die Gegner ihren Kampf unterbrechen läßt. Beginnen Sie Ihre Energie noch systematischer einzusetzen. **Verringern Sie systematisch die Chance Dritter Sie mit Reizen zu überfluten, Sie so abzulenken, daß Sie in diesem Zustand offen sind für praktisch jede Suggestion.**

Der Einwand, daß nicht jede Suggestion möglich sei, ist nur von bedingtem Wert. So wie im Positiven, der Weg zu außerordentlichen Erfolgen dennoch über kleine Schritte führt, kann im Negativen jede Suggestion erfolgreich plaziert werden, wenn sie ggf. über kleine Schritte umgesetzt wird.

Es ist wichtig, daß Sie in der Lage sind, möglichst schnell und möglichst zu jeder Zeit Zugang zu allem Positiven Ihrer Identität und Ihres spirituellen Selbstes zu haben, daß Sie fähig sind, Ihre Aufgabe mit Liebe, Hingabe und Begeisterung und unter Einsatz aller Ihrer Möglichkeiten zu erfüllen. Es kann ein Wort sein, daß Sie zu sich sagen oder das Sie sich denken, ein ganzer Satz oder eine Geste, ein Bild oder eine komplexe Erinnerung, mit dem Sie diesen Zustand, „Haltung annehmen", verbinden.

Plus und Minus heben sich auf – das Kollabieren von Ankern

Bei der therapeutischen Arbeit treffen wir häufig auf Blockaden. **Eine Blockade, das Verhalten in einer bestimmten Situation problematisch zu reagieren, ist eine Strategie, die in irgendeiner Form geankert ist.** Nehmen wir das obige Beispiel der Paarbeziehung, wo, nach einiger Zeit, bereits der Gedanke an das Gesicht des

Gegenübers zur Unfähigkeit führt, auf ehrlich-liebevolle Weise miteinander zu kommunizieren, so begegnen wird auch hier einer Blockade. Auch die Angst vor Spinnen oder Hunden vermag eines Menschen Ressourcen zu blockieren, so daß die betroffene Person unter Umständen völlig unfähig ist, vernünftig zu reagieren. Dieses Problem kann durch das Kollabieren von Ankern, durch das gleichzeitige Auslösen eines positiven wie eines negativen Ankers aufgehoben werden.

Die hier gegebene Beschreibung soll nicht zur Selbstbehandlung verleiten, sondern Ihnen den Ablauf verständlich machen. Im Falle, daß die Methode bei ihnen Resonanz hervorruft, fragen Sie einen erfahrenen Therapeuten.

- Zuerst muß das Problem und dann die Lösung genau beschrieben werden. Das heißt, es muß geklärt sein, worin das unwillkommene Erleben besteht, und welches die Qualitäten des gewünschten Erlebens sind.

- Im nächsten Schritt wird der starke, positive Zustand hervorgerufen, indem der Behandelte sich denselben im Geiste auf's intensivste vorstellt, vergegenwärtigt. Er/sie muß sich voll mit ihm identifizieren. Er muß den Wechsel in den ressourcenreichen Zustand eindeutig vollziehen und die damit verbundenen charakteristischen Zeichen der starken Physiologie empfinden. Der Wechsel muß von außen z.B. an Änderung von Haltung oder Atmung erkennbar sein.

- Ist es gelungen, wechseln Sie in seinen Unterbrecherzustand. Fragen Sie den Klienten z.B. nach seiner Schuhgröße, wo er den Wagen geparkt hat oder nach seinem Schneider. Tun Sie dergleichen, was Sie wollen, aber verlagern Sie seinen Fokus, den Brennpunkt seiner Aufmerksamkeit. Der schnellste Weg, das zu erreichen, ist eine Änderung der Körperhaltung. Sie könnten Ihren Klienten also auch bitten, die Sohlen seiner Schuhe von unten genau zu beschreiben, oder Geschicklichkeitsübungen mit den Fingern ausführen lassen. Eine kurze Geste genügt meist.

- Ist der Zustandswechsel erfolgt, bringen Sie den Klienten erneut in die starke Physiologie und ankern Sie diesen erwünschten Zustand z.B. durch eine bestimmte Berührung. Darauf muß der Zustand erneut unterbrochen werden.

- „Feuern" Sie dann den Anker, indem Sie die gleiche Berührung wiederholen. Dies ist der Test, ob der Zustandswechsel tatsächlich erfolgt, ob das Muster verankert ist. Wenn die Reaktion undeutlich ist, überlegen Sie, ob der Zustand und die gewählte Berührung eindeutig sind und wiederholen Sie die Programmierung, das Lernen, indem Sie die Sequenz mehrfach durchlaufen.

- Als nächstes muß der negative Zustand in unserem Bild z.B. durch Erinnern an das Gesicht des Partners oder je nach Gegenstand der Abneigung oder Angst z.B. durch das Vorstellen einer Begegnung mit Spinne oder Hund hervorgerufen werden. Verbinden, ankern Sie auch dieses Erleben mit einer bestimmten Berührung. Dann, nach Unterbrecherzustand wieder hervorrufen der schwachen Physiologie und erneutes Ankern, mehrfaches Wiederholen, Lernen, Verstärken.

- Beim nächsten Schritt werden abwechselnd, beginnend mit dem Anker für den starken Zustand, die Anker gefeuert, ohne daß Separatoren die Zustände trennen. Währenddessen kommentieren Sie in Worten was Sie tun.

- Nach einigen Wiederholungen feuern Sie beide Anker gleichzeitig. Ungleiche Vorzeichen heben sich auf. Nach einem Augenblick der Verwirrung wird der Anblick des Patienten offenbaren, daß die Physiologie des schwachen Zustandes gelöscht ist. Sodann können Sie zunächst den negativen Anker lösen, bevor Sie auch den positiven loslassen.

- Als nächstes wird die Person in unserem Beispiel sich das Gesicht ihres Partners vorstellen, in Gedanken eine Spinne auf die Hand nehmen oder einen Hund streicheln. Sollten noch Probleme auftauchen, müssen diese genau untersucht, dann ein neues Ziel definiert und die Sequenz erneut durchlaufen werden.

- Den Abschluß der Sequenz bildet die Aufforderung, sich eine Begegnung in der Zukunft vorzustellen. Wird der Test bestanden, ohne daß der positive Zustand durch die Vorstellung gestört wird, ist das Problem in dieser Form beseitigt.

- Das Vorgehen kann nur Erfolg haben, wenn der positive Zustand stärker ist als der negative.

Die Formulierung, daß das Problem in dieser Form beseitigt sei, habe ich bewußt so gewählt. Nach meinem Verständnis gibt es keine Zufälle. Eine Gallenblase zu entfernen, aber die Sorgen, die zur Entzündung und Steinbildung geführt hatten, belassen, kann langfristig nicht von Erfolg gekrönt sein. Symptomenverlagerung z.B. auf die Schilddrüse, bei Frauen auf die Brüste oder auf Gebärmutter oder Eierstöcke mit der Folge der Bildung von meist gutartigen Tumoren oder Zysten, kann die Folge sein. Sofern also die Lösung einer Blockade nicht von einer intensiven Arbeit an der eigenen Persönlichkeit begleitet ist, wird oft der langfristige Nutzen nicht erreicht werden.

Die hier beschriebene Technik soll unter Anleitung von einem erfahrenen Therapeuten zur Anwendung kommen.

Kleider machen Leute oder
einen neuen Rahmen braucht das Bild

Fortschritt ist möglich, wenn die Erkenntnis, die aus einer Erfahrung resultiert, zum Erreichen des gesetzten Zieles beiträgt. Langfristiger Erfolg wird dann eintreten, wenn die Ziele entsprechend dem Lebensplan gewählt sind und der Mensch in seinem Denken, Fühlen, Wollen, Handeln eindeutig, ehrlich, kongruent ist. Um Niederlage in Sieg, Verletzung in Erkenntnis, Problem in Herausforderung zu wandeln, bedarf es häufig nicht mehr, als daß Inhalt und Sinnzusammenhang des Geschehenen überprüft und aus einer neuen Perspektive betrachtet, gleichsam mit neuen Kleidern versehen, in einen neuen Rahmen gesetzt werden.

Die Niederlage wird zum Sieg bzw. zum Schritt auf dem Weg zum Sieg, wenn sie nicht länger als Versagen eingeordnet, sondern als Prüfung betrachtet wird, die die Schwächen der bisherigen Strategie offenbart. Das Vorgehen wird entsprechend den Erkenntnissen angepaßt und zur Not solange verändert, bis Erfolg eintritt.

Verletzung wird Erkenntnis, wenn wir verstehen, daß der andere nur ein Spiegel unserer selbst ist, wir uns gleichsam selbst verletzt haben. In der Offenbarung unserer Schwäche, mit dem Geschehenen nicht im Zustand von Liebe, Kraft, Stärke und Sicherheit umgehen zu können, ist uns ein wichtiger Hinweis für die Arbeit an uns selbst gegeben.

Ein Problem wird zur Herausforderung, sobald wir begreifen, daß inhaltlich nichts anderes verlangt ist, als daß wir unsere Flexibilität der gestellten Aufgabe anpassen. Bei den veränderten Betrachtungsweisen spricht man von Kontext- bzw. Inhalts-Refraiming.

Schluß mit Angst, Übergewicht und Rauchen –
Die Swish-Technik

In vielen Fällen ist es ja nicht so, daß wir nicht wüßten, wie wir uns verhalten wollten, doch, obwohl wir es wissen, gelingt es nicht.

In den allermeisten Fällen haben dann Erlebnisse das Selbstbild, das Bild, das wir von uns haben, geschwächt, geschädigt. In kurzen Worten, **wir glauben nicht länger, daß wir Kraft, Stärke und Sicherheit genug haben, eine bestimmte Prüfung zu bestehen, glauben nicht länger, daß wir die Fähigkeit haben, diese oder jene Gewohnheit zu verändern. Wenn dieser entscheidende Schlüssel zu unseren Energien fehlt, können wir mit unserem Ego das Ziel nicht erreichen.** Die unbewußten Kräfte dennoch zu mobilisieren, gelingt unter Einbeziehung der Kreativität, einer komplexen Leistung, die oft der rechten Gehirnhälfte zugeschrieben wird. Der Vorgang selbst ist praktisch identisch mit dem Ankern, wobei die Technik jedoch alleine ausgeführt werden kann. Auch in diesem Fall ist die Unterstützung durch einen erfahrenen Therapeuten sinnvoll.

Das Ankern übernehmen wir selbst, visuell, internal, dynamisch. Was das im einzelnen heißt, wird im Folgenden erklärt:

- Das Verhaltensmuster, das Sie durch ein neues Programm überschreiben wollen, wird, wie jedes Muster, durch einen sogenannten **Auslöser** gestartet. **Es gilt zu klären, mit welchen Vorstellungen, Sehen, Hören, Empfinden, der Augenblick verbunden** ist, der z.B. Angst auslöst bzw. den Griff nach Speise und Trank bzw. nach der Zigarette startet.

- Als nächstes ist es notwendig, daß Sie sich in allen Einzelheiten vorstellen, **wie** Sie im ersten Moment der Angst empfinden, **wie** Sie gerade im Begriff sind, nach Speise oder Getränk bzw. nach einer Zigarette zu greifen. **Dieses Bild muß assoziiert sein**, in hellen leuchtenden Farben verbunden mit der Vorstellung von Gefühl, Geschmack, Geräusch und Klang. Sie müssen förmlich spüren, wie sie z.B. den Kopf einziehen und der Magen zu drücken beginnt, während Sie allen Mut verlieren, wie Ihnen das Wasser im Munde zusammenläuft und Freude zugleich mit Trauer aufkommt, während Sie doch nur an die Diätmahlzeit denken, wie z.B. Mund, Rachen und Organismus reagieren, während Sie nur an den Geschmack der Zigarette denken. **Es gilt, die Submodalitäten möglichst intensiv zu gestalten und möglichst viele davon zu erfassen.**

- Testen Sie, wie **Veränderung der Submodalitäten**, z.B. Größe des Wahrneh- mungsfeldes, Helligkeit des Bildes oder Lautstärke der Umgebungsgeräusche das Erleben verändert. Nehmen wir an, die Begegnung mit einem Menschen, z.B. einem autoritären Arzt würde Sie ängstigen und Ihnen jeden Mut, Ihre Fragen zu besprechen, nehmen. Wenn Sie im Geiste diese Szene durchgehen und Ihre Reaktion, das Eintreten der Schwäche bemerkt haben, halten Sie an und starten Sie die Sequenz von vorn. Dabei verändern Sie jedoch den Inhalt dahingehend, daß der Kollege nun, während er denselben Text mit derselben Gestik spricht, doch einen völlig veränderten, jetzt liebevollen Tonfall hat. Sie könnten ihn auch sprechen lassen wie den Sprecher der Tagesschau oder wie z.B. Ihren Lieblingsdarsteller aus Film oder Fernsehen. Sie könnten sich vorstellen, wie die Szene auf Sie wirkte, während er, statt im weißen Kittel, nur mit der Badehose bekleidet, sich mit Ihnen unterhält. In Ihrer Vorstellung könnten Sie die Szene ins Café oder in die Ferien verlegen. Sie können ihn ganz groß oder ganz klein erscheinen lassen, Sie können das Bild von ihm strahlend hell oder ganz dunkel, bunt oder schwarzweiß einstellen. Sie könnten ihn laut oder leise sprechen lassen und vieles mehr. Sie können die **Unterschiede Ihrer Reaktion bei verändertem Inhalt oder Sinnzusammenhang** bzw. bei Veränderung der Submodalitäten allein in der Vorstellung erfahren und prüfen.

- Ist das alles geschehen, vergegenwärtigen Sie sich in der Vorstellung, **was passiert, wenn Sie keine Veränderung Ihres Verhaltens erreichen.** Weiter vorne haben Sie bereits erfahren, daß **ein Wechsel der Glaubensgrundsätze, die über Ihre Physiologie und damit über Ihre Fähigkeiten entscheiden am ehesten** dann erfolgen kann, **wenn sie mit Schmerz verbunden werden.** Zeichnen Sie also in möglichst krassen Farben, das heißt, mit möglichst intensiven Empfindungen verbunden, ein Bild von den eventuell fatalen Folgen, wenn Sie den Anweisungen eines Menschen, und sei es auch ein Arzt folgen, ohne sie hinterfragt zu haben, was passiert, wenn der Zustand von Stoffwechsel und Organen sich nicht normalisierte, bzw. was passiert, wenn Sie z.B. weiterhin nicht in der Lage sind, Ihrer Erkenntnis entsprechend zu handeln und das Rauchen aufzugeben. Wenn das Bild nicht schmerzhaft genug sein sollte, stellen Sie sich vor, wie es Ihnen in einem halben Jahr, in zwei oder in fünf Jahren ergehen würde. Wenn Ihnen bei dieser Vorstellung der Schweiß ausbricht oder die Tränen zu fließen beginnen, können Sie ziemlich sicher sein, daß Sie genügend Energie mobilisiert haben, um zum Erfolg zu gelangen.

- **Unterbrechen Sie. Verlagern Sie die Aufmerksamkeit.** Am besten. Sie bewegen sich. Sie könnten z.B. die Blumen gießen, abwaschen oder die Post sortieren.

- **Zeichnen Sie in Ihrer Vorstellung ein lebendiges Bild von dem Zustand, den Sie erreichen wollen.** Alle Qualitäten, Sehen, Hören, Fühlen, Schmecken, Riechen sollen darin enthalten sein. **Im Unterschied zum ersten Bild soll diese Vorstellung dissoziiert sein.** Das heißt Sie wissen zwar um alle Inhalte der Vorstellung, betrachten sich aber selbst von außen, gleichsam wie auf einer Leinwand. Es könnte z.B. sein, daß Sie sich, ruhig und langsam atmend, absolut sicher einem aufgeschlossenen, ehrlich bemühten Gesprächspartner gegenüber sehen, daß Sie sich sehen wie Sie statt, um Spannung zu betäuben, nach einem Happen oder einem Schluck irgendeines Getränkes zu greifen ein Glas frisches Wasser nehmen und sich lesend oder Musik hörend oder einfach nur genießend in einen Sessel setzen, während Sie die gewünschte Anzahl von Kilos leichter sind. Das Bild mit dem Glas Wasser, mit Ausnahme der Gewichtsreduktion, könnte auch für das Rauchen eingesetzt werden.

- Stellen Sie sich vor, **was passiert, wenn Ihr Vorhaben gelingt**. Wie wird sich Ihr Verhalten, wie wird sich Ihr **Selbstbild** ändern? Was wird sich mit Ihren Beziehungen und Ihrem sozialen **Umfeld** ändern?

- **Unterbrechen.** Die Blumen sind bereits gegossen. Nun könnten Sie z.B. Ihren Arbeitsplatz aufräumen.

- Jetzt kommt das **Ankern**, in diesem Fall visuell, internal, dynamisch. Das bedeutet nichts anderes, als daß Sie eine Erfahrung lernen. Die Erfahrung ist, daß der Wechsel zweier Bilder in der Vorstellung zum Wechsel der Sequenz führt, die mit dem ursprünglichen Bild verbunden war. Wie geht das vor sich?

Nehmen Sie **das assoziierte Bild, die Vorstellung von dem Auslöser.** Im Folgenden erlaube ich mir, nur das Beispiel mit der Gewichtsreduktion weiterzuführen, während anschließend Ihre Kreativität mit den anderen zwei Beispielen experimentiert.

Vor sich, in dem geistigen Raum, lassen sie ein Bild entstehen: **Das Bild des Auslösers, assoziiert, intensiv, hell**, vielleicht der Druck im Magen und die Vorstellung, man müßte etwas essen oder trinken, vielleicht eine innere Stimme, die dazu auffordert oder das Bild verhungernder Menschen aus der Wochenschau, das die Angst verstärkt, es könnte einem genauso gehen oder die Erinnerung an Einsamkeit und Lieblosigkeit, diese Leere im Bauch, die verlangt, gefüllt zu werden. **Wenn das Bild und die Erfahrung eindeutig sind, öffnen Sie in Ihrer geistigen Projektion oben rechts eine zweite kleine Leinwand,** wo Sie **das Bild Ihrer Zielvorstellung** entstehen lassen, wo Sie sich z.B. ausgeglichen, im Einklang mit der Welt, ein Glas Wasser trinkend, eventuell Musik hörend oder lesend auf dem Sessel sitzen sehen.

Nun kommt das Dynamische der Swish-Technik. Wenn beide Bilder deutlich vor Ihnen stehen, **besinnen Sie sich auf einen Augenblick, indem Sie irgendein Geräusch verursachen, z.B. „swish" sagen, während Sie die Projektion des Erfolgsbildes so vergrößern, daß es Ihr ganzes Bewußtsein einnimmt, während das alte Bild vollständig verblaßt, verschwindet.**

Es kommt sehr darauf an, diesen Vorgang schnell, gleichsam im Augenblick abzuwickeln. Sie benötigen dafür keine nennenswerte Zeit. **Der Wechsel des Brennpunktes unserer Aufmerksamkeit kann übergangslos geschehen.**

- Der Prozeß wird vertieft, indem Sie ihn **mehrfach schnell wiederholen.** **Zwischen jeder Wiederholung** ist es ausreichend, kurz **die Körperhaltung** zu **verändern**, z.B. indem Sie die Schultern oder den Nacken lockern. Mehrfaches, schnelles, dynamisches Verändern der visuellen, internalen Repräsentation verankert dieses Muster und überschreibt das alte Programm.

- Nun folgt **der Test** (future pacing): stellen sie sich vor, was geschieht, wenn Sie das nächste Mal dem Auslöser begegnen. Hatte die Maßnahme Erfolg, werden Sie, um bei unserem Beispiel zu bleiben, sobald das Gefühl der Spannung und Leere oder was immer Sie als Auslöser identifiziert haben, auftritt, empfinden, wie wunderbar wohltuend ein Schluck Wasser zur rechten Zeit sein kann.

Sollte der Erfolg unbefriedigend sein, gilt es die Technik, das heißt, die Bilder und Submodalitäten zu überprüfen und dann die Sequenz erneut zu durchlaufen.

Gewöhnlich ist „ein Set" von Swish's ausreichend, um ein Problem zu lösen.
Wenn es Ihrer Überzeugungsstrategie jedoch entspricht, mehrfach oder immer wieder bestätigt zu werden, können Sie das Set bei Bedarf wiederholen, eventuell z.B. eine Reihe von Tagen jeden Morgen. Achten Sie aber darauf, daß die Intensität der Bilder immer gleich hoch bleibt und nicht unter der Routine leidet.

Die Swish-Technik ist also genau genommen nichts anderes, als internales Ankern, wobei ein innerer, visueller Anker, das Bild der zu bessernden Ressource, das Bild des Versagens, der Schwäche, überschrieben wird mit dem Programm des Erfolgs, der Stärke, der starken Ressource. Es ist im Prinzip das gleiche als wenn wir die Anker zweier gegensätzlicher Zustände im selben Moment feuern, was dann zur Auflösung ihrer Wirksamkeit führt, indem der stärkere Zustand schließlich dominiert.

Stärke ankern

Betrachte den, der Dir Deine Fehler enthüllt,
als erzähle er Dir von einem verborgenenen
Schatze.

Jeden Tag „verankern" wir irgendwelche Geschehnisse, die Inhalte irgendwelcher Muster, in unserem Bewußtsein. Wir ordnen unsere Fähigkeiten an den Maßstäben unseres Selbstbildes und den Glauben über uns selbst und unsere Glaubenssätze an unseren Fähigkeiten. **Wir verstärken die Ansichten, die wir über uns selbst haben, durch Erfolg oder Mißerfolg, durch Bestätigung oder Widerlegung.**

In der romanhaften, abenteuerlichen Erzählung **„Die Prophezeiungen von Celestine"** hat James Redfield beschrieben, was als Strategie zur Selbsterkenntnis und Sinnfindung dienlich sein kann. Wir können uns selbst als vom Chaos hin- und hergetrieben verstehen. Wir können aber auch in den „kleinen Zufällen", die wir jeden Tag erleben, die Äußerung eines höheren Prinzips annehmen und uns bemühen, in allem Geschehen, eine ideale Folge von Erlebnissen zu erkennen, die uns schließlich zur Erkenntnis führen. [lxxii] (Redfield, J.; 1994, S. 16)
Je mehr wir das höhere Prinzip hinter scheinbar zufälligen Ereignissen ahnen und erkennen, umso klarer vermögen wir am Ende unsere innere Stimme, die Stimme unseres höheren Selbst wahrzunehmen. **Je höher der Grad unserer eigenen Bewußtheit, umso eher sind wir in der Lage, unseren Weg klar vor Augen zu sehen.**

Je mehr Menschen sich auf diesem, ihrem eigenen, aber durch das kollektive Unbewußte gemeinsamen Weg befinden, umso größer wird das Bewußtsein der ganzen Gemeinschaft. Es kommt zur Bildung der „kritischen Masse". Sind genügend Menschen auf einer Erkenntnisebene, gleichsam eines Sinnes, in Resonanz, kann diese Erkenntnis gleichsam schlagartig im Bewußtsein aller Glieder der Gemeinschaft deutlich werden, sobald Zeitreife und Qualität dies zulassen. Es ist die Erklärung, daß das Fernrohr, der Telegraph und all die anderen Dinge fast gleichzeitig aber an vielen verschiedenen Orten „erfunden" wurden. Die Erkenntnis „kristallisierte", konkretisierte sich jeweils hier und da, ebenso wie die Gasblasen im

Topf mit kochendem Wasser, wenn der Siedepunkt erreicht ist praktisch überall entstehen.

In einer hierarchisch gegliederten Herde, nach dem Bild der klassischen Monarchie, wurde die Richtung durch den Leithammel, den stärksten bestimmt. Jetzt bewegt sich das Gemeinwesen, sobald eine „kritische Masse" erreicht ist. Viele werden dann eine Transformation, eine Veränderung erfahren, ohne sie erarbeiten zu müssen.

Wie ich anhand der Impfidee und ihrer Umsetzung mich bemüht habe aufzuzeigen, ist ein System dadurch auch manipulierbar, steuerbar. Das wird erst anders, wenn die Menge derer, die sich durch die innere Stimme von ihrem höheren Selbst leiten lassen, groß genug ist, selbst die „kritische Menge" erreicht, einen Wandel zur spirituellen Gesellschaft zu bewirken.

In wirtschaftlicher Sicherheit Befriedigung zu finden, kann das Verlangen nach spirituellem Wachstum nicht ersetzen. Arbeit, um einen Urlaub finanzieren zu können, um weiter arbeiten zu können, wird sich als hohl erweisen, sobald wir es auf den Nutzen im Sinne unserer Entwicklung hin überprüfen. [lxxiii] (Redfield, James; 1994, S. 39). Je mehr der Kampf ums materielle Überleben für uns in den Hintergrund tritt, umso eher können wir uns unserer spirituellen Entwicklung widmen – müssen wir nicht sogar?

Der Mensch lebt nicht vom Brot allein... (5. Mose 8,3)

Sobald wir uns auf die Schönheit der Dinge, die uns umgeben, besinnen und Schöpfung wieder als Ganzes wahrnehmen, uns in Resonanz mit ihr bringen, erschließt sich uns auch die Energie, können wir auch mit Menschen positive Energien austauschen. [lxxiv] (Redfield, James; 1994, S. 61). Die Modelle der Quantenmechanik erschließen es auch der „wissenschaftlichen Welt", daß **Gegenstand und Beobachter unmittelbar miteinander verbunden** sind.
Auch Licht ist ein Nährstoff, ist Energie, ist Eigenschaft des Geistes und der Materie. Wir können nach klassischem Muster die Ahnung von der Richtigkeit dieser Erkenntnis vom Tisch wischen oder die Erweiterung des Bewußtseins zulassen. Der amerikanische Arzt Jacob Liebermann hat in seinem Buch „Die heilende Kraft des

Lichts" [lxxv] (Liebermann, J., 1996) eindringlich auf die **Zusammenhänge zwischen Licht, Energie und Gesundheit** hingewiesen. Er rechnet Fehlbeleuchtung zu einer der vier katastrophalen Vergiftungen der Grundelemente des Lebens, Licht, Luft, Nahrung und Wasser. In seinem Buch zitiert er die Pionierarbeit von Dr. Darell Boyd Harmon, die bereits 1938 unternommen wurde, als die texanischen Gesundheitsbehörden ein langfristiges **Forschungsprogramm zum Schutz und zur Förderung der Gesundheit von Schulkindern** ins Leben riefen. In den ersten drei Jahren wurde ein Überblick über sämtliche körperlichen und psychischen Probleme von mehr als 160.000 Schulkindern in mehr als 4.000 Klassenzimmern erstellt. Man erkannte, daß viele Schwierigkeiten mit bestimmten Körperfunktionen zusammenhingen, die durch den Lichteinfall in die Augen beeinflußt werden. Durch diese Erkenntnisse ermutigt, wurden die Forschungen 1942 und 1946 weitergeführt, insbesondere mit der Frage, welche Beleuchtung, Sitzposition und farbliche Gestaltung zur Verbesserung der schulischen Leistungen bei möglichst geringer Anstrengung optimal wären. Nach Abschluß der Vorarbeiten wurden in einer der untersuchten Schulen die Erkenntnisse umgesetzt und die Räume entsprechend umgestaltet. **Ein 6-monatiger Test ergab einen Rückgang der Sehstörungen um 65 %, der Ernährungsprobleme um 47,8 %, von chronischen Infektionskrankheiten um 43,3 %, von Haltungsstörungen um 25,6 % und von chronischer Erschöpfung um 55,6 %. Auch die schulischen Leistungen hatten sich verbessert, obwohl keinerlei Versuch unternommen wurde, den Lehrplan oder die pädagogische Methodik zu ändern**. Die Studie hatte sich mehr mit der Verteilung des Lichtes als mit dessen Qualität befaßt. [lxxvi] (Harmon, D. B.; 1951) **Fehlbeleuchtung ist Fehlernährung.** Bald war man dem Unterschied zwischen Glühbirne und Vollspektrumlicht auf der Spur. Arbeiten von John Ott ergaben u.a., daß **Mäuse, die beim Licht von rosafarbenen oder tageslichtweißen fluoreszierenden Röhren gehalten wurden, im Durchschnitt 7,5 bis 8,2 Monate am Leben** blieben. Ihre Artgenossen hingegen, die **unter natürlichem, ungefiltertem Licht** leben durften, waren **wesentlich gesünder** und **lebten im Durchschnitt 16,1 Monate.** [lxxvii] (Ott, J. N.; 1985)

Schon 1938 und 1939 waren Arbeiten veröffentlicht worden, die auf einen Zusammenhang zwischen Karieshäufigkeit und Sonneneinstrahlung in der jeweiligen geographischen Region, in der die untersuchten Kinder lebten, und auf die Tatsache, daß Karies weit häufiger während Herbst, Winter und Frühjahr auftrat als im

Sommer, hingewiesen haben. Je mehr natürliches Licht, desto gesünder. [xxviii], [lxxix] (McBeath, 1938; East, 1939)

Hühner, die unter Vollspektrumbeleuchtung gezogen werden, leben etwa doppelt so lange wie ihre unter anderer, künstlicher Beleuchtung aufgezogenen Artgenossen. Ihre Eier enthalten ca. 25 % weniger Cholesterin. [lxxx] (Ott, 1985). Immer mehr Arbeiten haben die Beeinflussung der Gesundheit durch Licht belegt. Eine Untersuchung zeigte, daß Versuchspersonen, die mit kühlweißem Licht bestrahlt wurden, mit einem steilen Anstieg der Streßhormone ACTH und Cortisol reagierten. Bei den mit Vollspektrumlicht bestrahlten Versuchspersonen traten derartige Veränderungen nicht auf. [lxxxi] (Hollwich, 1980) Diese und andere Ergebnisse führten schließlich dazu, daß kühlweiße Leuchtstoffröhren in deutschen Krankenhäusern und anderen medizinischen Einrichtungen gesetzlich verboten wurden. [lxxxii] (Liebermann, J., 1996, S. 88)

Ein sehr großer Beitrag zur Erforschung der Wirkungen des Sonnenlichtes wird in Rußland geleistet. Eine Studie an 800 Kindern deckte auf, daß **Zahnerkrankungen während der Winter- und Frühlingsmonate weitaus häufiger sind als im Sommer.** [lxxxiii] (McBeath, 1938). Ein Jahr darauf wurde eine Studie veröffentlicht, bei der die Häufigkeit des Auftretens von Zahnerkrankungen bei 94.337 Jungen im Zusammenhang mit der Sonnenscheindauer in der geographischen Region untersucht wurde. **Es ergab sich eine direkte Beziehung zwischen Karieshäufigkeit und Sonneneinstrahlung.** [lxxxiv] (East, B.R.1939)

Einzelne Aspekte der Schönheit der Dinge, wie das Phänomen der Farben des Lichtes, sind bereits heute technisch erfaßbar. Doch jedes Bild, jede Landschaft, jeder Klang, jede Gestalt hat eine eigene Energie. Auch diese Energien sind es, mit denen Anteile unseres Seins in Resonanz geraten, von denen wir uns nähren. **Alles Sein ist Energie, ist Schwingung, ist Feld, ist in gewisser Weise ineinander gelöst und unter dem gegenseitigen Einfluß.**

Interferenz, Beeinflussung, Einflußnahme, ist unvermeidlich. Da viele Menschen den Zugang zum Verständnis ihrer wahren Identität, Liebe, Kraft und Sicherheit nicht ausreichend entwickelt haben, nicht dazu erzogen wurden ihn zu finden, sind **die alltäglichen Begegnungen** häufig von Mustern geprägt, **das Gegenüber zu**

manipulieren, um sich gleichsam an fremden Ressourcen, an fremder Kraft zu stärken. **Je schwächer das eigene Selbstbild, desto wahrscheinlicher die Anwendung körperlicher Gewalt.** Anstatt sich der Energie des Gegenübers zu bemächtigen können wir überall den Zugang zur universellen Energie erhalten, sobald wir die Umgebung bewußt wahrnehmen, uns darauf konzentrieren. **Über die Resonanz, in der Verbundenheit mit dem Schönen fließt uns Energie zu, an der wir wachsen und immer höhere Schwingungen entwickeln, wodurch wir stets neuen förderlichen Begegnungen zugeführt werden.** [lxxxv] (Redfield, 1994; S. 153)

Der erste Schritt zur bewußten Energiegewinnung ist das bewußte Atmen und Essen. Wie selten tun wir das!

Häufig bleiben wir in alten Muster stecken, mit denen wir in der Kindheit bereits die Umgebung kontrollieren konnten. Das Problem ist nur, daß das Verharren in alten Mustern die weitere Entwicklung blockiert. Da ist z.B. **das „arme Ich",** der Mensch, dessen Muster darin besteht, sich stets bedauern zu lassen. Das zweite Muster ist das des **„Unnahbaren",** der häufig für arrogant gehalten wird, während er nur Angst vor Berührung hat. Ein drittes Muster ist das des **„Vernehmungs-beamten",** der seine Energie daraus bezieht, den Anderen zu verunsichern. Das vierte von Redfield beschriebene Muster ist das des **„Einschüchternden",** der die Erkenntnis von Unsicherheit und Schwäche im Gegenüber sogleich nutzt, um seine Position der scheinbaren Überlegenheit aufzubauen. Weil Kinder von ihren Eltern lernen, setzen sich diese Muster von Generation zu Generation fort. Erst in der Klärung der Kontrolldramen, die aus der Vergangenheit in die Gegenwart übernommen wurden, aus dem Ergebnis des **„erkenne Dich selbst"** eröffnet sich die Möglichkeit der **Erkenntnis der eigenen spirituellen Identität und Aufgabe.**
Indem wir uns aufmerksam jeder Fügung öffnen und uns auf unseren Lebensplan besinnen, bleiben wir erfüllt von Liebe und Kraft. [lxxxvi] (Redfield, 1994; S.129)

Sobald wir uns durch die Wahrnehmung des Schönen leiten lassen und unsere Energie mit den Menschen unserer Umgebung teilen, können wir mit ihnen in Resonanz geraten und ihre Botschaft erfassen.

Jeder Mensch, alles was uns begegnet, trägt eine Botschaft. Insbesondere wenn ein spontaner Augenkontakt oder das Gefühl der Verbundenheit mit einem bis dahin scheinbar unbekannten Menschen bewußt wird, ist es förderlich, nach der Botschaft des Gegenübers aufmerksam zu suchen. So formieren sich Gruppen mit gemeinsamem Ziel, werden gleichsam zu einer großen Gestalt. Wenn wir im Gespräch unser Gegenüber gedanklich fördern, das Beste hervorzubringen, wird das Ergebnis alle fördern. Alle erhalten ein Vielfaches von dem, was wir einbringen. [lxxxvii] (Redfield, 1994; S. 277)

Wenn wir unsere Vision zu erkennen suchen, wird sich das Bild klären. Wenn wir das Bild aufrecht erhalten und uns führen lassen, von allen Fügungen, durch Menschen aber auch in Begegnungen mit Tieren und Dingen, werden wir die Mitglieder der Seelengruppe wiederfinden, Seelenverwandte treffen. **Das Ganze ist mehr als die Summe seiner Teile**, und die Kraft, die aus der Gemeinschaft erwächst ist gleichsam vervielfacht. Die Vision wird klar und die vereinte Kraft vermag zu vollenden. [lxxxviii] (Redfield, 1996)

Gesundheit und Heilsein – Erfolg
Wenn es Dir nicht gefällt, ändere es!

- Ursache und Wirkung bedingen einander; die Stufen erklimmend, erreichen wir das Ziel. Treten wir z.B. daneben, fallen wir von der Leiter.
- Alles steht in einem Zusammenhang und hat einen Sinn. Es gibt keine Zufälle.
- Es gibt nur Lektionen, keine Mißerfolge, kein Versagen.
- Alles ist Ansporn. Ablehnung kreieren wir selbst, während wir die Möglichkeiten einer Situation nicht erkennen.
- Wirtschaftliche Sicherheit ist kein Ersatz für spirituelles Wachstum.
- Unzufriedenheit entsteht durch Mißachtung der Werte, Bedürfnisse.
- Spannung ist das Verhältnis zwischen Zielen und Möglichkeiten.
- Liebe ist Ausgang, Inhalt und Ziel.
- Gib mehr als Du bekommen willst. Und wenn Dich jemand zwingen wird, mit ihm eine Meile zu gehen, mit dem geh zwei. (Mt 5,41)

- Wir erhalten ein Vielfaches von dem, was wir geben.
- Verantwortung für Denken, Fühlen, Wollen, Handeln übernehmen, Selbstdisziplin anstelle von Bequemlichkeit setzen, stärkt.
- Im Einklang mit Natur, Menschen, Schöpfung und nicht notwendigerweise zu dem gegebenen Zeitpunkt begründbar handeln. Aufmerksam sein für jede Fügung, im Bewußtsein von Liebe und Kraft, geleitet durch die Wahrnehmung des Schönen.
- In Liebe, in Resonanz mit der Schöpfung, Menschen und Natur, Wahrheit erkennend, voranschreiten.
- Die Erkenntnis im Bewußtsein erhaltend, die Teile des Ganzen zusammenführend und zusammenfügend, die Kraft erhöhen.
- Den Sinn finden, erkennen, geben, Einssein, Leben.

Seines Glückes Schmied

Alles ist in Fluß, alles wandelt sich, die materiellen Verhältnisse, die Ansichten und die Arbeitsweise. Gleich geblieben ist die Tatsache, daß Geld, Sex, Macht zu den stärksten Einflußgrößen gehören. Enttäuschung führt zu Spannung, zu funktioneller Störung, zu Erkrankung, kann zum Tode führen.

Sehr viele Menschen haben es noch nicht bemerkt, daß ihr eigenes Wohlbefinden auch von der Arbeit anderer Menschen abhängt. Um seine eigenen Ziele, seinen Fortschritt zu verwirklichen, ist es unerläßlich auch den **anderen** zu **helfen**, auf ihrem Wege voranzukommen.
Erfolg besteht darin, stets mehr Menschen helfen zu können. Erfolg ist kein Zufall, sondern ist die Folge der Fähigkeit auf möglichst alle Situationen mit der notwendigen Flexibilität zu reagieren.

Um glücklich, heil, gesund zu sein, ist es wertvoll, seinen Lebensplan zu erfassen und sein Schicksal zu verwirklichen. **Gedanken sind Kräfte.**
Der erste Schritt ist, die Verantwortung für unser Denken bewußt zu übernehmen und das Bewußtsein auf den richtigen Gegenstand zu lenken. Selbst in Zeiten, wo es den Anschein hat, daß wir auf der materiellen Ebene gleichsam ohnmächtig, fast gar

nichts zu tun vermögen, können wir doch auf der geistigen und emotionalen Ebene unsere Kräfte lenken.

Viele Menschen bemerken zwar das Vorhandensein ihres „Unter"-Bewußtseins, ignorieren aber die Möglichkeit, es bewußt einzusetzen. Während unser höheres Selbst uns aus der Tiefe der spirituellen Ebene steuert, **ist ein Teil des Bewußtseins, das „Unter"-Bewußtsein zwar nicht direkt zugänglich, aber dennoch erreichbar**. Sobald wir die Wichtigkeit unserer Ziele festlegen, wird das Unterbewußtsein sie verwirklichen. **Wenn wir keine klaren Ziele definieren, werden wir mehr oder minder steuerlos als eine Reaktion auf die Forderungen unserer Umwelt dahintreiben**. Die Kommunikation zwischen Bewußtsein und Unterbewußtsein vollzieht sich in einer Bildersprache. Das heißt, **klare Bilder werden vom Unter-Bewußtsein umgesetzt**.

Das Unter-Bewußtsein entscheidet dabei nicht nach gut oder schlecht, sondern wird, **von der Ebene des höheren Selbst geleitet, Reifung herbeiführen**. Sehr leicht verständlich ist das Bild des Chausseebaumes, des einzigen auf einer 10 km langen Strecke, gegen den immer wieder einmal ein Fahrzeug prallt. **Erfolgreiche Menschen konzentrieren sich auf das was sie wollen, haben das Bild des Zieles vor Augen, während erfolglose Menschen ein Bild des Versagens im Sinn haben**. Dieses führt zu Zweifel an den Fähigkeiten und zu einem Verhalten des Versagens. Das Bild im Sinn, wie das Fahrzeug gegen den Baum prallen könnte, nimmt das Unterbewußtsein das laute „Nein", das vom emotionalen Körper damit verbunden wird, nicht wahr, sondern beeinflußt Fähigkeiten und Physiologie, so daß das Bild verwirklicht wird.

Genauso ist es beim Feuerlaufen. Besinnen Sie sich auf die Hitze der Kohlen, werden Sie sich verbrennen. Besinnen Sie sich auf das gesetzte Ziel, werden Sie bei entsprechender Vorbereitung Ihr Ziel erreichen.

Es geht nicht darum, was Sie oberflächlich wollen und glauben, sondern mit welchen Bildern wir absichtlich oder unabsichtlich unser Unterbewußtsein programmieren. Tun wir es nicht, tun es andere, auf daß wir ihre Ziele unterstützen.

Lernen Sie wieder zu träumen,

und dann verwirklichen Sie Ihre Träume!

Literatur

Ärzte Zeitung, 27./28.06.1997, S. 1, Freunde machen immun gegen Erkältungsviren
Ärzte Zeitung, Nr. 48, 13.03.97, S. 20, Fast jeder 4. Deutsche leidet unter irgendeiner Allergie
Ärzte Zeitung, Nr. 156, vom 3. September 1997, S. 8, Minister setzt Impfempfehlung jetzt in Kraft
Ärzte Zeitung, Nr. 171, vom 24. September 1997, S. 18, Uni-Aktion belegt erhebliche Impflücken bei
    Erwachsenen
Ärzte Zeitung, Nr. 176, 1.10.97, S. 4, Grundsätzlich sollen alle Vertragsärzte impfen dürfen
Ärzte Zeitung, Nr. 183, 13.10.97, S. 16, Zwei Pädiater wurden für ihre Impfaufklärung ausgezeichnet
Ärzte Zeitung, Nr. 211, vom 20.11.97, V. 12, Sind demnächst Impfbescheinigungen für Deutsche im
    Ausland nötig?
Ärzte Zeitung, 18. 2. 1998 (31) S. 4; Tiefgefrorener Embryo nach sieben Jahren ausgetragen (eb)
Ärzte Zeitung, Interesse der Forscher gilt dem Feinstaub in der Luft
Ärzte Zeitung, Nr. 152, 28.08.97, S. 10, Experten wollen den Kalziumlieferanten Milch wieder
    populärer machen, Grübler, B.
Ärzte Zeitung, 18.09.97, Nr. 167, Jahrg. 16, S. 1, Multiresistenter Pest-Erreger wurde in Madagaskar
    isoliert; Pest-Erreger sprachen nicht auf Antibiotika an
Ärzte Zeitung, Nr. 152, 28.08.97, S. 10, „Allergiekarriere": Bei Kindern ist sie oft zu beobachten
Ärzte Zeitung, Nr. 152, 28.08.97, S. 10, Vermehrt Atopien durch weniger Infektionen?
Ärzte Zeitung, Nr. 170, 23.09.97, S. 4, Verspätete Diagnose: 3-jähriges Kind mit Halsbeschwerden
    starb am 6. Krankheitstag
Ärzte Zeitung; Nr. 177, Jahrg. 16, 2. Oktober 1997, S. 1, Transplantationsmedizin/Makaberes
    Experiment ist bei Affen bereits gelungen
Bach, R.; Illusionen: Die Abenteuer eines Messias wider Willen; Ullstein-Verlag, Berlin, 1996, S. 80/81
Bach, R.; Illusionen: Die Abenteuer eines Messias wider Willen; Ullstein-Verlag, Berlin, 1996, S. 81-85
Beal, Daphne; Tomato-experiment; the Silva-method; Silva International, Inc., 1407 Calle del Norte,
    P.O.Box 2249
Bodian, S., Love is the healer, Yoga-Journal, May/June 1990, S. 45 ff.
Borysenkow, J.; Guilt is the teacher, love is the healer, in Bodian, S.; Yoga-Journal May/June 1990, S.
    45 ff.; S. 49
Breuer, Reinhard, Der Flügelschlag des Schmetterlings, Deutsche Verlagsanstalt Stuttgart, 1993,
    S. 22
Carstens, V.; Osteoporose: Wenn die Knochen brüchig werden, Natur und Medizin 3/96, S. 3-5
Chbe, Auf Wunder hoffen?, Münchner Medizinische Wochenschrift 139 (1997) Nr. 32, S. 14/15
Coelho, Paulo; Der Alchimist; Diogenes-Verlag, Zürich, 1996, S. 47-9
Der neue Herder, Herder-Druckerei, Freiburg im Breisgau, 1949, S.:1854-1855
East, B.R.; Mean annual hours of sunshine and incidence of dental caries; American Journal of Public
    Health, 1939; 29, S. 777
East, B.R.; Mean annual hours of sunshine and incidence of dental caries, American Journal of Public
    Health, 29:777, 1939; in Kime, Z.R.; Sonnenlicht und Gesundheit, S. 195
Frankfurter Allgemeine Zeitung, 3-jährige aus Langen an Diphtherie gestorben, 02.09.97
Frankfurter Rundschau, Impfmüdigkeit ist auch in akademischen Kreisen weit verbreitet, Trunk, V., 20.
    August 1997
Glomb, I., Das Phänomen der unerwarteten Genesung, Deutsches Ärzteblatt 94, Heft 25, 20. Juni
    1997 (33) A-1708-09
Harmon, D. B.; The coordinated classroom, Grand Rapids, Michigan, 1951 in Liebermann, J.; Die
    heilende Kraft des Lichts; Piepe GmbH & Co. KG, München, 1996, S. 81, 82
Hesse, H., Klingsors letzter Sommer, Bibliothek Suhrkamp, 1952, Band 608, S. 87
Hollwich, F., Dieckhues, B.; The effect of natural and artificial light via the eye on the hormonal and
    metabolic balance of animal and men; Ophthalmologica, 1980; 180 (4), S. 188 bis 97
Journal of the American Medical Association, 1996, 275: 189-3 in Wilson, Will. A new vision für
    psychoimmunology ?
Kellermann, B., Deutsches Ärzteblatt 94, Heft 39, 26.09.97, S. 2482
Khalsa, Siri Nam Singh; The making of a leader, Office of Youth-affairs, Rt 3, Route 132-D Espanola,
    NM 87532; 1996, S. 9
Kime, Z.R.; Sonnenlicht und Gesundheit, Waldhausen-Verlag, Rittehude, 1995
Liebermann, J.; Die heilende Kraft des Lichts; Piepe GmbH & Co. KG, München, 1996
Liedloff, J., Auf der Suche nach dem verlorenen Glück, Beck-Verlag, München, 1986, S. 35

Lorenz, E., Address and the annual meeting of the American Association for the advancement of science, Washington, 29.12.1979; Predictability : Does the flap of a butterfly wings in Brazil set off a tornado in Texas. in Breuer, R., Der Flügelschlag des Schmetterlings, Deutsche Verlagsanstalt Stuttgart, 1993, S. 15

Lusseyran, J., Das wiedergefundene Licht, Klett-Cotta; 1996, S. 216 bis 220

Mails, E.; Geheime indianische Pfade; Knaur-Verlag, München, 1991

Morgan, M.; Traumfänger, Goldmann-Verlag, München, 1995, S. 126-31

Marlow Morgan, Traumfänger, Goldmann-Verlag, München, 1995, 19. Aufl., S. 94/95 (Die amerikanische Originalausgabe erschien 1994 unter dem Titel >Mutant message down under< by Harper Collins Publishers, Inc., New York)

McBeath, E.C., Zucker, D.F.; The role of vitamin D in the control of dental caries in children; Journal of nutrition; 1938, 15, S. 547 in Liebermann, J.; Die heilende Kraft des Lichts; Piepe GmbH & Co. KG, München, 1996, S. 85

Mehhrabian/Feris, Interference of aditudes from non-verbal communication in two channels, The Journal of counceling psychology, 31, 1967, S. 284-52 in O'Conner J.; Seymour, J.; Neurolinguistisches Programmieren: Gelungene Kommunikation und persönliche Entfaltung, S. 45

Münchner Medizinische Wochenschrift, „Unerwartete Genesung" – Ein Thema für das Arzt-Patienten-Gespräch? Münchner Medizinische Wochenschrift 139 (1997) Nr. 32, S. 16/17

Münchner Medizinische Wochenschrift, Sauer macht dumm – IQ vom pH abhängt? Münchner Medizinische Wochenschrift 138 (1996) Nr. 41, S. 9

Münchner Medizinische Wochenschrift, Pharma-Info Penicillin-Resistenzen bei Streptokokken, dramatischer Anstieg in Europa, Münchner Medizinische Wochenschrift 139 (1997) Nr. 11, S. 58

Nees, K., Infektologie/Die zunehmende Antibiotika-Resistenz von Keimen erfordert Umdenken, Ärzte-Zeitung Nr. 123, 4./5.Juli 1997, S. 12

O'Conner, J., Seymour, John; Neurolinguistisches Programmieren: Gelungene Kommunikation und persönliche Entfaltung; VAK; Freiburg i.Brsg., 1996, S. 35

Ott, J. N.; Colour and light: their effects on plants, animals and peoples; International Journal of Biosocial Research; 1985, Band 7, in Liebermann, J.; Die heilende Kraft des Lichts; Piepe GmbH & Co. KG, München, 1996, S. 83,

Partner für den Arzt – Bayer Vital, Ein Report der Arzneimittel-Zeitung aus dem Verlag der Ärzte-Zeitung 9/97 S. 1

Peat, F.D., Synchronizität, die verborgene Ordnung, Goldmann, Scherz-Verlag, Bern-München-Wien, 12.92

Pillau, H., Herr Doktor, warum sind Sie nicht krank?, Münchner Medizinische Wochenschrift 139 (1997) Nr. 24, S. 50

Redfield, James; Die Prophezeiungen von Celestine; Heine-Verlag, München, 1994

Redfield, James; Die 10. Prophezeiung von Celestine; Heine-Verlag, München 1996

Richter, H., Physik zwischen Chaos und Ordnung von Pendeln und Planeten, in Breuer, R., Der Flügelschlag des Schmetterlings, Deutsche Verlagsanstalt Stuttgart, 1933, S. 25 ff

Ritchie, G., Rückkehr von Morgen, 24. Aufl. 1995, S. 90-92

Satir, V.; Kommunikation, Selbstwert und Kongruenz; Jungfermann-Verlag, Paderborn, 1994, S. 391

Sheets, N.; The Silva-method, Silva-method reaches loved one who is half away around the world; Vol. 17 (7), 1986

Silva, J., Stone, R.; Die Silva-Mind-Control-Methode für Führungskräfte; Heine-Kompaktwissen Nr. 22/247; 3. Aufl., Heine-Verlag, München, 1994

Silva, J., Goldmann, B.; Die Silva-Mind-Methode, 7. Aufl.; München, 1995

Thomae-Wirschaftsforum, Ärzte, Betriebswirtschaft, Das Impfen – Auch in Ihrer Praxis eine ausbaufähige Leistung?, Bright, S.; 8/97, S. 4

Vaccination Update, http://www.i-wayco.com/niin/vaccinationupdate/maverick.html

Wilhelm, R.; I Ging: Text und Materialien, Diedrichs gelbe Reihe, Düsseldorf, 1978, S. 78 ff.

Wilson, W., A new vision for psychoneuroimmunology, http://www.positivehealth.com/willwil.html, S. 2